Irmhild Liebau
Neue Lebensenergie

verstehen lernen

Irmhild Liebau

Neue Lebensenergie

Ein körperorientiertes Übungsprogramm für 28 Tage

Psychosozial-Verlag

Dieses Übungsbuch bietet ein Selbsthilfeprogramm für neue Lebensenergie in 28 Tagen an. Die hierin enthaltenen Körperübungen, theoretischen Informationen und Fallbeispiele können Ihnen helfen, mehr Energie, Wohlergehen, Gesundheit für Körper und Seele zu erlangen. Dafür tragen Sie selbst die volle Verantwortung. Das Buch kann und will keine (körper-)psychotherapeutische oder medizinische Behandlung ersetzen, kann sie aber hervorragend und unterstützend begleiten. Autorin und Verlag sind in keinster Weise für mögliche negative Auswirkungen verantwortlich oder haftbar zu machen.

Bibliografische Information der Deutschen Nationalbibliothek
Die Deutsche Nationalbibliothek verzeichnet diese Publikation
in der Deutschen Nationalbibliografie; detaillierte bibliografische Daten
sind im Internet über http://dnb.d-nb.de abrufbar.

Originalausgabe

Walltorstr. 10, D-35390 Gießen
Fon: 06 41 - 96 99 78 - 18; Fax: 06 41 - 96 99 78 - 19
E-Mail: info@psychosozial-verlag.de
www.psychosozial-verlag.de

Umschlagabbildung: »Couple or friends jumping on the beach at sunset«
© Antonioguillem/Fotolia.com
Umschlaggestaltung nach Entwürfen von Hanspeter Ludwig, Wetzlar
ISBN 978-3-8379-2682-8

Inhalt

Einstimmung und »Gebrauchsanweisung« zum Übungsbuch

Sie halten dieses Buch in Ihren Händen, weil Ihnen Ihr körperliches und seelisches Wohlergehen wichtig ist und Sie bereit sind, etwas dafür zu tun, zu investieren. Das ist gut! Auf den eigenen Körper zu achten, achtsam mit der eigenen Seele umzugehen, eine Übungspraxis im Alltag für sich aufzubauen, das ist das A und O, die Grundlage und der Schlüssel für ein gutes Leben – für Wohlgefühl, Lebendigkeit, Energie, Freude und Glück.

Mit diesem Übungsbuch *Neue Lebensenergie. Ein körperorientiertes Übungsprogramm für 28 Tage* können Sie genau die richtigen Schritte in diese Richtung gehen. Es zeigt Ihnen in detailliert beschriebenen, gut nachvollziehbaren und ausgesprochen wirksamen Übungen, wie Sie besser auf sich selbst, Ihren Körper und Ihre Seele achten und sich wahrnehmen können und wie Sie mehr Wohlergehen in allen Bereichen Ihres Lebens und auch Arbeitens erreichen.

Das Übungsbuch gibt Ihnen eine Vielzahl an Körperübungen an die Hand, die sie alle dazu führen werden, Ihren eigenen Körper wieder als Ressource und Kraftquelle zu erleben und neue Lebensenergie für Körper und Seele zu entwickeln. Dies ist in nur 28 Tagen möglich! Durch Übungen, die Ihnen einen positiven Zugang zu Ihrem eigenen Körper, mehr Vitalität und Lebensenergie vermitteln, die Sie Ihren Körper wieder als Ihre größte Ressource erleben lassen, voller Lebendigkeit und Energie. Sie brauchen also nur einen Monat, um sich wieder besser, vitaler, lebendiger, einfach wohler zu fühlen, wenn Sie sich dafür täglich nur eine Stunde Zeit nehmen, um die Übungen zu praktizieren. Das sollte möglich sein.

Und wenn Ihnen das doch zu viel und nicht in Ihrem Alltag realisierbar erscheint, dann ist es auch gut möglich, jeden Tag nur eine halbe Stunde mit den Körperübungen zu arbeiten und die Gesamtdauer des Übungsprogramms damit auf acht statt vier Wochen zu verlängern. Der Effekt ist derselbe: die deutliche Zunahme an Lebensenergie und an körperlichem und seelischem Wohlergehen.

Sollte Ihnen auch das noch zu viel und in Ihrem Alltag nicht umzusetzen sein, dann machen Sie eben noch weniger, täglich nur 15 Minuten für Ihren Körper und die Übungspraxis der Ihnen im Buch vorgeschlagenen Übungen. Auch auf diese Weise können Sie das gesamte Programm absolvieren, sich Gutes tun, Ihre Energie steigern, Ihren Körper wieder als Ressource wahrnehmen und sich seelisch weiterentwickeln. Doch das ist dann auch das Minimum, ein Viertelstündchen pro Tag; dann beschäftigen Sie sich insgesamt 16 Wochen mit dem Übungsprogramm und entwickeln auf diese Weise eine richtig gute neue Gewohnheit, die sich hirnphysiologisch neuronal einspuren kann, wenn Sie sich vier Monate lang täglich Ihrem Körper, Ihrer Seele und Ihrem Geist zuwenden.

Es gibt noch eine ganz andere Möglichkeit, das gesamte Übungsprogramm zu praktizieren, wenn Ihnen das lieber wäre und einfacher ist, nämlich es in ein oder zwei Urlaubswochen zu absolvieren. So könnten Sie die Übungen, wenn Sie lieber konzentriert und zeitlich verdichtet, mit größerem täglichen Einsatz vorgehen wollen, in einem Intensivübungsprogramm durchführen und sich dafür täglich etwa drei bis vier Stunden Zeit nehmen. So können Sie in zweimal fünf Tagen Teil 1 und Teil 2 des Buchs durcharbeiten, mit einer kleinen zweitägigen Pause dazwischen, quasi wie eine Kur oder eine zweiwöchige Weiterbildung. Dann werden Sie in nur zwei Wochen zu deutlich mehr Lebensenergie und körperlichem und seelischem Wohlergehen gelangen –ein intensiver Energieschub für Körper und Seele.

Wenn Sie sich eher zu solch intensivem Arbeiten entscheiden, eine oder auch zwei Wochen mit täglich bis zu vier Stunden Körperübungen, könnte nach einer intensiven Übungswoche auch gut eine Pause von etwa sechs, sieben Wochen oder auch noch länger gemacht werden, in der Sie mit kleinen täglichen Unterstützungsübungen von nur etwa zehn Minuten die intensiven Erfahrungen für Körper und Seele in Ihren Alltag integrieren, bevor Sie sich einer weiteren, zweiten intensiven Übungswoche zuwenden oder das Programm weiterführen mit täglich einer Stunde Übungen (wie im 28-Tage-Programm) oder mit nur einer halben oder Viertelstunde Übungspraxis über einen längeren Übungszeitraum.

Das Übungsprogramm kann also zeitlich auf die unterschiedlichste Weise und dem eigenen Rhythmus entsprechend praktiziert werden, je nach persönlichen Möglichkeiten und Bedürfnissen, individueller Arbeits- und Lebenssituation, je nachdem, wie es für Sie am besten passt. Deshalb ist jede Übungseinheit auf jeweils 15 Minuten ausgelegt, sodass Sie Ihr Programm für sich entsprechend gestalten können: täglich entweder eine Viertel-, halbe oder ganze Stunde – oder eben intensiviert drei bis vier Stunden pro Tag. Erfahrungsgemäß ist es für die meisten Menschen heutzutage am einfachsten und realistischsten, eine Übungszeit von einer Stunde in den Alltag einzubauen oder sich pro Tag etwa 30 Minuten Zeit zu nehmen. Dann können Sie die Übungen in 28 Tagen durchführen oder eben entsprechend länger in 56 Tagen.

Wie auch immer Sie sich nun entscheiden: Jede Variante ist gleichermaßen eine gute und wirksame Investition für Ihren Körper und Ihre Seele. Es kommt nur darauf an, dass Sie es tun, dass Sie üben, Erfahrungen in den Übungen machen, Ihren Körper und seine Lebensenergie erleben. Sie werden mit diesem Übungsprogramm intensive, wohltuende Erlebnisse mit Ihrem Körper sammeln, die sich positiv auf Ihre Seele auswirken und umgekehrt werden die seelischen Weiterentwicklungen ausgesprochen positive Auswirkungen auf Ihren Körper und sein Wohlergehen haben. Es ist also eine Zeit von nur 28 Tagen, die Ihr Leben, Ihren Körper, Ihre Seele positiv verändern wird, oder je nach Ihrer Wahl eine entsprechend längere oder kürzere Zeit.

Ich empfehle Ihnen, Teil 1 dieses Buchs erst einmal komplett durchzulesen, damit Sie wissen, auf was Sie sich einlassen, und sich dann zu entscheiden, ob Sie es im 28-Tage-Rhythmus oder in einer längeren Übungszeit durchgehen wollen. Beim zweiten Lesen beginnen Sie dann mit den Übungen. Natürlich können Sie auch sofort mit dem Übungsprogramm starten und Schritt für Schritt jede der Übungen praktizieren.

Allerdings nicht wirklich hilfreich ist es, das Übungsbuch einfach nur zu lesen, sich intellektuell damit zu beschäftigen und nicht wirklich in Ihren Körper und das Praktizieren der vorgeschlagenen Übungen zu gehen. Nach dem Motto »Es gibt nichts Gutes, außer man tut es!« (E. Kästner) können Sie mit diesem Buch nur wirklich weiterkommen und zu Ihrem körperlichen und seelischen Wohlergehen entscheidend beitragen, wenn Sie die Übungen durchführen. Dafür können Sie auch die Audiodateien auf der Webseite http://www.psychosozial-verlag.de/2682/audio als Unterstützung nutzen. Sämtliche Körper- und Imaginationsübungen der einzelnen Tage können Sie dort abrufen. Sie werden alle von mir selbst gesprochen, sodass Sie sie sich anhören und sich beim Üben führen lassen können und nicht noch (Nach-)Lesen müssen. Sie können sich auch sämtliche Übungsanleitungen selbst auf einen Tonträger sprechen, aufnehmen und beim Üben dann der eigenen Stimme folgen.

Und natürlich können Sie das Übungsprogramm auch zu zweit oder mit mehreren Menschen durchführen und sich über die gemachten Erfahrungen austauschen. Manche Übungen sind ausdrücklich für zwei Personen konzipiert, doch alles ist auch so angelegt, dass Sie sehr gut allein die gesamten Übungen praktizieren können.

Der Schwerpunkt dieses Buches liegt auf den körperorientierten Übungen und ihren gut nachvollziehbaren Beschreibungen. Sie werden Ihnen in 28 Tage aufgeteilt präsentiert, Schritt für Schritt und detailliert dargestellt, sodass Sie sie ohne jegliche Mühe selber ausführen und dabei nichts falsch machen können. Die Übungen werden – zum besseren Hintergrundverständnis und zur weiteren Auseinandersetzung mit sich selbst – auf der kognitiven und emotionalen Ebene ergänzt: durch begleitende, leicht verständliche, theoretische Texte zu den Inhalten der körperorientierten Arbeitsweise. Zur Veranschaulichung und Konkretisierung dienen Fallbeispiele aus der körperorientierten Arbeit, sodass Sie erleben können, wie Menschen, die mit diesem Körperübungsprogramm gearbeitet haben, davon profitieren, sich weiterentwickeln und neue Lebensenergie entfalten. Dabei beschreibe ich Frauen und Männer und verwende in den Übungen, Fallbeispielen und theoretischen Abschnitten im inklusiven Sprachgebrauch die weibliche und männliche Sprachform möglichst im Wechsel.

In Teil 1 dieses Buchs – »Der Körper als Ressource – Körperorientiertes Arbeiten mit der eigenen Persönlichkeit« – geht es um das Kennenlernen vieler körperlicher Übungen, einen positiven Zugang zum eigenen Körper als Ressource und den Aufbau einer regelmäßigen körperlichen Übungspraxis. Es erstreckt sich über die ersten 14 Tage Ihres Übungsprogramms. Dabei kann der eigene Körper mithilfe der Körperarbeit als Ressource, als Kraftquelle für das eigene Leben und Arbeiten wahrgenommen und erfahren werden. Es soll ein Gespür dafür entwickelt werden, im Einklang von Körper und Seele zu leben, die eigene Person als Körper-Seele-Einheit zu erfahren. Die Erfahrungen mit den Übungen können sowohl für die Selbstwahrnehmung und Auseinandersetzung mit der eigenen Persönlichkeit und Lebensgeschichte als auch für die Fremdwahrnehmung anderer Menschen und die Auseinandersetzung mit der beruflichen Arbeit genutzt werden.

Teil 2 – »Neue Lebensenergie entfalten – Mit Leib und Seele leben und arbeiten« – vertieft und erweitert den positiven Zugang zum eigenen Körper und die Möglichkeiten, neue Lebensenergie zu entwickeln in den kommenden 14 Tagen. Hier wird durch die körperliche Arbeit und die Übungen vorwiegend an der eigenen Person und den eigenen Lebensthemen und -problemen gearbeitet und im Wesentlichen Energie vermittelt für eine erfüllte, befriedigende, glückliche und sinnhafte Gestaltung des eigenen Lebens und Arbeitens. Dazu gehört es, eigene Entlastungsmöglichkeiten zu entwickeln, neue Lebensenergie zu entfalten, neu aufzutanken. Das gibt neue Energie und Kraft, um mit Körper und Seele leben und arbeiten zu können.

Das gesamte Übungsprogramm ist seit mittlerweile über 14 Jahren von mir konzipiert, weiterentwickelt und erprobt worden mit sehr vielen Menschen in den Weiterbildungswochen zu den vorgestellten Themen und in der körperpsychotherapeutischen und Supervisionsarbeit. Es basiert auf der Grundlage meiner eigenen Ausbildung in Bioenergetischer Analyse, einem körperorientierten tiefenpsychologisch fundierten Psychotherapieverfahren, mit dem ich seit über 20 Jahren mit einzelnen und Gruppen arbeite, und vielen anderen körperpsychotherapeutischen Fortbildungen aus unterschiedlichen Bereichen und mit besonderen Themenschwerpunkten, die ich in diesen zwei Jahrzehnten absolviert habe. Aus allen habe ich Übungen und Ideen zu den Themen »Neue Lebensenergie: der Körper als Ressource« entnommen, modifiziert, selbst entwickelt und neu konzipiert. Daraus ist dieses ganz eigene Körperübungsprogramm entstanden, das Ihnen nun vorliegt.

Ich weiß und habe es miterlebt bei den vielen Menschen meiner Fortbildungskurse und in meiner gesamten beruflichen Körperpsychotherapiearbeit, dass und wie diese Übungen positiv wirken für Körper und Seele, und ich habe es auch selber am eigenen Leib erfahren. Deshalb kann ich Ihnen dieses Übungsprogramm nur von ganzem Herzen empfehlen und Sie bitten, es zu absolvieren; am besten beginnen Sie damit jetzt! Viel Erfolg und Freude beim Üben, positive Erfahrungen und Wohlergehen für Ihren Körper und Ihre Seele!

Teil 1
Der Körper als Ressource

Arbeiten mit der eigenen Persönlichkeit

Herzlich willkommen zu Ihrem neuen Körperübungsprogramm! Sie haben eine sehr gute Entscheidung getroffen! Eine Entscheidung für sich selbst! – für Ihren Körper und Ihr Leben! Für einen guten, achtsamen, liebevollen Umgang mit Ihrem Körper, Ihrer Seele, Ihrem Geist, die alle drei auf ihre Weise sehr davon profitieren werden, die neue Lebensenergie für Sie entwickeln werden.

Tag 1
Ankommen im eigenen Körper

Vielleicht kennen Sie sich bereits gut aus mit Körperübungen und solchen oder ähnlichen, anderen Übungsprogrammen, die Sie bereits mit mehr oder auch weniger Erfolg praktiziert haben. Vielleicht ist Ihnen auch alles noch ganz neu und Sie sind sehr gespannt, was da auf Sie zukommt. Auf jeden Fall können Sie sicher sein, dass Ihnen dieses Übungsprogramm die Grundlage für mehr Energie und Lebendigkeit, für körperliches, seelisches und geistiges Wohlergehen an die Hand gibt und dass Sie für jeden einzelnen Schritt in diese Richtung, durch jede einzelne Übung ganz detailliert und sorgsam von mir hindurch geführt werden. Sie können gar nichts falsch machen, wenn Sie das hier Geschriebene befolgen! Im Gegenteil, Sie werden alles richtig und ganz gut machen, indem Sie ganz einfach die beschriebenen Übungen ausführen; zuerst durchlesen, dann praktizieren oder auch sich von den Tonträgern durch manche ausgewählte Basisübungen direkt von meiner Stimme begleiten lassen.

Heute beginnen wir erst einmal damit, dass Sie in Ihrem Körper ankommen. Die folgenden vier Übungen pro Tag gelten, wenn Sie das 28-Tage-Programm absolvieren; sie sind in 15-Minuten-Einheiten aufgeteilt, sodass Sie genau so gut auch nur zwei Übungen an einem Tag oder auch je eine Übung pro Tag ausführen können, wodurch sich Ihr individuelles Übungsprogramm entsprechend verlängert.

1. Übungen im Sitzen zur Selbst- und Körperwahrnehmung (15 min.)

Während Sie sitzen und lesen, nehmen Sie sich zunächst einen Moment Zeit, sich und Ihren eigenen Körper wahrzunehmen: Wie sitze ich? Wie ist meine Körperhaltung im Sitzen? Und dabei gehen Sie für ein paar Atemzüge innerlich durch Ihren Körper, von unten nach oben mit Ihrer Aufmerksamkeit, von den Füßen bis hoch zum Kopf. Oder Sie schauen sich Ihren Körper äußerlich an, indem Sie Ihre Füße, Beine, den Sitzplatz, Rumpf, Hände, Arme betrachten und wahrnehmen, was Sie sehen bzw. was Sie bei geschlossenen Augen von innen her erspüren, indem Sie Ihre Haltung von unten nach oben bewusst durchgehen, jeden einzelnen Körperbereich wahrzunehmen versuchen.

Und dann möchte ich Ihnen, wahrscheinlich im Unterschied zu Ihrem üblichen Sitzen, den »bioenergetischen Sitz« vorstellen: Dazu stellen Sie bitte Ihre Füße jetzt parallel zueinander auf dem Boden auf, die Beine sind dabei ungefähr beckenbreit, die Knie etwa im 90-Grad-Winkel. Sie sitzen über den Sitzbeinhöckern aufgerichtet; die Sitzbeinhöcker sind die Knochen, die Sie in Ihrem Po gut spüren, wenn Sie die Hände unter Ihren Po auf die Sitzfläche legen. Häufig haben wir die Tendenz, entweder vor unseren Sitzbeinhöckern zu sitzen, also im Hohlkreuz, oder hinter ihnen, dann sackt der Oberkörper leicht zusammen. Eine optimale Aufrichtung ist nur möglich, wenn wir genau in der Mitte, direkt über den Sitzbeinhöckern sitzen und nicht davor und auch nicht dahinter; dabei sind Po und Bauch möglichst gelöst und nicht angespannt, festgehalten, die Schultern können leicht nach hinten, unten fallen, der Mund ist locker, die Zähne sind nicht aufeinander gebissen, die Zunge löst sich vom Gaumen, ist nicht an die Zähne gepresst.

Nun spüren Sie dabei einen Moment den Unterschied zu Ihrem Sitz vorher: Was nehmen Sie wahr? Was ist anders im Körpergespür, in der Sitzhaltung, was ähnlich? Nehmen Sie Ihre Füße am Boden noch gut wahr? Und Ihre Aufrichtung direkt über Ihren Sitzbeinhöckern auf dem Stuhl? Durch beide Stellen, Fußsohlen und Sitzbeinhöcker, werden Sie gut geerdet.

Und nun achten Sie eine Zeit lang auf Ihre Atmung: Wo und wie in Ihrem Körper nehmen Sie Ihren Atem wahr? Lassen Sie Ihren Ausatem mit einem hörbaren Ton aus sich herausströmen – vielleicht ein kleiner Seufzer oder ein Ton von Wohlgefühl. Spüren Sie Ihre Stimmung jetzt im Moment? Welche Gedanken gehen Ihnen gerade durch den Kopf, während Sie jetzt hier sitzen, am Anfang des Buches und Ihres persönlichen Übungsprogramms? Vielleicht Bedenken, dass es doch nicht klappen wird, dass es zu viel Disziplin erfordert, Sie es nicht schaffen werden, keine Zeit dafür haben, Ihre Energie dafür nicht ausreicht – und wenn doch, es vielleicht sowieso nicht hilft. Sie haben schon so vieles versucht, doch letztlich hat es meistens doch keinen wirklichen Erfolg, keine tatsächliche Verbesserung gebracht.

Und welche Gefühle nehmen Sie jetzt wahr: Skepsis, Resignation, Hoffnung, Freude, Optimismus, Lust auf das, was vor Ihnen liegt, was Sie jetzt vorhaben? In den nächsten 28 Tagen oder in dem von Ihnen gewählten Rhythmus, in dem Sie das Übungsprogramm absolvieren wollen.

Welches Körperempfinden erspüren Sie dabei: Sind Sie eher angespannt oder gelassen, freudig erregt oder zurückhaltend, pocht Ihr Herz laut vor sich hin, halten Sie gerade den Atem an, kribbelt es irgendwo in Ihrem Körper, unangenehm oder angenehm, knurrt Ihr Bauch, gurgelt es im Darm? Wie und wo nehmen Sie sich gerade in Ihrem Körper wahr? Wie ist Ihr körperliches Empfinden in diesem Augenblick?

Nun legen Sie Ihre Hände auf den Bauch und tun Sie nichts anderes als einfach ein- und auszuatmen, Ihren Atem kommen und gehen zu lassen und ihn dabei bewusst wahrzunehmen, wie Sie allmählich die Wärme Ihrer Hände auf dem Bauch spüren und die kleine Bewegung Ihres Atems unter Ihren Händen: Wie sich mit dem Einatem der Bauch ein wenig hebt, dehnt, sich Ihren Händen entgegen streckt und mit dem Ausatem der Bauch sich wieder leicht senkt, zurückschwingt, und dann diese kleine Pause zwischen den Atemzügen, nach dem Ausatem, bevor der Einatem dann von ganz allein wieder in Sie einströmt und den Bauch dehnt, weitet, hebt.

Strengen Sie sich nicht dabei an, forcieren Sie nichts, nehmen Sie nur wahr und Sie werden mit der Zeit ganz von selbst diese kleine oder vielleicht auch größere Bewegung Ihres Atems im Bauch unter Ihren Händen spüren, ohne etwas zu tun – nur atmen und achtsam sein. Der Atem mag es, beachtet zu werden, dass wir ihm unsere Aufmerksamkeit schenken, uns in achtsamer Präsenz unserem Atem zuwenden, uns freuen und dankbar sind für jeden einzelnen Atemzug. Diese lebendige Bewegung des Atems ist ganz natürlich und von selbst in uns, dieses Aus und Ein, Auf und Ab. Der Atem ist uns geschenkt, solange wir leben, ohne dass wir etwas dafür tun müssen. Gut und tief ausatmen, eine kleine Pause zulassen, damit der Einatem dann von ganz allein wieder in Sie einströmen kann, ausatmen – Pause – einatmen ...

Und jetzt nehmen Sie zu Ihrer natürlichen Atmung noch eine kleine Imaginationsübung hinzu: Sie atmen aus und stellen sich dabei vor, dass Sie sich und Ihren ganzen Körper entspannen, dass Sie mit jedem Ausatemzug alle körperlichen An- und Verspannungen aus sich heraus atmen. Gut ist es dafür auch wieder, mit dem Ausatem einen Ton herauszulassen, den Ausatem zu »betonen«. Dadurch können sich im Körper gehaltene Spannungen noch leichter lösen, nach draußen fließen. Während Sie eine Weile so bewusst und betont ausgeatmet und sich hoffentlich ein wenig von körperlichen Anspannungen und Stress gelöst haben, lenken Sie jetzt Ihre Wahrnehmung bewusst auf den Einatem und stellen sich dabei vor, wie Sie mit dem Einatmen Energie in sich aufnehmen, frischen Sauerstoff, neuen Lebensatem, der durch Ihren ganzen Körper hindurchströmt, ihn anfüllt, erneuert, energetisiert.

2. Übungen zur Vertiefung der Atmung und Verbesserung der Körperhaltung im Sitzen (15 min.)

Gehen Sie nun weiter mit einigen Bewegungsübungen in Verbindung mit Ihrem Atem im Sitzen: Dazu senken Sie zunächst Ihren Kopf mit Ihrem Ausatem Wirbel für Wirbel in der Halswirbelsäule bewusst nach unten, sodass sich das Kinn dem Brustkorb nähert und der Nacken hinten gedehnt wird, und heben dann den Kopf mit Ihrem Einatem wieder an, bringen ihn einatmend wieder Wirbel für Wirbel in die Aufrichtung. Diese Bewegung führen Sie einige Zeit in Verbindung mit Ihrem Atem aus: Ausatmend senkt sich der Kopf, einatmend kommt er in die Aufrichtung zurück. Wenn Sie diese Bewegung beenden, spüren Sie für ein paar Atemzüge nach. Das bewusste Nachspüren nach einer Bewegungsübung ist ebenso wichtig wie die Übung selbst, denn es erhöht Ihre Achtsamkeit für sich selbst, verbessert Ihre eigene Wahrnehmungsfähigkeit und vertieft die positiven Wirkungen der jeweiligen Übungen auf Ihren Körper, Ihre Seele und Ihren Geist.

Beugen Sie nun Ihren Rücken mit dem Ausatem und richten Sie ihn mit dem Einatem wieder auf. Dabei geht die Bewegung vom unteren Rücken aus und Sie wandern mit dem Ausatem ganz hinter Ihre Sitzbeinhöcker und der ganze Rücken, Oberkörper und Kopf runden und beugen sich. Mit dem Einatem wandern Sie mit Po und unterem Rücken wieder zurück über Ihre Sitzbeinhöcker und richten so die gesamte Wirbelsäule wieder Wirbel für Wirbel auf. Oberkörper und Kopf kommen damit einatmend in die aufgerichtete Haltung zurück. Auch diese Bewegung in Verbindung mit Ihrer Atmung wiederholen Sie einige Male, ausatmend den Rücken runden, hinter die Sitzbeinhöcker wandern, einatmend in die Aufrichtung zurück, bewusst und präsent über den Sitzbeinhöckern sitzen.

Schließlich lockern und lösen wir den ganzen Körper, mobilisieren ihn und bringen ihn in Schwung, indem wir die Gelenke kreisen lassen: Zunächst beginnen Sie, für eine Weile Ihre Fußgelenke zu kreisen, in die eine und in die andere Richtung und dabei gut weiter zu atmen, ein und aus, den Atem kommen und gehen zu lassen, ohne ihn anzuhalten. Sie gehen auf dieselbe Weise weiter mit Ihrem Becken, kreisen es im und gegen den Uhrzeigersinn. Sie können mit dem Becken auch liegende Achten im Sitzen beschreiben und spüren dabei, wie Sie sich um Ihre Sitzbeinhöcker herum bewegen, das Gewicht kreisend und »achtend« verlagern. Ebenso kreisen Sie dann Ihre Schultern, vorwärts und rückwärts, während Sie den Atem mitfließen lassen. Abschließend können Sie die Schultern auch einatmend anheben, hoch zu den Ohren ziehen und mit dem Ausatem mit Ton und Schwung nach unten fallenlassen, mehrmals nacheinander. Schließlich kreisen Sie noch Ihre Handgelenke in alle Richtungen und schütteln sie zum Abschluss kräftig aus und dann lassen Sie mit Ihrem Ausatem den Kopf sinken, lassen den Kopf, das Kinn im Halbkreis von rechts nach links, von einer Schulter zur anderen einige Male hin und her wandern, sodass Ihr Nacken gut gedehnt und die Nackenmuskulatur gut gelöst wird. Danach spüren Sie wieder für einige Atemzüge nach.

Zur weiteren körperlichen Aktivierung und Energetisierung rollen Sie Ihre Füße zwischen Ferse und Fußspitze ab, sodass dabei die ganzen Fußsohlen von vorn nach hinten und von hinten nach vorn über den Fußboden wandern. Mal beide Füße gleichzeitig, mal abwechselnd rollt der eine Fuß von der Ferse zur Fußspitze, während der andere Fuß sich parallel von der Fußspitze zur Ferse bewegt und umgekehrt, so als ob Sie auf der Stelle ganz bewusst abrollend gehen. Dabei ist es wichtig, regelmäßig weiter zu atmen, gern zwischendurch auch immer wieder mal mit betontem Ausatem, also ausatmend einen Ton kommen zu lassen.

Schließlich gehen Sie mit Ihren Fußsohlen auf der Stelle, werden dabei mit der Zeit schneller und setzen Ihre ganzen Fußsohlen kräftiger, stärker, nachdrücklicher auf dem Boden auf, sodass Sie auf der Stelle trappeln, treten, stampfen. Anschließend gönnen Sie sich eine Pause und spüren wieder einige Atemzüge nach.

Am Ende dieser ersten Übungssequenz im Sitzen zum Ankommen im eigenen Körper heben Sie Ihre Hände und Arme mit Ihrem Einatem weit nach oben über den Kopf, während sich der Rücken über die Stuhllehne nach hinten dehnt. Bleiben Sie für ein paar Atemzüge in dieser gedehnten, gestreckten Haltung und lassen Sie dann mit Ihrem nächsten Ausatem den Oberkörper und Kopf mit Schwung vornüber hängen, sodass Ihre Arme nach unten ausbaumeln können, während Ihr Oberkörper auf Ihren Oberschenkeln ruht und der Kopf zwischen den Knien nach unten hängt, sich der Nacken und die gesamte Wirbelsäule entspannen können und Sie für ein paar Atemzüge in dieser aushängenden, entspannten Haltung verweilen, bis Sie sich entscheiden, diese Bewegung noch zwei bis drei Mal zu wiederholen: sich mit dem Einatem in die gedehnte Haltung bringen, Arme nach oben hinten über den Kopf, nach ein paar Atemzügen ausatmend mit Schwung und Ton Oberkörper, Kopf und Arme vornüber bringen und ausbaumeln lassen, dann wieder gut nachspüren.

Abschließend klopfen Sie Ihren gesamten Körper von unten nach oben ab, mit lockeren Fäusten oder den Handinnenflächen, beginnend von Ihren

Füßen über die Beine, den Po, Oberkörper, Hände, Arme. Sie klopfen sich selber auf die Schultern und den Rücken, soweit Sie ihn erreichen, und am Ende, etwas vorsichtiger, auch auf Nacken, Kopf und Gesicht – oder Sie berühren sie mit anderen Bewegungen der Hände: Je nach dem, was sich Gesicht und Kopf wünschen, können Sie reiben, streichen, massieren oder streicheln. Sie beenden dieses Wachklopfen, indem Sie mit kräftigen, ausstreichenden, schnellen Bewegungen der Hände von oben nach unten den ganzen Körper abstreifen und dabei mit dem Ausatem auspustende, wegblasende Töne von sich geben.

Wie ist jetzt nach diesen Übungen im Sitzen Ihre Körperwahrnehmung? Wie sind Ihre Atmung, Ihre Stimmung und Gefühle? Gehen Sie für eine Weile in Gedanken den folgenden Fragen nach: Was ist mein Interesse an diesem Übungsprogramm? Warum und wofür habe ich mich dazu entschieden, dieses Buch zu kaufen und die darin enthaltenen Übungen zu praktizieren? Was sind meine Erwartungen, Wünsche, Hoffnungen? Wenn ich an den Abschluss dieses ersten Übungsteils denke: Woran werde ich erkennen, dass meine Ziele und Erwartungen erfüllt wurden? Wie will ich mich fühlen, körperlich und seelisch, wenn ich das gesamte Übungsprogramm absolviert und die theoretischen Ausführungen und Fallbeispiele gelesen und durchgearbeitet habe? Wie nehme ich mich jetzt wahr? Wie fühle ich mich jetzt, nach den Übungen im Sitzen?

Wenn Sie möchten, schreiben Sie sich Ihre Wahrnehmungen, Gedanken, Gefühle und Körperempfindungen jetzt am Ende dieser Übungssequenz in Ihr Körpertagebuch, das Sie täglich kurz führen können – für sich selbst zur Vergewisserung und Dokumentation dessen, was Sie tun und erleben, und am Ende zum Nachlesen, um Ihre Fortschritte und Weiterentwicklung auch sichtbar zu erkennen.

3. Übungen im Stehen: Zum guten Stand (15 min.)

Jetzt stellen Sie sich hin und begeben sich in die sogenannte »bioenergetische Grundposition«: Das bedeutet, Sie stehen gut auf Ihren Füßen, die geradeaus gerichtet sind. Sie weisen nicht nach außen oder innen, sondern stehen ungefähr parallel zueinander, die Beine etwa beckenbreit. Es ist gut auszuprobieren, mit den Füßen und Beinen nicht zu schmal zueinander zu stehen und auch nicht zu breit, sondern wirklich in der natürlichen Breite des eigenen Beckens. Dafür kann es auch hilfreich sein, sich im Spiegel zu betrachten, um zu erkennen, wann genau Sie sehen und spüren, dass sie beckenbreit stehen. Wenn wir das von außen genau im Spiegel sehen, kommt mit der Zeit das innere Körpergefühl von ganz allein dazu, sodass Sie nach einigen Malen genau spüren, wann Sie beckenbreit stehen – nicht schmaler und auch nicht breiter.

Das ist deshalb so wichtig, weil wir üblicherweise eher zu eng mit den Füßen und Beinen stehen oder zu weit auseinander. Beides sind Gewohnheitsmuster im Stehen, automatisiert und unbewusst eingenommen, die sich aber negativ auf den gesamten Körper und auf einen guten Stand auswirken. Das gute, anatomisch natürliche Stehen hingegen fördert die natürliche Aufrichtung des Körpers, verbessert das sichere, selbstbewusste Stehen auf dem Boden und trägt zu einer guten und gesunden Lebens- und Körperhaltung bei.

Dafür ist es also nötig, dass Sie mit Ihren Füßen parallel zueinander stehen, die Beine beckenbreit, und dass Sie durchlässig sind bzw. durchlässig werden in Ihren wesentlichen Gelenken: Dafür geben Sie in Ihren Knien etwas nach, etwa zwei bis drei Zentimeter, sodass Sie in den Knien nicht durchgedrückt stehen, vielmehr leicht gebeugt, durchlässig. Dadurch kann sich das Schwerkraftzentrum des Körpers nach unten senken, in seine natürliche Lage, die Atmung kann freier fließen, wird weniger angehalten oder reduziert und kommt mehr nach unten, in die tiefe Bauchatmung. Schon dieses kleine Nachgeben durch Beugen der Kniegelenke im stabilen Stand, immer wieder einmal im Alltag eingenommen, kann Wunder bewirken, kann deutliche körperliche und seelische Veränderungsprozesse einleiten, weil sich Ihr Körper verändern wird – weg von Unbeugsamkeit, Starrheit und dem Durch-Stehen-Müssen, hin zu mehr Durchlässigkeit und Flexibilität, mit beiden Beinen und durchlässigen Knien gut im Leben stehend, sicher und flexibel zugleich.

Auch Hüftgelenke und Becken sind in dieser bioenergetischen Grundposition wichtig. Sie können erst einmal Ihr Becken in alle Richtungen hin und her bewegen und es dann einige Male nach hinten und vorn kippen, um es dann sich von allein in seine natürliche Mitte einschwingen zu lassen. Meistens ist unser Becken eher nach hinten gekippt, was bedeutet, dass wir in einem kleinen oder auch größeren Hohlkreuz stehen, oder das Becken ist nach vorn gekippt, wodurch der Po eher eingezogen wirkt, als würde man den Schwanz einziehen, wodurch die gesamte Wirbelsäule leicht oder auch stärker zusammensackt und nicht in ihrer natürlichen Aufrichtung bleibt. Beide Haltungen des Beckens verschieben die Wirbelsäule und damit den gesamten Körper in seinem Gleichgewicht. Darum ist es so wichtig, das Becken wieder in seiner natürlichen Mitte einzurichten, einzuschwingen: nicht nach vorn, nicht nach hinten und auch nicht zu den Seiten gekippt oder verschoben.

Wenn Sie stehen – mit durchlässigen Knien und dem Becken in seiner Mitte eingeschwungen –, geht nun die Aufmerksamkeit hin zu den Schultergelenken: Sie haben bei uns eher sitzenden Menschen häufig die Tendenz, leicht oder auch stärker nach vorn oder oben gehalten zu werden oder auch beides zugleich, statt dass sie einfach und frei hängen können. Darum versuchen Sie jetzt bitte im ganz bewussten Stehen, Ihre Schultern leicht nach hinten und unten zu ziehen, nur zwei bis drei Zentimeter. Das richtet den meist etwas zusammengezogenen, kollabierten Brustkorb auf, verschafft dort mehr Atemraum, löst Verspannungen in den Schultern und im oberen Rücken und erinnert die Schultern und Arme daran, zu hängen, in ihrer anatomisch natürlichen Haltung.

Schließlich, neben Knien, Becken und Schultern, ist ein wesentlicher Bereich der Achtsamkeit für gutes Stehen das Kiefergelenk: Häufig halten wir viele Verspannungen im Mund und Kiefer, weil wir die Zähne aufeinander beißen, die Zunge gegen den Gaumen drücken oder an die Zähne pressen und in diesem Bereich unseres Körpers nicht locker sind. Das Kiefergelenk ist ein Hauptspannungssegment, wahrscheinlich auch, weil wir zu verbissen durchs Leben gehen, uns durchbeißen müssen, den Mund lieber halten, die Lippen fest aufeinanderpressen, statt ein lockeres Mundwerk zu haben, den Mund zu voll zu nehmen, was in unserem Sprachgebrauch eher unsolide klingt. Der feste, verspannte Kiefer- und Mundbereich trägt zu Nacken-, Kopf- und Rückenschmerzen und einer flacheren Atmung bei – deshalb ist es so wichtig, dort zu lösen. Darum versuchen Sie bitte jetzt, und auch in Zukunft, wenn Sie bewusst stehen, oder auch im Sitzen, Ihren Kiefer zu lockern, indem Sie die Zähne voneinander lösen, die Zunge frei im Mundraum liegen lassen, nicht an Gaumen oder Zähne gedrückt, die Lippen gelöst, sodass der Kiefer vom Gefühl her leicht hängen kann, nicht festgehalten wird.

Sie stehen nun also für einige bewusste Atemzüge mit gelockertem Mund und Kiefer, leicht nach hinten unten hängenden Schultern, dem Becken in der Mitte und durchlässigen Knien.

Um dieses Stehen in der bioenergetischen Grundposition noch zu unterstützen und die Durchlässigkeit in den Gelenken zu fördern, bewegen wir die Gelenke eine Zeit lang in Verbindung mit unserer Atmung. Dazu beugen Sie Ihre Knie etwa 10 bis 15 Mal mit Ihrem Ausatem so weit wie möglich nach unten, ohne dass dabei die Fußsohlen vom Boden abheben, und Sie bringen sie wieder zurück in die Aufrichtung mit Ihrem Einatem – jedoch nur so weit, dass Ihre Knie nicht im Gelenk einrasten, sondern durchlässig bleiben. Ausatmend beugen sich die Knie, wobei der Ausatem gern auch zwischendurch wieder mit Ton kommen kann, und einatmend gehen die Knie in die Aufrichtung zurück. Wenn Sie die Bewegung in Verbindung mit Ihrer Atmung beenden, spüren Sie einen Moment nach.

Dann kippen Sie das Becken in Verbindung mit Ihrem Atem: Einatmend kippt das Becken nach hinten, es entsteht ein kleines Hohlkreuz; ausatmend kippt das Becken nach vorn, oben. Auch diese Bewegung, in der das Becken vor und zurück kippt, um seine Mitte herum pendelt, führen Sie etwa 10 bis 15 Mal aus – danach wieder gut nachspüren.

Ziehen Sie nun Ihre Schultern mit Ihrem Einatem so weit wie möglich hoch in Richtung Ohren und lassen Sie sie mit dem Ausatem wieder nach unten fallen – auch das 10 bis 15 Mal. Abschließend lassen Sie die Schultern noch einige Male nach hinten und vorn kreisen – am Ende wieder für ein paar Atemzüge der Bewegung und Ihrer Wirkung auf den Körper nachspüren.

Schließlich senken Sie Ihren Kopf mit Ihrem Ausatem, das Kinn sinkt zum Brustkorb und mit dem Einatem bringen Sie Nacken und Kopf wieder Wirbel für Wirbel in die Aufrichtung zurück – auch dies 10 bis 15 Mal, wobei Sie die ganze Zeit bewusst Mund, Zunge und Kiefer locker halten, danach wieder nachspüren.

Am Ende dieser Übungssequenz im Stehen können Sie Ihre Füße und Beine, Hände und Arme ausschütteln und Ihren eigenen Körper- und Bewegungsimpulsen folgen.

4. Bewusstes Gehen durch den Raum als Ressource (15 min.)

Spüren Sie, während Sie gehen, den Boden unter den Füßen, Ihre eigene Stimmung im Gehen, Ihre Körperhaltung und Ihre Gedanken. Schauen Sie durch den Raum, lassen Sie Ihre Blicke schweifen und behalten Sie zugleich den Bodenkontakt, die Achtsamkeit in Ihren Füßen und Beinen, mit denen Sie gehen. Vielleicht möchten Sie an der einen oder anderen Stelle im Raum verweilen, für ein paar Atemzüge bewusst stehen, mit durchlässigen Knien, dem Becken in der Mitte, leicht nach hinten, unten hängenden Schultern und gelöstem Mund und Kiefer: Welche Gedanken, Gefühle, Körperempfindungen nehmen Sie wahr, wenn Sie dort stehen, wenn Sie nach außen schauen und zugleich gut im Kontakt sind mit Ihrem Inneren und dem Boden, auf dem Sie stehen und gehen? Welche Gedanken, Gefühle und Körperempfindungen nehmen Sie wahr, wenn Sie weiter gehen?

Dann probieren Sie bitte unterschiedliche Gangarten aus: schneller gehen, langsamer gehen, hüpfen, springen, rennen und dabei jedes Mal wahrnehmen, wie sich das anfühlt, während Sie es tun und zwischendurch pausieren, nachspüren, der jeweiligen Gangart »nachgehen«. Wie reagiert Ihr Körper darauf? Wie Ihre Stimmung und Emotionen? Wie Ihre Gedanken?

Und zum Abschluss dieser Übungssequenz im Gehen möchte ich Sie zum »meditativen Gehen« einladen, fünf Minuten lang: ganz langsam und bewusst von der Ferse bis zu den Zehen die Füße abrollen, mit durchlässigen Knien, das Becken in seiner Mitte einschwingen, die Schultern leicht nach hinten und unten hängen lassen, im Mund und Kiefer gelöst. Und während Sie so ganz langsam und bewusst gehen, die Füße abrollen, gut weiter aus- und einatmen, nehmen Sie Ihre gesamte Körperhaltung, Atmung, Stimmung dabei wahr, fokussieren Sie sich ganz auf diesen Vorgang des Gehens und Ihren Körper. Wenn Gedanken, Empfindungen Sie ablenken, nehmen Sie das wahr und kehren immer wieder bewusst zum Gehen, zum Abrollen der Füße am Boden zurück.

Danach wieder gut nachspüren: Wie geht es Ihnen jetzt, am Ende der Übungen im Gehen und der gesamten Übungssequenz zum Ankommen im eigenen Körper im Sitzen, Stehen und Gehen? Gehen Sie innerlich noch einen Moment den Fragen nach: Was ist mein Interesse an dem Thema »Der Körper als Ressource – Arbeiten mit der eigenen Persönlichkeit«? Welche Erwartungen, Wünsche, Hoffnungen dazu habe ich? Welche Ziele will ich mit dem Absolvieren dieses Übungsprogramms erreichen? Welche ersten Entdeckungen über mich habe ich jetzt in den Körperübungen gemacht? Wie bin ich in meinem Körper angekommen? Wo im Körper nehme ich mich besonders wahr und wie? In welcher Stimmung bin ich jetzt? Welche Gefühle nehme ich in mir wahr? Und welche Gedanken? Wenn Sie möchten, schreiben Sie sich Ihre Wahrnehmungen und möglichen Antworten wieder in Ihrem Körpertagebuch zu diesem Übungsbuch auf. Notieren Sie sich auch, schriftlich oder in Gedanken, einen Ort, an dem Sie sich wohlfühlen, an dem Sie Kraft bekommen, wo Sie auftanken können, Ihre Lebensenergie auffrischen. Und seien Sie gespannt, welcher Ort Ihnen dazu als erstes einfällt, in den Sinn kommt.

Theorie 1: Hintergrundinformationen zur Bioenergetischen Analyse (BA)

Das körperpsychotherapeutische Verfahren, das ich gelernt habe und seit fast 25 Jahren praktiziere, ist die Bioenergetische Analyse (BA). Einige ihrer Grundübungen und vor allem ihren Grundansatz habe ich hier in diesem Übungsbuch aufgenommen. Die meisten der Übungen jedoch, die ich Ihnen hier vorstelle und Sie ausüben lasse, habe ich selber weiterentwickelt und neu konzipiert, ganz speziell für dieses Körperübungsprogramm und die körperorientierten Weiterbildungen, die ich seit über 14 Jahren anbiete. In sie sind Erfahrungen aus vielfältigen, auch anderen körperorientierten Weiterbildungen und Verfahren eingeflossen, die ich im Laufe der Jahre absolviert habe. Für Sie nun zum besseren Verständnis, auch des Hintergrundes, auf dem Sie üben und ich arbeite, folgt nun ein wenig Theorie zur Bioenergetischen Analyse.

Bitte nutzen Sie das Lesen des kurzen Theorietextes auch für Ihre eigene Körperwahrnehmung: Wie nehmen Sie sich wahr, während Sie lesen? Körperlich, emotional, mental? Was wird Ihnen beim Lesen besonders wichtig? Welche Einsichten bekommen Sie für Ihren eigenen Körper, für Ihre Ressourcen?

Bei der ständigen Fokussierung auf den Körper in diesem Buch und der Verbindung von Körper und Seele beziehe ich mich also im Wesentlichen auf die Bioenergetische Analyse, hier selbstverständlich in sehr verkürzter, dafür gut verständlicher Form dargestellt. Die BA ist ein tiefenpsychologisch fundiertes und körperorientiertes Psychotherapieverfahren, das ich in die Weiterbildungs- und Kursarbeit, besonders für Menschen in helfenden Berufen, und in die therapeutische und Supervisionsarbeit mit Einzelnen und Gruppen, einbeziehe.

Alexander Lowen (1910–2008) entwickelte die BA in kritischer Auseinandersetzung und in Weiterführung der Erkenntnisse Wilhelm Reichs und der Psychoanalyse Sigmund Freuds als ein neues Modell der analytischen Arbeit mit Körper und Seele, das die Arbeit an den psychischen Strukturen des Menschen auch mit der Arbeit an deren körperlichen Erscheinungsformen verband. Lowen hat die psychoanalytische Theorie und das psychodynamische Denken wieder mit dem Körper verbunden, hat die Notwendigkeit herausgestellt, in der Psychotherapie auch auf den Körper zu fokussieren, ihm mit Achtung zu begegnen und ihn zum besseren Verständnis des Menschen in das therapeutische Geschehen einzubeziehen.

Die BA basiert auf den Grundprämissen der Tiefenpsychologie von der Prägung des Menschen durch frühkindliche Erfahrungen. Sie stellt Deutung, Einsicht und Bewusstwerdung in den Mittelpunkt ihrer Arbeit und ergänzt sie um die körperliche Analyse. Sie geht davon aus, dass prägende frühkindliche Erfahrungen sowohl auf der psychischen als auch auf der körperlichen Ebene überdauernde, auch verkörperte, körperlich sichtbare Strukturen hinterlassen. Die therapeutische Bearbeitung unbewusster Beziehungsdynamiken und ihrer Verkörperung ist ein wesentlicher Teil der Arbeit der BA. Sie ist ein Verfahren, das dazu dient, die Trennung von Körper und Seele aufzuheben und die Einheit des Menschen in der körper-psycho-analytischen Arbeit zu achten. Sie basiert auf dem Grundansatz der funktionellen Identität von Körper und Seele, was bedeutet, dass sich körperliche Erfahrungen auch auf die Psyche auswirken, und dass umgekehrt psychische Erlebnisse auch Folgen für den Körper haben. Im Grunde ist es altes menschliches Allgemeinwissen, dass Körper und Seele einander wechselseitig beeinflussen. Lowen hat dieses Selbstverständnis in seiner Theorie eher intuitiv und weniger wissenschaftlich fundiert zugrunde gelegt und in seiner praktisch-therapeutischen Arbeit hervorragend umgesetzt. Heute wird dieser eher populärwissenschaftliche Ansatz auch naturwissenschaftlich belegt und durch die neuesten Forschungen, Ergebnisse und Erkenntnisse der Hirnforschung, Neurobiologie und Neuropsychologie über die Zusammenhänge von Körper und Seele fundiert.

Die BA basiert auf den vier Grundprinzipien von Erdung, Atmung, Bewegung und Ausdruck, die in Teil 2 dieses Übungsbuches noch ausführlich beschrieben werden. Die bioenergetische Therapie arbeitet körperorientiert und charakterpsychoanalytisch und bezieht den Körper konsequent in die tiefenpsychologische Arbeit ein. Sie besteht also zum einen aus Körperarbeit und zum anderen aus verbaler Arbeit.

Hier könnten Sie im Lesen eine bewusste Pause machen und sich einen Moment Zeit nehmen, sich wahrzunehmen: Wie und wo spüren Sie sich jetzt gerade in Ihrem Körper? Wie fühlen Sie sich emotional? Welche Gedanken gehen Ihnen beim Lesen durch den Kopf? Und wie ist das mit Ihrer Erdung, jetzt gerade? Und Ihrer Atmung? Nehmen Sie ein paar tiefe, bewusste Aus- und Einatemzüge, gern auch mit Ton ausatmen, beschäftigen Sie sich mit sich selbst, der eigenen Selbstwahrnehmung. Und dann geht es noch etwas weiter mit theoretischen Hintergrundinformationen zur Bioenergetischen Analyse und zu Ihrem besseren Verständnis dessen, was Sie hier in diesem Übungsbuch tun.

Theorie 2: Neuere Weiterentwicklungen innerhalb der Bioenergetischen Analyse

In der BA, besonders etwa seit Ende der 1990er Jahre, kam es zu großen Veränderungen und Weiterentwicklungen des ursprünglichen Ansatzes von Lowen – neuere Literatur zur Bioenergetischen Analyse findet sich im Literaturverzeichnis und bei Heinrich-Clauer (2008a). Die Weiterentwicklung und Vielfalt bioenergetischer Konzeptionen hat zu einer deutlich wissenschaftlichen Fundierung dieses körperpsychotherapeutischen Ansatzes geführt.

Exemplarisch wird sie deutlich bei A. Klopstech aus den USA, M. Koemeda-Lutz aus der Schweiz und V. Heinrich-Clauer aus Deutschland. Diese drei sind deshalb exemplarisch, weil sie durch ihre Theoriebildung mit zu den bekanntesten Vertretern der BA gehören und allgemeine Weiterentwicklungen in der BA besonders und theoretisch fundiert herausgearbeitet haben. Ganz verkürzt und nur zum Hintergrundverständnis skizziere ich hier deren Konzepte. Dabei bleibt es die Grundauffassung der modernen wie auch der klassischen BA, sich »auf dem gemeinsamen Boden einer tiefenpsychologisch fundierten Psychotherapiewissenschaft [zu] bewegen« (Koemeda-Lutz, 2002a).

Und ich erinnere Sie noch einmal daran, während des Lesens gut auf Ihren Körper zu achten: Wie nehmen Sie sich wahr? Sitzen, gehen, stehen, liegen Sie beim Lesen? Wie sind Sie geerdet? Nehmen Sie Ihre Atmung wahr? Welche Gedanken gehen Ihnen durch den Kopf? Und wie fühlen Sie sich?

Als eine der ersten hat A. Klopstech (2002a) seit Anfang der 1990er Jahre das Augenmerk verstärkt auf einen Dialog zwischen Psychoanalyse und BA und auf das Selbstverständnis der BA in ihrer tiefenpsychologischen Traditionslinie gerichtet. Dabei geht sie davon aus, »dass es unnötig und vielmehr für eine weitere Theorieentwicklung hinderlich ist, Geist und Körper, oder Psychoanalyse und körperorientierte Psychotherapie, als Gegensätze zu betrachten« (ebd., S. 50).

Sie erkennt, dass das Interesse an analytischer Verbalisierung und theoretischem Denken in der Praxis klassischer BA teilweise durch stärkere Betonung des körperorientierten Arbeitens vernachlässigt wurde und hebt hervor, dass mittlerweile eine Umkehr in diesem Prozess stattgefunden habe: Es wird ein neues Interesse an den psychoanalytischen Theorien, vor allem an einem besseren Gebrauch des Konzeptes von Übertragung und Gegenübertragung deutlich.

Der Fokus in der BA liegt für Klopstech nun mehr auf der therapeutischen Beziehung als nur auf dem Körper. Auch Lowen hatte natürlich in der Beziehung zum Klienten gearbeitet, diesen Aspekt jedoch in seiner Theoriebildung nicht besonders hervorgehoben. Der BA dient als eigenes und wirkungsvolles dynamisches Konzept das Modell der Charakterstruktur, in dem sie von der vermehrten und besseren Nutzung der Konzepte der Übertragung und Gegenübertragung profitiert.

Lag der Fokus in der traditionellen BA in erster Linie auf dem Körper in seinen lebensgeschichtlichen, abwehrbedingten Charakterstrukturanteilen, so geht er jetzt in gleichem Maß auf die körperliche Erfahrung in der Interaktion in einer somatischen Dyade über (Klopstech, 2009), wird die Beziehungsperspektive als Raum für intersubjektive Erfahrung in der therapeutischen Beziehung hervorgehoben. Dabei unterscheidet Klopstech die BA von allen neueren Entwicklungen in Psychologie und Psychoanalyse, die auch den Körper – wenn auch eher den symbolisierten, versprachlichten Körper – wiederentdecken: In der bioenergetisch-therapeutischen Arbeit stehe der ganz reale Körper, aus Fleisch und Blut im Zentrum, in gleicher Weise wie die Psyche und das Wort – in funktioneller Identität von Körper und Seele (Klopstech, 2009, S. 8ff.).

M. Koemeda-Lutz widmet sich seit Ende der 1990er Jahre dem Projekt der Weiterentwicklung der BA im Diskurs mit anderen Psychotherapiekonzepten und positioniert die BA erneut und explizit in ihrer tiefenpsychologischen Fundierung (Koemeda-Lutz, 2002a, S. 9). Sie stellt das Charakterstrukturmodell Lowens als ein intrapsychosomatisches Persönlichkeitsmodell dar (Koemeda-Lutz, 2002b) und arbeitet die entwicklungsspezifisch entstandenen Denk-, Fühl, Verhaltens- und körperlichen Haltungsmuster heraus, die auch kognitiv, emotional und somatisch therapeutisch zu bearbeiten sind.

Besonders die wichtige therapeutische Arbeit mit den Emotionen, eines der Spezifika der klassischen BA, hebt Koemeda-Lutz (2002c) auch für die neuere, modifizierte BA hervor und untermauert sie mit den modernen Emotionstheorien und neurobiologischen Forschungen, die belegen, dass körperliche Reaktionen integrale Bestandteile emotionaler Prozesse sind, dass Gefühlszustände mit Wechselwirkungen zwischen neuronalen Erregungsmustern, hormonellen und anderen biochemischen Veränderungen im Körper und spezifischen Muskelbewegungen verknüpft sind. Dies stützt die bioenergetische »These, dass seelische Veränderung ohne Affektbeteiligung wenig wahrscheinlich ist. Affekte wurzeln im Körperlichen. Psychotherapie sollte daher als psychosomatisches Geschehen aufgefasst werden« (ebd., S. 188), wie im bioenergetischen Charakterstrukturmodell. »Bei dem Versuch, ›Unbewusstes bewusst‹ zu machen, scheint es angezeigt, somatosensorische und motorische, gefühlsmäßige und kognitive Erinnerungsfragmente zu Hilfe zu nehmen« (ebd., S. 189), also nicht nur rein verbal und analytisch, sondern auch körper- und affektorientiert zu arbeiten.

Für Koemeda-Lutz entstehen – im Rückgriff auf moderne Gehirn- und Säuglingsforschung – Einsicht und Bewusstwerdung im therapeutischen Prozess durch Verstehen, Fühlen und Handeln, was kognitive, emotionale und körperliche therapeutische Arbeit notwendig macht (Koemeda-Lutz, 2008). Unverzichtbar ist deshalb der Einbezug des Körpers in psychotherapeutische Prozesse.

V. Heinrich-Clauer hat 2008 mit ihrem *Handbuch der Bioenergetischen Analyse* den gegenwärtigen Entwicklungsstand der BA und das breite Spektrum der aktuellen bioenergetischen Konzepte in ihrer modifizierten Einbeziehung von Bindungstheorie, relationaler Psychoanalyse, Säuglingsforschung und Neurobiologie mit dem Hauptfokus der Beziehung aufgezeigt.

Sie beschäftigt sich bereits seit 1997 in ihren Forschungsarbeiten zum bioenergetischen Diskurs mit Konzepten von Empathie, Resonanz und Spiegelung und den Phänomenen der körperlichen Gegenübertragung (s. Heinrich-Clauer, 2008, S. 161–178). »Übertragung und Gegenübertragung […] finden als psychosomatische Phänomene statt. Es sind keine rein psychologischen Prozesse. […] Die körperlichen Phänomene der Resonanz sind die Basis der Empathie und basieren auf der Existenz von Spiegelneuronen in unserem Gehirn« (ebd., S. 162f.). Die Ebene des körperlichen Dialogs zwischen Therapeutin und Klient ist eine wichtige Quelle der Mitteilung von unbewussten, vorsprachlichen und abgespaltenen Persönlichkeitsanteilen.

Heinrich-Clauer (2009) hebt in den neueren Entwicklungen in der BA – unter Einbeziehung psychoanalytischer und tiefenpsychologischer Arbeit– ebenso den zunehmenden Fokus auf die therapeutische Beziehung hervor und sieht die Therapeutin in der BA mit den Klienten in einer verkörperten Beziehung, die auf Resonanzphänomenen basiert. In ihrem Verständnis wird BA »gegenwärtig auch als analytisch-relationale Psychotherapie mit Fokus auf den Körper praktiziert« (ebd., S. 32). Dabei hält sie an Lowens Konzept der funktionalen Identität von körperlichen und seelischen Prozessen und der psychosomatischen Einheit der Person fest und sieht hierin die Verbindung der neueren bioenergetischen Ansätze bei aller Unterschiedlichkeit und Vielfalt ihrer Weiterentwicklung und ihrer konkreten praktischen Ausübung. Der Fokus liegt jedoch weniger auf der Charakteranalyse der Klienten als vielmehr auf dem Beziehungsgeschehen, der Resonanz und der Ko-Kreation in der emotional-körperlichen Interaktion. Die Frage, ob im therapeutischen Prozess die Beziehung oder der Körper zu betrachten ist, erscheint für Heinrich-Clauer »angesichts der neurobiologischen Erkenntnisse und den Ergebnissen der Säuglingsforschung der letzten Jahre künstlich. […] Das Körperselbst entwickelt sich in Beziehungen und auch eine Nicht-Bezugnahme auf den Körper […] ist eine (Unterlassungs-)Handlung. […] Jedoch kann der Fokus […] eher auf der sprachlichen oder auf der körperlichen Ebene liegen – oder im Wechsel auf beiden bzw. in der Verknüpfung« (ebd., S. 36).

Und nun spüren Sie zum Abschluss der theoretischen Ausführungen dem Gelesenen bewusst noch einen Moment nach: Wie nehmen Sie sich jetzt in Ihrem Körper wahr? Wie fühlen Sie sich? Welche Gedanken gehen Ihnen durch den Kopf, durch Herz und Sinne? Und was klingt in Ihnen nach? Was ist Ihnen wichtig geworden beim Lesen? Vielleicht sogar: Welche Erkenntnis, Einsicht haben Sie über sich und Ihren Körper gewonnen? Dann recken, strecken, dehnen, räkeln Sie sich und nehmen ein paar tiefe, betonte Ausatemzüge durch den ganzen Körper bis hinunter in die Beine und Füße und stellen sich auf Ihr weiteres Tagesgeschehen ein.

Tag 2
Zuwendung zum Körper als Kraftquelle

1. Übung im Liegen: Inneres Lächeln (15 min.)

Legen Sie sich ganz entspannt mit dem Rücken auf den Boden auf Ihre Decke und strecken Sie alle viere von sich. Nun reiben, streichen, massieren Sie mit ein oder zwei Fingerspitzen den Bereich zwischen Ihren Augen, auf der Stirn, über der Nasenwurzel, da, wo bekanntermaßen die Sorgenfalten sitzen. Während Sie das tun, atmen Sie ruhig weiter ein und aus, gern zwischendurch auch mit betontem Ausatem. Dann stellen Sie sich vor, auf diese Stelle zwischen Ihren Augen, die Sie gerade behandelt haben, scheint ein Sonnenstrahl, Sie spüren seine Wärme und das helle Licht in diesem Bereich und im ganzen Gesicht. Und Sie freuen sich darüber, genießen den Sonnenstrahl, beginnen, ihm entgegen zu lächeln, Ihre Mundwinkel heben sich leicht an, Ihre Lippen lächeln und das Lächeln breitet sich im ganzen Gesicht aus. Dabei atmen Sie gut und tief weiter ein und aus und gehen dann mit Ihrer Aufmerksamkeit, Atmung und Ihrem Lächeln von oben von Ihrem Gesicht her nach unten durch Ihren ganzen Körper, in jeden einzelnen Körperbereich: Sie wenden sich jeweils für drei, vier Atemzüge Ihrem Hals und Nacken zu und lächeln dorthin, Sie atmen und lächeln je drei bis vier Atemzüge in den oberen Rücken und die Schultern, den mittleren Rücken, den unteren Rücken, den Po und das Becken, in den Brustkorb, das Zwerchfell, den Bauch und den Unterleib, in die Oberarme, Ellenbogen, Unterarme, Hände. Abschließend atmen Sie bewusst noch drei bis vier Mal ein und aus und lächeln in den gesamten Oberkörper hinein, dann wandern Sie mit Ihrem Atem und Ihrem Lächeln weiter: für drei bis vier Atemzüge in die Oberschenkel, in die Knie, die Unterschenkel, die Füße – abschließend noch einmal für sieben bewusste, tiefe Atemzüge in den ganzen Körper hinein atmen, in den ganzen Körper hinein lächeln –

oder auch noch einmal in Bereiche Ihres Körpers, die jetzt der besonderen Zuwendung bedürfen und die Sie für ein paar Atemzüge ganz besonders mit Sauerstoff und der Energie des Lächelns versorgen wollen.

Natürlich werden, während Sie durch die Bereiche Ihres Körpers hindurch atmen und lächeln, in diesen 10 bis 15 Minuten Ihre Gedanken zwischendurch abschweifen. Nehmen Sie es wahr und kehren Sie dann einfach zu Ihrem Körper, Atem und Lächeln zurück und fahren Sie an der Stelle fort, wo Sie sich in Gedanken verloren haben. Atmen Sie bewusst und tief drei bis vier Mal in diesen Bereich ein und aus, damit Ihr Körper gut mit Sauerstoff angereichert wird, und ziehen Sie auch ganz bewusst wieder die Mundwinkel hoch, wenn Sie es vergessen haben sollten, sodass Sie sicht- und spürbar lächeln und Ihr Körper weiterhin Glückshormone ausschütten kann.

Danach spüren Sie einen Moment nach und recken, strecken, räkeln sich genüsslich am Boden, um dann zum Sitzen zu kommen.

2. Übungen im Sitzen und Liegen zur Körperwahrnehmung: Positiver Körperfokus und Zuwendung zum eigenen Körper (15 min.)

Jetzt sitzen Sie auf dem Boden oder auf einem Stuhl, mit Papier oder Ihrem Tagebuch und einem Stift in der Hand und schreiben alles auf, was Ihnen assoziativ in den Sinn kommt, an positiven Rückmeldungen, positiven Wahrnehmungen zu sich selbst: körperliche, emotionale und mentale. Für fünf Minuten sich selbst wahrnehmen, die eigenen Gedanken, Gefühle und Körperempfindungen bewusst beachten und aufschreiben unter dem Fokus: Was sehen Sie, nehmen Sie an sich wahr, was ist gut, was gefällt Ihnen, was finden Sie positiv an sich? Viel Spaß dabei!

Meistens sind wir sehr geübt, alles, was wir an uns schlecht finden, wahrzunehmen, an unserem Körper, unserer Lebenssituation, negative Gefühle, Sorgen, Probleme usw. Jetzt üben Sie sich in Ihrer ausschließlich positiven, ressourcenorientierten Wahrnehmung von sich selbst, üben sich in Ihrem konsequenten Fokus auf das, was bei Ihnen gut ist. Wenn Ihnen andere, negative Gedanken dazwischenkommen, vielleicht auch Bedenken, kritische Anfragen, Kommentare – wie »Was für eine dämliche Übung!« oder »Das ist doch alles Quatsch!« oder »Was soll an mir schon positiv sein, bei meinem Körper?« –, so registrieren Sie das freundlich. Das ist ein völlig normaler Vorgang! Und dann konzentrieren Sie sich wieder auf Ihren konsequent positiven Fokus: Was ist gut an mir? Was ist positiv an meinem Körper? Welche guten Gefühle kann ich wahrnehmen, erinnern? Welche positiven Gedanken kommen mir zu mir selbst und meinem Leben? Und dann bewahren Sie das alles, das viele Gute, was Ihnen zu sich in den Sinn, in die Gefühle und Körperempfindungen kommt, indem Sie es aufschreiben und jederzeit nachlesen können – besonders dann, wenn es Ihnen mal weniger gut, gar schlecht gehen sollte.

Nach dem Schreiben legen Sie sich wieder auf den Boden – und zwar auf den Rücken, mit aufgestellten Füßen parallel zueinander, die Beine beckenbreit – und gehen mit Ihrer Wahrnehmung von unten nach oben durch den eigenen Körper. Bleiben Sie wieder jeweils für vier bis fünf tiefe Aus- und Einatemzüge in Ihren Füßen, Beinen, im Becken, Rücken, der Vorderseite Ihres Oberkörpers, in Armen, Händen, Hals und Kopf und spüren Sie: Welche Körperbereiche nehme ich besonders wahr? Angenehm? Unangenehm? Wie und wo fühle ich mich derzeit in meinem Körper und in seinen verschiedenen Bereichen?

Dann legen Sie eine oder beide Hände auf eine selber gewählte Körperstelle und geben ihr Ihre besondere Aufmerksamkeit und Zuwendung: Fünf Minuten lang spüren Sie sich dort ein, schicken Ihren Atem dort hin, bleiben achtsam in der Wahrnehmung: Was geschieht? Welche Körperempfindungen, Gefühle, Gedanken nehmen Sie wahr? Alles, was kommt, können Sie liebevoll und achtsam begrüßen. Und vielleicht fragen Sie sich auch: Wenn dieser Körperbereich sprechen könnte: Was würde er sagen? Was möchte er Ihnen mitteilen? Was wünscht er sich von Ihnen? Wie können Sie ihm Ihre Zuwendung geben? Auf diese Weise treten Sie mit Ihrem Körper in Kontakt und kommunizieren mit ihm.

Und zum Abschluss legen Sie Ihre Hände auf Herz und Bauch, atmen bewusst und tief aus und ein und gehen für zwei Minuten in der inneren Vorstellung zu Ihrem Kraft- und Wohlfühlort, den Sie sich neulich bereits aufgeschrieben oder in Gedanken vergegenwärtigt haben – ein Ort, an dem Sie sich wohlfühlen, an dem Sie gern sind und es Ihnen gut geht, Sie auftanken können, Sie neue Energie und Kraft bekommen. Bleiben Sie mit Ihren Gedanken, Gefühlen und Körperempfindungen an Ihrem persönlichen Wohlfühlort, Ihrem Ort von neuer Lebensenergie, Kraft und Wohlgefühl, bevor Sie sich dann wieder verabschieden, die Übung beenden, sich recken, strecken, dehnen und räkeln – in dem Bewusstsein, dass Sie jederzeit wieder an Ihren inneren Wohlfühlort zurückkehren können, wenn Sie sich dazu entscheiden, sich innerlich für ein paar Atemzüge bewusst mental, emotional und körperlich damit zu verbinden.

3. Übungen im Liegen: Eigene Kraftquellen und eigener Wohlfühlort (15 min.)

Bitte legen Sie sich für die Übungen zum Erschließen Ihrer Kraftquellen und Ressourcen auf die Erde – zur Erdung pur, Verwurzelung mit dem Boden, zu vollkommenem Sich-tragen-Lassen – am besten auf eine Matte oder rutschfeste Decke. Stellen Sie im Liegen auf dem Rücken Ihre Füße ungefähr parallel zueinander auf die Erde auf, die Beine etwa beckenbreit und nehmen Sie sich einen Moment Zeit, den Boden unter Ihren Füßen, Ihrem Rücken und Kopf zu spüren, als »Unter-stützung« im wahrsten Sinne des Wortes: von unten her gestützt, getragen werden, von der Erde, die uns trägt und Halt, Bodenhaftung gibt, wegen der Schwerkraft unser ganzes Gewicht trägt, solange wir auf Erden leben. Dann lassen Sie wieder ein paar tiefe, tönende, seufzende, stöhnende Ausatemzüge zu, mit der Vorstellung, dass Sie jeden Ausatem von oben nach unten durch den ganzen Körper schicken bis in Ihre Beine und Füße zum Boden hinunter und dass Sie mit jedem Ausatemzug noch mehr Ihres Gewichtes loslassen, dem Boden anvertrauen, sich ganz der Schwerkraft überlassen, ohne noch selber zu tragen, Anspannung zu halten. Wenn Sie mehrere Ausatemzüge auf diese Weise geatmet haben, richten Sie nun Ihren Fokus auch auf Ihre Einatmung und nehmen Sie dabei die Vorstellung hinzu, dass jeder neue, weitere Einatem Sie mit frischem Sauerstoff, neuer Energie und Lebenskraft anfüllt und versorgt. Wenn Sie etwa fünf Minuten auf diese Art bewusst geatmet haben, pausieren Sie, atmen ganz normal weiter und spüren nach.

Dann drehen Sie Ihren Kopf in Verbindung mit Ihrem Atem: Beginnend von der Mitte aus dreht sich der Kopf mit dem Ausatem zur rechten Schulter, mit dem Einatem wieder zurück in die Mitte, mit dem Ausatem zur linken Schulter, mit dem Einatem wieder zurück in die Mitte und so fort, etwa sieben bis zehn Mal zu jeder Seite. Dann nehmen Sie sich eine Pause und spüren nach.

Nun bewegen Sie Ihre Knie und Beine in Verbindung mit der Atmung zu den Seiten und zwar so, dass Sie Ihre Knie und Beine mit Ihrem nächsten Ausatem zur linken Seite fallen lassen, in Richtung Boden, so weit wie möglich. Mit dem Einatem bringen Sie sie wieder in die Aufrichtung und Mitte, also beide Füße auf dem Boden parallel aufgestellt, die Beine beckenbreit. Mit dem nächsten Ausatem lassen Sie die Knie und Beine zur anderen, rechten Seite fallen, mit dem Einatem zurück in die Mitte, aufgestellte Beine und Füße und so fort in Ihrem eigenen Atemrhythmus, wobei Rücken und Kopf bei der ganzen Übung jeweils in der Mitte bleiben, sich nicht mit zu den Seiten drehen. Also: Ausatmend fallen die Knie und Beine zur einen Seite, einatmend kommen sie in die Mitte zurück, ausatmend fallen sie zur anderen Seite usw. Nach sieben bis zehn Mal zu jeder Seite schließen Sie die Übung ab und spüren nach.

Dann lassen Sie noch ein weiteres Mal, genau wie eben, die Knie und Beine ausatmend zu den Seiten fallen und bringen Sie einatmend in die Mitte zurück, wobei sich der Kopf dazu jetzt jeweils in die andere Richtung dreht: Während also mit Ihrem Ausatem die Beine und Knie nach rechts fallen, dreht sich zeitgleich der Kopf zur linken Seite, mit dem Einatem kommen Knie, Beine und Kopf in die Mitte zurück, mit dem Ausatem fallen die Beine und Knie nun nach links und der Kopf dreht sich nach rechts, einatmend in die Mitte usw. – sieben bis zehn Mal, Pause, nachspüren.

Danach umfassen Sie Ihre Knie mit Ihren Händen und ziehen mit Ihrem Ausatem die Knie und Beine an den Oberkörper heran, sodass die Oberschenkel so weit wie möglich an den Bauch und Oberkörper heran kommen und mit dem Einatem lassen Sie die Beine und Knie wieder ein Stück zurück schwingen, wobei Sie weiterhin die gesamte Zeit Ihre Knie mit den Händen umfassen. Dieses Anziehen der Knie und Beine mit dem Ausatem und das Zurückgehen mit dem Einatem wiederholen Sie 10 bis 15 Mal. Damit wird eine Dehnung im unteren Rücken und eine Massage der gesamten Bauchorgane bewirkt. Abschließend wieder gut nachspüren mit aufgestellten Füßen am Boden.

Jetzt falten Sie die Finger Ihrer beiden Hände ineinander, legen die Handinnenflächen unter den Hinterkopf und heben dann mit Ihrem nächsten

Ausatem den Kopf mit den Händen ziehend vom Boden hoch, lassen ihn einatmend wieder langsam zum Boden zurück sinken, Wirbel für Wirbel in der Halswirbelsäule abrollend – dann wieder ausatmend den Kopf mit den Händen Wirbel für Wirbel anheben, einatmend ablegen. Auch diese Bewegung sieben bis zehn Mal in Verbindung mit Ihrem Atem wiederholen, zum Abschluss gut nachspüren.

Jetzt klopfen Sie Ihr Becken und den unteren Rücken auf dem Boden, indem Sie mehr Gewicht, Druck auf Ihre aufgestellten Füße geben, den unteren Rücken und Po leicht vom Boden anheben und wieder fallen lassen, anheben und fallen lassen – etliche Male, als ob Po und unterer Rücken wie ein Flummi am Boden hüpfen oder wie ein Teppichklopfer sind, mit dem Sie allen Staub, alle Anspannung ausklopfen. Dabei können Sie mit der Stärke und Geschwindigkeit des Klopfens, Hüpfens des Pos und unteren Rückens am Boden experimentieren: mal stärker, kräftiger, schneller, mal sanfter, spürsamer – Unterschiedliches ausprobieren, alles, was Ihnen wohltut. Wenn Sie das ein bis zwei Minuten getan haben, machen sie eine Pause, spüren nach und wiederholen die Übung dann noch ein zweites Mal, gern auch wieder mit Tönen beim Ausatmen.

Dasselbe machen Sie mit Ihren Schultern und dem oberen Rücken: Geben Sie mehr Gewicht, Druck auf Ihre Füße und auch Ihren Hinterkopf, heben Sie den oberen Rücken leicht vom Boden ab und lassen ihn wieder fallen – hochdrücken und fallen lassen, auch das wieder in dieser dynamischen Bewegung, als ob Sie Ihren oberen Rücken, die Schultern am Boden ausklopfen, springen und hüpfen lassen. Auch hier wieder gut dosieren, mit der Stärke und Geschwindigkeit des Klopfens experimentieren und die eigene Stimme, Töne dazu kommen lassen. Auf diese Weise können Sie sehr gut Verspannungen in Ihren Schultern und im oberen Rücken lösen, entspannen, sich eine kräftige, angenehme, auch sanfte Massage geben und sich dabei quasi selber mal »auf die Schultern klopfen«, wenn es schon sonst niemand tun sollte in Ihrem Leben! Nach einer Pause des Nachspürens wiederholen Sie diese Klopfübung noch einmal.

Nun umfassen Sie wieder Ihre Knie mit den Händen und schaukeln Ihr Becken, den gesamten Rücken und Kopf von einer Seite zur anderen hin und her und verbinden sich in dieser Schaukelbewegung innerlich mit Ihrem Körperempfinden, Ihren Gefühlen und Gedanken. Jetzt am Ende dieser Körperübungen im Liegen: Was nehmen Sie wahr? In Ihrem

Körper? Ihren Emotionen? Ihren Gedanken? Dem gehen Sie innerlich für ein paar Atemzüge nach.

Jetzt bringen Sie sich in eine bequeme Position im Liegen, in der Sie in den nächsten etwa fünf Minuten gut liegen können, sei es weiterhin auf dem Rücken, mit aufgestellten Füßen oder ausgestreckten Beinen, sei es auf der Seite, zusammengerollt oder gestreckt, oder auf dem Bauch – so, wie es Ihnen jetzt bequem erscheint. Natürlich können Sie diese Liegeposition auch zwischendurch noch einmal verändern.

Nun lassen Sie vor Ihrem inneren Auge wieder einen Ort auftauchen, an dem Sie sich wohlfühlen, wo Sie gern sind, an dem Sie sich gut, lebendig, voller Kraft und Energie empfinden, wo Sie auftanken und regenerieren können. Das kann der Ort von Wohlgefühl sein, den Sie bereits gestern formuliert, notiert und imaginiert haben, das kann heute auch ein anderer Ort sein, an dem Sie gern sind, wo es Ihnen gut geht, Sie sich wohlfühlen. Seien Sie offen und interessiert, welcher Ort sich heute vor Ihrem inneren Auge zeigt und Gestalt annimmt, welcher Ort von Wohlgefühl und Kraft jetzt auftaucht. Nehmen Sie mit Ihren Augen alles wahr, was Sie dort sehen, jedes Detail, schauen Sie ganz genau hin. Dann nehmen Sie Ihren Wohlfühlort mit Ihren Ohren wahr: Was hören Sie dort, welche Geräusche, Stille? Richten Sie Ihre Aufmerksamkeit auch auf Ihre Nase und nehmen Sie wahr, wie es dort riecht, welcher besondere Geruch sich mit Ihrem guten Ort verbindet. Vielleicht spüren Sie sogar einen Geschmack: Was schmecken Sie, wenn Sie in der Erinnerung mit diesem Ort in Verbindung sind? Und was nehmen Sie wahr über Ihre gesamte Hautoberfläche, Ihren Tastsinn an diesem, Ihrem besonderen Ort von Kraft und Wohlgefühl? Mit allen Ihren fünf Sinnen nehmen Sie diesen, Ihren Ort von Wohlgefühl wahr und bleiben dort noch eine Weile, machen es sich da bequem, lassen es sich gut gehen, tanken auf, Kraft und Wohlgefühl.

4. Übungen im Liegen zur Unterstützung der eigenen Kraftquellen (15 min.)

Nun gehen Sie innerlich den Fragen nach: Was sind meine Kraftquellen? Was gibt mir Kraft? In meinem persönlichen Leben? In meinem beruflichen Arbeiten? Lassen Sie alles, was Ihnen einfällt, als Ressourcen, in Ihren Sinn kommen: körperliche, seelische, geistige Kraftquellen, in Kontakt mit anderen Menschen, allein – so viele Ressourcen, wie möglich, alles, was Ihnen einfällt.

Und dann setzen Sie sich hin und notieren all dies in der folgenden Liste: mindestens zehn Kraftquellen, besser zwanzig. Dabei schreiben Sie sie schnell und unzensiert auf, ohne groß nachzudenken, sich gar anzustrengen, so, wie sie Ihnen in den Sinn kommen. Sie haben für das Schreiben etwa drei bis vier Minuten Zeit.

10 bis 20 Kraftquellen, die mir guttun:

1. ______________________________

2. ______________________________

3. ______________________________

4. ______________________________

5. ______________________________

6. ______________________________

7. ______________________________

8. ______________________________

9. ______________________________

10. ______________________________

11. ______________________________

12. ______________________________

13. ____________________

14. ____________________

15. ____________________

16. ____________________

17. ____________________

18. ____________________

19. ____________________

20. ____________________

Nun bringen Sie Ihre aufgeschriebenen Ressourcen und Kraftquellen in eine Rangfolge: Sie beginnen mit der derzeit wichtigsten und nummerieren Sie mit 1, die zweitwichtigste mit 2 usw. bis zur letzten, Ihnen derzeit am wenigsten wichtigen Kraftquelle mit der entsprechenden Ziffer, sodass Sie also den Punkt, der Sie im Moment am meisten anspricht, nach Ihrem Gefühl, Ihrem Denken, der Ihnen derzeit am ehesten Kraft gibt, mit 1 bewerten, den, der als Kraftgeber etwas weniger stark ist, mit 2 und so fort. Die derzeit schwächste Ressource wird also mit 20 bewertet bzw. mit der letzten Zahl, je nach dem, wie viele Ressourcen Sie aufgeschrieben haben. Und dann notieren Sie sich gesondert und noch mal ganz besonders:

Die mit 1 nummerierte Kraftquelle: ____________________

Legen Sie sich jetzt bitte wieder auf Ihre Decke und beschäftigen Sie sich noch eine Weile innerlich mit diesem einen Punkt, dieser Ihrer momentan wesentlichsten Kraftquelle, und fragen Sie sich: Wie viel Raum gebe ich diesem einen Hauptpunkt, dieser für mich jetzt wichtigsten Ressource in meinem Leben? Ist es genug Raum, genug Zeit, sodass sie mir auch wirklich als Kraftquelle zur Verfügung steht? Genau so, wie ich es brauche? Wie oft und wie regelmäßig müsste ich mir diese eine Kraftquelle in meinem Leben gönnen, damit sie ihre Kraft für mich auch wirklich entfalten kann? Bin ich bereit, diese Kraftquelle entsprechend regelmäßig zu praktizieren, zu verifizieren? Was kann ich bereits in dieser Woche konkret tun für meine wesentliche, mit 1 bewertete Kraftquelle? Bin ich bereit, mich in dieser Woche täglich für fünf bis zehn Minuten mit meiner mit 1 nummerierten Kraftquelle zu beschäftigen, um sie mehr in den eigenen Alltag einzubeziehen, umzusetzen? Wenn ja, dann setzen Sie sich bitte wieder hin und füllen Sie den folgenden Zettel mit Ihrer positiven Selbstverpflichtung für diese Woche aus:

Positiver Vertrag mit sich selbst zur Unterstützung der eigenen Ressourcen und Kraftquellen:

Ich, ______________________ [Name], praktiziere folgende Übung

eine Woche lang: ______________________________________

______________________________ für täglich fünf bis zehn Minuten

ab dem ____________________ [Datum des nächsten Tages].

____

Ort, Datum Unterschrift

Dann legen Sie ich wieder zurück auf Ihre Decke und spüren noch einen Moment Ihrer Übung und dem Aufgeschriebenen nach. Gehen Sie für zwei bis drei Minuten in die innere Vorstellung, dass Sie gerade diese, Ihre wesentliche Kraftquelle anwenden: Wie sehen Sie sich? Wie fühlen Sie sich? Was denken Sie über sich? Wie ist Ihre Körperhaltung? Welche

Körperempfindungen haben Sie? Nehmen Sie das mit allen Sinnen in sich auf.

Jetzt wenden Sie sich zum Abschluss Ihrem Körper noch einmal im Stehen, im gegründeten, gut verwurzelten bioenergetischen Stand zu. Sie kennen es jetzt schon: die Füße parallel zueinander, die Beine beckenbreit, in den Knien durchlässig, das Becken in der Mitte, die Schultern leicht nach hinten unten hängend, der Mund und Kiefer gelöst. Und dann gehen Sie wieder mit dem Ausatem tiefer in die Knie, um sich noch mehr zu verwurzeln, und bringen die Knie einatmend wieder in die Aufrichtung, etliche Male, und lassen zum Ausatem auch jeweils einen Ton kommen. Danach gut nachspüren: (1) Was ist meine wesentliche, wichtigste, mit 1 nummerierte Kraftquelle und (2) was tue ich in dieser Woche für die Entfaltung dieser wichtigsten Kraftquelle? Dies nehmen Sie jetzt auch im Stehen in sich wahr, in Gedanken, im Gefühl, in der Körperhaltung, und sprechen beides auch mit Worten aus, bringen es in den Ausdruck, indem Sie es formulieren und entweder innerlich oder auch tatsächlich und hörbar aussprechen.

Dann können Sie mit Ihrer Aufmerksamkeit und Wahrnehmung noch einmal durch alle Ihre einzelnen Körperbereiche hindurch gehen und dabei Ihren Ausatem von oben bis hinunter in die Füße schicken. Und während Sie aus- und einatmen durch die Füße hindurch, nehmen Sie jetzt noch ein Gefühl der Dankbarkeit hinzu, spüren Sie Dankbarkeit darüber, dass Ihre Füße da sind, dass Sie auf ihnen stehen können, jetzt im Moment und auch sonst in Ihrem Leben, jeden Tag wieder. Und dann gehen Sie so weiter mit Ihrer Aufmerksamkeit in die Unterschenkel und schicken Ihren Ausatem dort hin, begleitet von Ihrem Gefühl der Dankbarkeit – und auch mit Ihrem Einatem sind Sie in Verbindung mit Ihren Unterschenkeln und lassen Dankbarkeit in sie einströmen, für ein bis zwei Aus- und Einatemzüge, begleitet von Dankbarkeit und Achtsamkeit. Genau so gehen Sie weiter zu Ihren Knien, Oberschenkeln, zu Po, Becken, unterem, mittlerem, oberem Rücken und Schultern, zur Körpervorderseite, Unterleib, Bauch, Zwerchfell, Brustkorb, Schultern, Oberarmen, Ellenbogen, Unterarmen, Händen, bis in jeden einzelnen Finger hinein, zu Hals, Nacken und Kopf. Und natürlich werden Sie, während Sie durch Ihren ganzen Körper mit Achtsamkeit, Atem und Dankbarkeit hindurch wandern, in alle Ihre Körperbereiche für ein bis zwei Aus- und Einatemzüge mit Dankbarkeit und

Präsenz und bewusster Zuwendung hineinspüren, zwischendurch von anderen Gedanken abgelenkt werden. Nehmen Sie es einfach zur Kenntnis und kehren Sie dann zurück zu dem jeweiligen Bereich Ihres Körpers und schicken Sie Ihren Atem und Dankbarkeit dorthin.

Genießen Sie diese kurze Zeit der Zuwendung zum eigenen Körper, der Dankbarkeit für jeden einzelnen Teil, des achtsamen, tiefen und bewussten Atmens in jeden Bereich im Stehen, mit durchlässigen Gelenken – durchlässig und flexibel ganz besonders in den Knien. Diese explizite, bewusste Zuwendung, Wahrnehmung und Achtsamkeit für Ihren Körper ist ein wahrer Gesundbrunnen und Segen, Grundlage für körperliches und seelisches Wohlergehen, eine der besten Übungen und Investitionen für Ihre Zukunft.

Zur Unterstützung für das eigene Körperbewusstsein, Ihre Körper-Achtsamkeit, für die positive Zuwendung zu Ihrem eigenen Körper und zur Ressourcenunterstützung gebe ich Ihnen noch die »Käferchen-Übung« mit auf den Weg: Sie nehmen sich sieben kleine Marienkäferchen aus Holz, in jedem Schreibwarenladen erhältlich, und stecken sie in Ihre rechte Hosentasche. Dabei ist es Ihre Aufgabe in den nächsten Tagen, etwa eine Woche lang, sieben positive Momente im Verlauf des Tages zu entdecken: sieben gute Erfahrungen, Augenblicke zu sammeln für sich selbst, für den eigenen Körper, für Ihre Seele, Ihren Geist, für Ihr gesamtes Wohlergehen. Und wenn Sie einen solchen guten Moment gefunden haben, dann verweilen Sie dabei für drei bis vier tiefe, bewusste Atemzüge. Wenn Ihnen auf diese Weise im Verlauf des Tages ein solch positiver Moment bewusst wird, dann lassen Sie ein Glückskäferchen von der rechten in die linke Hosentasche wandern. Am Abend sollten alle sieben Käferchen in der linken Hosentasche stecken – also der Nachweis, die Dokumentation von sieben erlebten positiven Momenten, Ressourcenerfahrungen, Wahrnehmungen von Erlebnissen, Menschen, Dingen, Situationen, Augenblicken an diesem Tag, die sich gut angefühlt haben für Sie. Sie werden staunen, wenn Sie ganz bewusst auf die Suche gehen, dass es gar nicht so schwer ist, kleine gute Momente und positive Augenblicke zu entdecken, dass Sie solche tatsächlich jeden Tag erleben – auch wenn Sie das vorher vielleicht gar nicht glauben! Wenn abends doch einmal noch nicht alle sieben Käferchen in der linken Hosentasche sein sollten, dann wäre es gut, wenn Sie vor dem Schlafengehen noch schnell möglichst entsprechend viele positive kleine Dinge für sich praktizieren, erleben und drei bis vier tiefe Atemzüge dabei verweilen. Es muss ja gar nichts Großes, Aufwendiges sein: sich einen Moment ein Foto mit einem lieben Menschen anschauen, ein paar bewusste Atemzüge, sich Atempause nehmen, an etwas Schönes denken ...

Diese Käferchen-Übung ist nichts Zusätzliches, was Sie zu tun haben oder was noch mehr Zeit kostet, sondern sie ist nur ein bewusstes Wahrnehmen, Atmen und Verweilen bei guten, angenehmen, glücklichen, kleinen Momenten in Ihrem Alltag, für drei bis vier Atemzüge. Die Käferchen in Ihrer Tasche erinnern Sie daran. Bitte beginnen Sie damit gleich heute und praktizieren Sie diese kleine Glückskäferchen-Übung mit dem Sammeln von guten, angenehmen Momenten in Ihrem Alltag in dieser Woche täglich. Und Sie werden staunen, wie viele gute Momente Sie erleben werden, wenn Sie bewusst darauf achten und Ihren Fokus auf das Gute richten, wie es allein durch den bewussten Fokus auf das Gute sogar immer mehr werden.

Theorie 3: Der positive Fokus: auf sich, den Körper, das Leben

Mein Ansatz, mit Klientinnen und Klienten und Weiterbildungsteilnehmenden zu arbeiten, ist ganz und gar ressourcenorientiert. Er legt die Fähigkeit jedes Menschen zu Selbstverantwortung, Resilienz und Selbstheilung zugrunde. Nicht die Therapeutin oder der Supervisor hilft wirklich oder heilt gar, vielmehr hat jeder Körper die ihm immanente Fähigkeit zur Selbstheilung, Selbstwirksamkeit, Selbststeuerung, zu gesunder, positiver Weiterentwicklung und Selbsterneuerung, die in einem gelingenden therapeutischen oder supervisorischen Prozess »nur« angestoßen werden. Das schließt ein absolutes Vertrauen in Körper und Seele ein.

Sie besitzen eigene Ressourcen, können sie wieder und weiter entwickeln, haben die Fähigkeit, das Potenzial, ein sinnhaftes, erfüllendes, energievolles, glückliches Leben zu führen. Gleichwohl bedarf diese menschliche Grundfähigkeit auch der permanenten Pflege und Weiterentwicklung, brauchen Sie eine gute Grundlage und tägliche Selbstfürsorge-Disziplin für die gute, förderliche Weiterentwicklung von Körper und Seele, für die Erweiterung und Vertiefung der Ihnen zur Verfügung stehenden Ressourcen und Resilienz. Darin kann Sie dieses Übungsprogramm für 28 Tage bestens unterstützen.

Auch der bioenergetische Ansatz geht grundsätzlich von der Selbstverantwortung, der Selbsthilfe- und Selbstheilungskompetenz des Menschen aus. Dies kommt besonders durch die zahlreichen Körperübungen zum Ausdruck, die in der BA entwickelt (s. Lowen, 1991a) und in bioenergetischen Übungsgruppen (Großerüschkamp, 2014) auch in der therapeutischen Arbeit angeboten werden und die für jeden erlernbar sind. Gleichwohl hat die BA als psychoanalytisches, tiefenpsychologisches Verfahren immer auch einen deutlich analytischen Blick auf die Probleme und charakterstrukturellen Defizite der Menschen, die in ihrer Biografie und Charakterstruktur jedoch im Grunde als Überlebensmuster und Ressourcen entstanden sind – als bestmögliche Lösung, mit bestimmten Schwierigkeiten und Mängeln in der Entwicklung lebensförderlich umzugehen und sie zu bewältigen zu versuchen. Grundziel der BA ist die positive Weiterentwicklung des Menschen, das Entwickeln seiner Energie, Lebendigkeit und Ressourcen, auch wenn in der therapeutischen, analytischen Arbeit vielleicht manchmal die Problematik und Defizite der Klientinnen mehr im Vordergrund stehen mögen. Dafür kommen Klienten schließlich auch in die Therapie: weil sie Probleme haben, Hilfe suchen, sich weiter entwickeln möchten und nicht, weil es ihnen so gut geht.

Mir persönlich ist es in meinem Arbeiten und im privaten Leben zunehmend wichtiger geworden, das in der BA enthaltene positive Menschenbild und die Ressourcen und Resilienz der Menschen noch mehr zu betonen, noch deutlicher und expliziter in den Hauptfokus der Wahrnehmung und der therapeutischen, supervisorischen, körperlichen und psychischen Arbeit zu stellen. Mein Hauptwahrnehmungsfokus ist das, was gut ist: im Leben, im Menschen, in Situationen, auch in Schwierigkeiten und Krisen. Die zentrale Frage lautet: Was ist gut? Was tut Ihnen jetzt gut? Und was können Sie tun, dass es noch besser wird? Weniger: Was läuft schlecht, ist problematisch?

Das bedeutet nicht, die Schwierigkeiten zu verharmlosen, zu verdrängen, nicht zu beachten. Ganz im Gegenteil! Sie sind da, drängen sich ohnehin in den Vordergrund der Wahrnehmung, wollen gesehen und beachtet werden. Und das heißt auch nicht: positives Denken. Das funktioniert ohnehin nicht. Und wie sollen Sie auch positiv denken können, wenn gerade alles grau und schwarz um Sie herum erscheint, wenn kein Ausweg in Sicht ist? Mir scheint das wie ein zusätzlicher, nicht zu bewältigender Stress, eine Anforderung, angesichts von Problemen, Not, Krankheit, Existenzbedrohung auch noch positiv denken zu müssen. Wie soll das denn gehen? Ich denke, noch kein Tumor, keine Behinderung, keine Beziehungskrise hat sich wirklich aufgelöst, nur weil jemand mühselig und angespannt versucht, in dieser Not auch noch positiv zu denken. Das also meine ich ganz und gar nicht, wenn ich vom positiven Fokus spreche, von dem Wechsel unserer Wahrnehmung auf das, was gut ist, was Ihnen guttut, was Sie für sich Gutes tun können!

Natürlich fällt es uns viel leichter, das, was nicht gut ist, in unserem Leben, wahrzunehmen, weil es uns belastet, Kraft kostet, anstrengend ist, beschwerlich, stressig; weil es energetisch, emotional, psychisch, körperlich viel schwerer wiegt als Leichtes, Angenehmes, Schönes im Leben. Das Schwere, Belastende nicht wahrzunehmen, geht quasi gar nicht, weil es sich so in den Vordergrund drängt. So funktioniert unsere Wahrnehmung. Und es geht auch nicht, darüber auch noch positiv denken zu müssen – es ist nicht positiv!

Das, was gut ist in unserem Leben, leicht, angenehm, wohltuend, das wiegt energetisch viel weniger, ist viel leichter, flüchtiger, gerät schneller ins Vergessen und in den Hintergrund. Deshalb ist es so wichtig, es wahrzunehmen, zu beachten und auch zu pflegen – gerade angesichts von Krisen und schwierigen Lebenssituationen! Da bedarf der Blick auf das Gute umso mehr der Wahrnehmung und Beachtung, ist der Fokus auf das Gute, auf das, was Ihnen guttut, umso »not-weniger«, im wahrsten Sinne des Wortes, weil er dazu beitragen kann, die Not zu wenden! Sich nicht immer tiefer hineinziehen zu lassen, vielmehr den Fokus zu wechseln, die Wahrnehmung zu richten auch auf das, was gut ist und Ihnen guttut. Beides ist möglich und bedarf der Übung und Pflege: das Schwierige im Leben wahrnehmen und auch das Gute, sich gerade angesichts von Schwierigkeiten auch auf das Positive, Schöne, Gute im Leben fokussieren. Gerade dann ist es so wichtig und notwendig, gerade dann hat es seine Bewährungsprobe zu bestehen! Wenn es Ihnen gut geht im Leben, dann ist es leicht, die Wahrnehmung darauf zu richten. Doch genau dann, wenn es Ihnen weniger gut, gar schlecht geht, dann bewährt es sich, ob Sie in der Lage sind, den Fokus gleichwohl auch auf das Gute zu lenken. Die Grundfähigkeit dazu haben Sie. Die Grundressource besitzt Ihr Körper, Ihre Seele, Ihr Geist. Auch, wenn Ihnen das manchmal vielleicht gar nicht bewusst ist, Sie es in Krisen und Schwierigkeiten vielleicht sogar vergessen haben. Damit diese dem Körper und der Seele eigene Grundfähigkeit und Ressource wirklich zum Zuge kommt, sich entfaltet, weiterentwickelt, bedarf sie der Übung und Pflege.

Mir scheint es nicht nur ein therapeutisches und supervisorisches Ziel, das Gute zu fördern, zu entdecken, zu stärken und weiterzuentwickeln, mit und bei allen Problemen – diese sind normal, lassen sich nicht vermeiden, so ist Leben! –, sondern ich möchte auch jede und jeden von Ihnen selbst dazu motivieren und mit diesem Körperübungsbuch dabei unterstützen, seinen eigenen Wahrnehmungsfokus zu erweitern und auf das zu richten, zu lenken lernen, was gut ist, was Ihnen guttut – und das dann auch zu tun, umzusetzen, weiterzuentwickeln!

Wie kann das konkret aussehen? Der positive Fokus heißt: sich konsequent darauf auszurichten, zu fokussieren, was gut ist für Sie, was Ihnen guttut, Ihrem Körper, Ihrer Seele, Ihrem Geist; ganz realiter, jeden Tag und in jeder Situation, den Fokus auf das Gute lenken; und sich dementsprechend verhalten! Und wenn Sie in einer beliebigen Situation wahrnehmen, das tut Ihnen nicht gut, das schadet Ihnen sogar, ist Ihrem Wohlergehen, Ihrer Gesundheit, Ihrem Leben abträglich, dann dies bewusst unterbrechen, stoppen, einen Moment innehalten und sich fragen: Was brauche ich jetzt? Was kann mir jetzt guttun? Was ist gut? Was kann ich machen oder lassen, dass es mir wieder gut, besser geht? Und das dann auch umsetzen, realisieren, dementsprechend handeln. Wahrnehmen – unterbrechen – Fokuswechsel auf das, was gut ist! Was Ihnen jetzt guttut! Das ist es, was »positiver Fokus« meint.

Sie merken zum Beispiel, dass Sie unter Stress geraten, die Luft anhalten, total unter Zeitdruck stehen, weil Sie schon zu spät mit dem Auto zur Arbeit losgefahren sind und jetzt ist auch noch jede Ampel rot, der Stadtverkehr komplett dicht, Sie werden zu spät kommen. Dies wahrnehmen und bewusst unterbrechen! Und sich dann fragen: Was kann ich tun, dass es mir jetzt besser geht? Dass ich wieder den Fokus wechsele vom Stress und Zeitdruck auf das, was gut ist für mich. Vielleicht atmen Sie an der nächsten Ampel ein paar Mal tief durch; das beruhigt und entspannt. Oder sie denken an Ihre Tochter, von der Sie sich gerade so freundlich verabschiedet haben und die Sie aus tiefem Herzen lieben; das aktiviert Ihre guten Gefühle, Ihre Glückshormone und das Immunsystem. Oder Sie schreien laut in Ihrem Auto – da hört es sowieso keiner – und Sie entlasten sich damit von Ihrem Druck und Ärger, ihren negativen Gefühlen und Stressoren. Oder, oder, oder ...

All das können Sie ausprobieren und herausfinden, was Ihnen in genau dieser Situation jetzt guttun könnte und es umsetzen. So wechseln Sie bewusst Ihren Fokus auf das, was gut ist für Sie, was sich angenehm anfühlt – immer und immer wieder! Ganz bewusst in jeder Situation – und sei sie auch noch so schwer! Denn gerade dann brauchen Sie es umso mehr: wahrnehmen, was ist, den Fokus wechseln, unterbrechen, den positiven Fokus einnehmen, ganz konsequent und freundlich, sich selbst steuern, regulieren, bestimmen, zur Wahrnehmung dessen führen, was nun gut ist für Sie. Sie werden sich, Ihrem Leben und Ihrer Umwelt damit wirklich Gutes tun, Ihre Gesundheit unterstützen, Ihre Lebensenergie fördern. Probieren Sie es aus! Nicht einmal, nicht zweimal, sondern immer und immer wieder. Das ist eine ganz bewusste tägliche Übung und Aufgabe. Sie wird wahre Wunder bewirken!

Tag 3
Übungen für Erdung, Verwurzelung und besseren Stand

1. Übungen im Stehen für Füße, Beine und einen guten Stand (15 min.)

Sie beginnen heute wieder mit Ihren Körperübungen, indem Sie im bioenergetischen Stand stehen, die Füße parallel zueinander, die Beine beckenbreit, in den Knien durchlässig, mit dem Becken in der Mitte eingeschwungen, die Schultern hängen leicht nach hinten unten, im Mund und Kiefer sind Sie gelöst. So nehmen Sie sich und Ihren Körper in dieser Grundposition eine Zeit lang wahr: Was empfinden Sie körperlich? Wie fühlen Sie sich heute? In welcher Stimmung sind Sie? Welche Gedanken gehen Ihnen durch den Kopf?

Diese Wahrnehmung auf den drei Ebenen von Körper, Emotion und Kognition dürfte Ihnen mittlerweile durch die vorausgehenden Übungen vertraut sein. Sie können Sie auch gut im Alltag in jeder Situation zwischendurch praktizieren, denn auf diese Weise kommen Gedanken, Gefühle und Körper zusammen, die nicht selten in unserem Leben eher getrennt voneinander und nebeneinander her existieren. Dieses mehr unbewusste Nebeneinanderher der drei Ebenen unseres Menschseins und Wahrnehmens, dieses eher nicht achtsame Behandeln von Körper, Seele und Geist ist für unsere körperliche und auch seelische Gesundheit nicht unbedingt förderlich, kostet aber auf jeden Fall Energie. Das größtmögliche Potenzial an Energie steht uns zur Verfügung, wenn diese drei Ebenen in unserem Alltag gleichermaßen bewusst vorkommen können und in den Ausdruck gebracht werden, wenn sie vollständig gelebt und voll und ganz integriert und miteinander koordiniert sind.

Um eine gute Basis dafür zu schaffen, dass Sie gut in Ihrem Körper verwurzelt sind und mit ihm sicher und stabil stehen können, dass Sie also den Boden, auf dem Sie stehen, als unterstützend erleben, die Erde, auf der sie leben, als Sicherheit und Unterstützung für sich und ihren Körper erfahren können, beschäftigen wir uns jetzt weiter im Wesentlichen mit Ihren Füßen.

Dafür bewegen Sie mehrmals Ihre Zehen auseinander und zusammen: in alle Richtungen, spreizen und zusammenziehen. Dabei atmen Sie gut weiter ein und aus und bleiben in den Knien durchlässig. Dann heben und senken Sie Ihre Zehen eine Zeit lang, mit dem Einatem die Zehen anheben, so weit wie möglich, mit dem Ausatem wieder absenken, alle Zehen sind wieder ganz am Boden. Dieses Auf und Ab der Zehen führen Sie etwa zwei bis drei Minuten lang durch; danach spüren Sie wieder einen Moment bewusst nach. Sie erinnern sich: Das Nachspüren ist genauso wichtig wie die Übung selbst und vertieft und integriert die gemachte Erfahrung im Körper.

Diese Bewegungen mit den Zehen lösen gut tiefe Verspannungen, aktivieren die Füße, fördern die Durchblutung und tragen zu mehr Lebendigkeit in den Füßen bei. Das ist eine gute Grundlage, eine sichere Basis, Erdung im wahrsten Sinne des Wortes, für einen guten Stand.

Dann reiben Sie zunächst die vordere Fußsohle kräftig am Boden hin und her, danach auch die Fersen und schließlich reiben Sie die gesamten Fußsohlen am Boden deutlich hin und her, wobei Sie gut weiter atmen und nicht die Luft anhalten.

Nun klopfen Sie Ihre Fersen fest und mit Schwung einige Male auf den Boden. Gut ist es auch, dabei einen Ton mit dem Ausatem kommen zu lassen: »Ha« oder »Oh« oder »Pah« – und immer wieder trommeln Ihre Fersen abwechselnd auf den Boden: »nach-drück-lich«. Dann wieder nachspüren: Welche Gedanken, Gefühle, Körperempfindungen nehmen Sie wahr, während Sie das tun?

Jetzt stehen Sie auf einem Fuß, einem Bein und kippen das Fußgelenk Ihres anderen Fußes hin und her, hoch und runter, von rechts nach links und zurück und kreisen zum Abschluss das Fußgelenk in die eine und in die andere Richtung. Dann den Fuß wieder aufstellen, gut nachspüren und nun dasselbe mit dem anderen Fuß: kippen, kreisen und bei allem gut weiter ein- und ausatmen und am Ende nachspüren.

Nun rollen Sie Ihre beiden Fußsohlen von den Fersen bis zu den Zehen nach vorn ab und wieder zurück, mehrmals. Dabei stehen Sie einmal mehr auf den Zehen, das andere Mal fast nur auf den Fersen, zuerst mit beiden Füßen gleichzeitig. Hier balancieren Sie durch die Gewichtsverlagerung zwischen vorn und hinten mit Ihrem Gleichgewicht, dann führen Sie dieselbe abrollende Bewegung zwischen Fersen und Zehen mit beiden Füßen abwechselnd durch.

Nach diesen aktivierenden Übungen für Ihre Füße, durch die Sie sich wahrscheinlich viel präsenter und bewusster in Ihren Füßen und auf dem Boden wahrnehmen, sich besser verwurzelt auf der Erde erleben, stehen Sie jetzt wieder ganz bewusst im bioenergetischen Stand und nehmen für ein paar gute und tiefe Atemzüge wahr: Wie stehe ich jetzt hier? Wo spüre ich Kraft, Lebendigkeit, Wohlgefühl in meinem Körper? Wie stehe ich zu meinem Selbstvertrag von gestern? Wie geht es mir mit meinen Käferchen in der Hosentasche und der Ressourcenübung zum Sammeln von sieben Glücksmomenten täglich? Mit welchen Gedanken, Gefühlen, Körperempfindungen stehe ich jetzt da?

Zum Abschluss im Stehen bitte ich Sie, ganz kräftig mit Ihren Füßen, der gesamten Fußsohle, auf der Stelle zu trappeln, zu stampfen und dabei auch Ihre Stimme, Töne hinzuzunehmen. Beginnen Sie dabei erst langsam und nachdrücklich und steigern Sie mit der Zeit die Geschwindigkeit, Stärke, Kraft des Auftretens – so schnell, wie es Ihnen mit den Füßen und so laut, wie es Ihnen mit der Stimme möglich ist. Wenn Sie möchten, können Sie die Übung gern noch einmal wiederholen. Diese kleine, aber starke Übung für nur etwa ein bis zwei Minuten wirkt wie eine Energiebombe!

2. Übungen im Gehen für die gute Erdung (15 min.)

Nun gehen Sie eine Zeit lang tief in den Knien durch den Raum, fast so, wie in der Hocke. Atmen Sie dabei gut weiter ein und aus. Wenn Sie das Übungsprogramm zu zweit oder mehreren absolvieren, nehmen Sie während des Gehens zwischendurch auch Blickkontakte auf. Dann gehen Sie weiter auf den Zehenspitzen und nehmen sich und Ihre möglichen Partner in dieser Weise zu gehen wahr: Wie wirkt das auf Ihren Körper, Ihre Stimmung, Ihre Energie und Gedanken? Wie gehen Sie jetzt? Wie geht es Ihnen, wenn Sie so hoch auf den Zehenspitzen gehen?

Wenn Sie das Übungsprogramm mit einem Partner durchgehen, hier eine explizite Übung zu zweit: Sie stehen voreinander, mit durchlässigen

Knien und haben Blickkontakt miteinander. Dann schließen Sie beide Ihre Augen und halten dabei innerlich den Kontakt zueinander, wechseln mehrmals zwischen geöffneten und geschlossenen Augen und spüren zum Abschluss nach: Wie empfinden Sie den eigenen Stand und den Bodenkontakt jetzt im Moment?

Dann drehen Sie sich beide um und stehen Rücken an Rücken miteinander, je auf den eigenen Füßen und Beinen, mit durchlässigen Knien und zugleich im Kontakt mit dem Rücken des Partners. Jetzt beginnen Sie einen Rückendialog miteinander: Sie fangen an, Ihre Rücken miteinander in Bewegung zu bringen, auf die unterschiedlichste Art und Weise und sich so nonverbal zu unterhalten, von Rücken zu Rücken, in Abstimmung und Kommunikation, was der eigene Rücken und der der Partnerin sagen, mitteilen, hören, erfahren, in den Ausdruck bringen, kommunizieren möchten. Das können sanfte, zarte, spielerische, kräftige, starke, wilde, leidenschaftliche Bewegungen und Ausdrucks- und Kommunikationsformen sein. Probieren Sie alles aus, was Sie und Ihre Rücken möchten und was sich gut anfühlt; mal wird mehr der eine den Ton angeben, mal mehr die andere – dann führt sie, dann bestimmt er, in ständiger Balancierung und Abstimmung miteinander so wie in jedem anderen, ganz normalen Gespräch auch.

Wenn Sie das Übungsprogramm mit mehreren Menschen gemeinsam durchführen, können Sie jetzt noch einmal neue Paare bilden und dieselbe Übung miteinander erleben und sicherlich mit unterschiedlichen Erfahrungen: Sie stehen wieder im bioenergetischen Stand mit durchlässigen Knien und Gelenken Rücken an Rücken und probieren miteinander die verschiedensten Bewegungen aus, die sich gut anfühlen mit diesem neuen Partner. Danach spüren Sie wieder nach, drehen sich zum Abschluss um, stehen sich gegenüber, in Blickkontakt miteinander und schließen und öffnen mehrmals die Augen: Was nehmen Sie wahr von sich selbst? Was von Ihrem Partner, ihrer Partnerin? Wenn Sie wollen, können Sie sich nach diesen Erfahrungen kurz austauschen.

Wenn Sie allein üben, können Sie diese Übung des Rückendialogs auch an einer an der Wand aufgestellten Matratze ausführen und dieselben unterschiedlichsten Bewegungen ausprobieren; die Matratze gibt Ihnen dazu, wenn auch nicht ganz so gut wie ein lebendiger Rücken, Resonanz.

3. Übungen im Liegen für die gute Erdung (15 min.)

Wenn Sie zu zweit üben, hier eine weitere explizite Übung für Sie beide als UnterstützungspartnerInnen; wenn Sie allein üben, nehmen Sie sich wieder eine an der Wand aufgestellte Matratze zur Unterstützung und gehen so vor, wie für den Liegenden des Paares beschrieben. Einer von Ihnen liegt auf dem Boden auf einer rutschfesten Matte, die andere sitzt mit dem Rücken vor dem Liegenden. Der Liegende stellt jetzt die Füße auf den Rücken der Sitzenden und zwar so, dass die Beine angehoben sind und die Knie sich bei aufgestellten Füßen etwa im 90-Grad-Winkel befinden, damit die Beine und der untere Rücken bei den anschließenden Bewegungen nicht zu viel Stress und Anstrengung erfahren. Diese Art, die Füße auf den Rücken eines Partners zu stellen, das ist Erdung pur und die beste Form, Boden, Erdung, Halt und Sicherheit zu erleben von unten, von den Füßen her, von der Erde – nämlich im Kontakt, auf einem menschlichen Boden und in einer lebendigen Beziehung.

Nach etwa fünf Minuten können Sie jetzt auch beginnen, mit Ihren Füßen auf dem Rücken Ihrer Partnerin bzw. auf der Matratze in dieser Haltung zu gehen: langsam, vorsichtig, schneller, kräftiger, nachdrücklicher, laufen, trapppeln, stampfen, marschieren usw. – für zwei bis drei Minuten. Nach gutem Nachspüren beider erfolgt der Wechsel bzw. kann der, der allein übt, noch einen zweiten Durchgang an der Matratze praktizieren. Nach Abschluss können Sie sich wieder, wenn Sie es möchten, kurz mit Worten über diese Erfahrung von menschlicher, lebendiger Erdung für die Füße und den gesamten Körper austauschen bzw. allein Ihre Erfahrungen aufschreiben: Wie ist es mir ergangen mit dieser Übung? Der Erdung im Liegen? Durch einen menschlichen bzw. materiellen Bodenkontakt? Wie war es in den unterschiedlichen Rollen: als Unterstützerin und Unterstützer? Was war mir angenehmer, leichter, was schwerer: zu unterstützen, Erdung zu geben oder unterstützt zu werden, Unterstützung zu bekommen? Was kenne ich davon in meinem alltäglichen Leben?

4. Übungen im Liegen für Erdung und Atmung (15 min.)

Nun liegen Sie auf dem Rücken auf dem Boden, auf Ihrer Decke und stellen Ihre Füße auf im Fußstand: Das heißt, die Füße stehen parallel zueinander, die

Beine beckenbreit, genau so, wie Sie es im Stehen schon etliche Male geübt haben, so jetzt auch im Liegen. Dann heben und senken Sie zuerst etliche Male Ihre Zehen und danach Ihre Fersen und rollen schließlich Ihre Füße von den Fersen zu den Zehen ab und wieder zurück, mehrmals hin und her. Dieser rollenden Bewegung der Füße zum Abschluss wieder einen Moment nachspüren.

Danach gehen und trappeln Sie mit Ihren Füßen auf der Stelle, jetzt im Liegen genau so, wie Sie es schon im Stehen geübt haben. Nach der starken Bewegung wieder gut nachspüren.

Dann heben Sie Ihren Rücken mit Ihrem Einatem an, sodass Sie nur noch mit Ihren Füßen, Schultern und Kopf am Boden aufliegen, und senken Ihren Rücken Wirbel für Wirbel abrollend mit Ihrem Ausatem, sodass er wieder ganz am Boden liegt. Diese Bewegung wiederholen Sie mehrmals in Verbindung mit Ihrem Atem: Einatmend heben Sie den Rücken an, ausatmend senken Sie ihn und legen ihn wieder ganz auf den Boden zurück. Am Ende wie gewohnt nachspüren.

Jetzt umfassen Sie Ihre Knie mit Ihren Händen und schaukeln sich und Ihr Becken von einer Seite zur anderen sanft hin und her. Der Kopf bleibt dabei am Boden liegen und kann mit in die Schaukelbewegung hineingenommen werden, der Atem fließt. Dann liegen Sie wieder mit aufgestellten, parallelen Füßen und beckenbreiten Beinen und legen Ihre Arme zu den Seiten ausgestreckt etwa in Schulterhöhe und bewegen sie im Halbkreis in Verbindung mit Ihrem Atem: Ausatmend heben Sie die Arme, sodass sie zur Decke gerichtet, parallel zueinander zeigen, und einatmend senken Sie Ihre Arme im Halbkreis wieder zum Boden zurück, zu den Seiten ausgestreckt, wie in einer Kreuzposition. Auch diese Bewegung Ihrer Arme in Verbindung mit Ihrem Atem wiederholen Sie einige Male, etwa 12 bis 15 Mal und spüren danach wieder gut nach.

Für die nächste Übung liegen Ihre Arme zunächst wieder neben Ihrem Körper ausgestreckt und Sie heben sie dann im Halbkreis mit Ihrem Einatem hoch und legen sie hinter Ihrem Kopf gestreckt am Boden ab und bringen sie mit Ihrem Ausatem zurück im Halbkreis nach vorn, sodass sie wieder neben dem Körper zum Liegen kommen. Auch diese große Bewegung mit Ihren Armen wiederholen Sie mehrmals und stellen sich beim Nachspüren innerlich die Fragen: Wie geht es mir jetzt? Wie liege ich? Wie nehme ich mich wahr in meinem Körper? Wie fühle ich mich? Welche Gedanken gehen mir durch Kopf, durch Herz und Sinne?

Dann dehnen, recken, räkeln und strecken Sie sich genüsslich, gern auch mit Tönen, und kommen allmählich zum Aufstehen, wieder in den mittlerweile bekannten bioenergetischen Stand und fragen sich jetzt auch im Stehen: Wie geht es mir? Nach den Übungen? Was, welche Themen bewegen, beschäftigen mich gerade? Wo und wie spüre ich meine Kraft, Energie im Körper? Und bringen Sie sich in drei Sätzen auch zum Ausdruck: entweder, indem Sie die drei Sätze, die Sie jetzt bilden zu den drei Punkten, innerlich formulieren oder laut aussprechen oder indem Sie die gebildeten drei Sätze für sich aufschreiben – gern auch alle drei Möglichkeiten nacheinander: 1. mein Befinden (Gefühl), 2. mein derzeitiges Thema (Gedanken), 3. meine Energie im Körper (Körper)?

Theorie 4: Körper und Seele in der BA

Während Sie sich jetzt noch weiter auch theoretisch in die körperpsychotherapeutische Arbeit der BA vertiefen, können Sie das Lesen wieder als Körper- und Selbsterfahrungsübung nutzen, wobei Sie entweder im Sitzen, Stehen, Gehen oder Liegen lesen und sich, den eigenen Körper, Ihre Erdung und Atmung dabei wahrnehmen. Dabei achten Sie auf Ihre Gefühle und Gedanken zu dem, was Sie lesen, und atmen zwischendurch immer wieder mal bewusst und mit Ton aus.

Und nun zur BA: Lowens wesentliches Verdienst war es, neben der konsequenten Fokussierung auch auf den Körper in der psychotherapeutischen Arbeit – also der Integration von Körper und Psyche in der Therapie –, ein Entwicklungsmodell entworfen zu haben, das die psychische und die somatische Entwicklung des Menschen integriert, nämlich das Charakterstrukturmodell, das also wieder Körper und Seele gleichermaßen in den Fokus, in die Wahrnehmung und Betrachtung des Menschen einbezieht. Es wurde in den neueren Konzeptionen der BA, besonders von Dietrich (1990) und anderen weiterentwickelt.

Den Charakter des Menschen sieht Lowen in diesem Modell als das Resultat eines Konfliktes zwischen einem kindlichen Bedürfnis und seiner frustrierenden Umwelt. Er unterscheidet (1) die schizoide Charakterstruktur (entsteht pränatal und in den ersten Lebensmonaten), bei der das Grundbedürfnis nach dem Recht auf Existenz infrage gestellt ist, (2) die orale Charakterstruktur (entwickelt sich im ersten Lebensjahr), zu deren Entstehung die Frustration der Bedürfnisse nach Halt, Unterstützung und liebevoller Versorgung führt, (3) die psychopathische, narzisstische Charakterstruktur (zweites Lebensjahr), bei der die natürlichen Bedürfnisse nach Anerkennung der Eigenständigkeit, des Selbstwertes, der echten Persönlichkeit nicht erfüllt werden, (4) die masochistische Charakterstruktur (drittes Lebensjahr), die sich durch die Unterdrückung der Bedürfnisse nach Freiheit, Autonomie und Selbstbehauptung entwickelt und schließlich (5) die rigide Charakterstruktur (nach dem dritten Lebensjahr), bei deren Entstehung der mangelhafte Umgang mit den Triebbedürfnissen und der natürlichen kindlichen Sexualität und Liebe in der ödipalen Phase im Vordergrund steht.

Die Therapie besteht darin, den Patienten zu helfen, die charakterlichen Fixierungen auf psychischer und körperlicher Ebene bewusst werden zu lassen, die zugrunde liegenden Konflikte, die frustrierten Bedürfnisse aus der Kindheit wieder zu erleben und durch die verbal-analytische und die körperliche Arbeit zu überwinden und schließlich neue, adäquatere Lösungen für diese Konflikte heute, als erwachsener, kompetenter, selbstwirksamer Mensch zu finden.

Hier können Sie jetzt vielleicht für sich das im Folgenden von mir stark zusammengefasste und insofern auch verkürzte Charakterstrukturmodell nutzen, um sich – so wie Sie sich einschätzen oder auch von anderen gesehen werden – selber besser zu verstehen und vor allem, um zu erkennen, welche Ressourcen Ihr Körper und Ihre Seele – aufgrund Ihrer biografischen Entwicklung, der vergangenen Erfahrungen und erlebten Frustrationen und Konflikte – entwickelt haben bzw. wie Sie Ihr körperliches und psychisches Gewordensein, Ihren Körper und Ihre Psyche als eine Ihrer wesentlichen Ressourcen ansehen und verstehen, erleben und annehmen können.

In der Tabelle stelle ich diese fünf verschiedenen Grundzüge, Persönlichkeits- und Charakterstrukturanteile, die Menschen aufgrund ihrer frühkindlichen Erfahrungen und ihrer daraus möglicherweise resultierenden Persönlichkeits- und Körperstrukturen entwickeln können, dar. Ich bezeichne sie bewusst mit Zahlen – Struktur 1, 2 usw. – statt die bisher geläufigen, eher pathologisch anmutenden bioenergetischen Begrifflichkeiten zu verwenden, und lasse sie so deutlich in ihrer ursprünglichen Bedeutung als Bewältigungsstrategien und Überlebensmuster hervortreten. Dieses psychosomatische Verstehensmodell ist natürlicherweise vereinfachend und kann gleichzeitig die fünf wesentlichen Möglichkeiten, auf die Herausforderungen des Lebens zu reagieren, deutlich werden lassen. Selbstverständlich verkörpern sich in jedem Menschen Anteile aller fünf Strukturen, mehr oder weniger (siehe Tabelle 1).

Beschäftigen Sie sich heute nur mit den beiden ersten Spalten zu den Charakterstrukturanteilen; und schauen Sie, ob Sie darin etwas von sich selbst wiedererkennen können oder ob vielleicht Menschen, die Sie kennen, vor Ihrem inneren Auge auftauchen, die in die eine oder andere dieser beiden Richtungen tendieren. Betrachten Sie dieses Schema auch in Hinblick auf die Frage der speziellen Ressourcen und Stärken, die Menschen mit diesen Charakterstrukturen und Grundzügen haben – und auch Sie selbst, wenn Sie sich zu einer dieser beiden hingezogen fühlen und ihr zuordnen können: Auf welche persönlichen, wesensmäßig angelegten Kompetenzen und Ressourcen können Sie zugreifen und sich darauf als Ihre Grundstärken verlassen? Seien Sie sich dabei bewusst, dass es sich »nur« um ein Schema, ein Modell handelt, das immer auch vereinfacht ist und der Komplexität menschlichen Seins und persönlicher Eigenheiten niemals gerecht wird und das auch gar nicht beabsichtigt, dessen Absicht es nicht ist, zu klassifizieren, Menschen einzuordnen und in ein Schema zu pressen, das vielmehr die Absicht und das Ziel hat, zu einem besseren Verstehen beizutragen: sich selbst, die eigene Geschichte, das eigene Gewordensein, die persönlichen Schwierigkeiten und Stärken und auch die anderer Menschen als Hintergrund- und Verständnisfolie besser zu verstehen. Schauen Sie, was Sie über sich und andere Menschen darin entdecken, welche

	Struktur 1	Struktur 2	Struktur 3	Struktur 4	Struktur 5
Grundlebenserfahrung, Grundstimmung	Angst vernichtet zu werden, Schreck, Kälte, einsam, allein, isoliert, Einzelgänger	Angst wieder verlassen zu werden, hilflos, depriminiert, verzweifelt, allein, verlassen, klagend	Angst wieder gedemütigt zu werden, bedrückt, schlecht gestimmt, jammernd	Angst, wieder manipuliert und verführt zu werden, arrogant, aggressiv	Angst, wieder verraten zu werden, gute Grundstimmung, harmonisch, außenorientiert
körperliches Haltungsmuster	muss sich zusammenreißen, zurückhalten, kühle Haut, zurückgezogen auf den Kern	muss sich anhalten, eher schwache Muskulatur, niedrige Energie	muss innehalten und alles drinnen behalten, kräftig, kompakt, muskulös	muss sich immer oben halten, Schwäche in den Beinen, oben kräftig	muss sich zurückhalten (Herz und Liebe), guter körperlicher Grundtonus
Körperausdruck, Bewegungen	zerbrochen, mechanisch, steif, eingefroren, zurückgezogen, verschreckt, abweisend	sanft, weich, kraftlos bis deprimiert, bringt andere dazu, ihn/sie liebzuhaben, außen suchend	aufrecht und belastet, bedrückt und beschwert, ungern und unwillig	verführerisch oder aggressiv, selbstherrlich, arrogant, kontrolliert	harmonisch rund, mit unmerklicher Leistungssteifheit, leistungsstark, zügig, zielorientiert
Ressourcen, Stärken	sich leicht abgrenzen, zur Wehr setzen können, hohe intellektuelle Fähigkeiten, gut allein sein können, bescheiden, viele Ideen, ausgeprägte Fantasie	Einfühlungsvermögen, Verständnis für andere, Kommunikations- und Kooperationsfähigkeiten, gut zuhören können, für andere da sein, freundlich, sanft, nachgiebig	belastbar, ausdauernd, treu, beständig, Organisationstalent, ordnungsliebend, zuverlässig, viel Kraft, Durchhaltevermögen kann sich einordnen	sich präsentieren, durchsetzen, überzeugen, überreden können, Machtverhalten, Politiker-Persönlichkeit, hat Überblick, kann kontrollieren	sehr leistungsfähig, leistungsorientiert, zielgerichtet, klar, sachlich, strukturiert, stark, erfolgreich, arbeitsam, fleißig
Schwächen	nur schwer in Kontakt kommen, menschenscheu, vergeistigt, zurückgezogen, Hang zur Destruktivität	braucht andere, kann wenig allein zufrieden sein, muss viel reden, häufig in Not, aktiviert Helferprogramme	schluckt viel, unterwirft sich aus Schutz vor Demütigung und Entwürdigung, müht sich viel, keine Selbstbehauptung	Macht- und Verführungsspiele, misstrauisch, auf der Hut, wenig einsichtig und einfühlsam, Arroganz, Distanz, Kühle	wenig im Gefühl, von Herz und Emotionen getrennt, in Beziehungen eher zweck-bezogen, wenig Erfüllung

Tab. 1: Die fünf bioenergetischen Grundstrukturen

Erkenntnisse Sie in den beiden ersten Spalten über sich und andere finden, ob Sie vielleicht andere und sich selbst dadurch etwas mehr verstehen können. Später kommen wir auch zu den anderen drei beschriebenen Strukturen in den weiteren Spalten.

Tag 4
Bodenkontakt – Halten und Gehaltenwerden – Nähe und Distanz

Heute gehen wir weiter mit Körperübungen, um sich zu erden, Sicherheit und Halt auf dem Boden und in sich zu finden.

1. Übungen im Stehen für die Gelenke (15 min.)

Die folgenden Übungen eignen sich besonders für die Charakterstrukturanteile in uns und für die Menschen, die in ihrem Leben eher die Grunderfahrung von mangelnder Sicherheit, Geborgenheit, Halt in dieser Welt gemacht haben.

Sie beginnen wieder mit Ihren mittlerweile schon allmählich Routine werdenden Übungen im bereits vertrauten bioenergetischer Stand: die Füße ungefähr parallel zueinander, die Beine beckenbreit, durchlässig und flexibel, nicht, eingefroren in den großen Gelenken: Knie, Hüftgelenk, Schultern und Kiefer. Dort überall nochmal bewusst für einen Moment lösen und lockern, dann gut, stabil und durchlässig stehen: Wie stehen Sie heute? Was nehmen Sie von sich wahr: in Ihrem Körper, Ihren Gefühlen und Gedanken?

Dann senken und heben Sie Ihre Knie in Verbindung mit Ihrer Atmung, um sich noch tiefer zu verwurzeln und um noch durchlässiger, flexibler in den Kniegelenken zu werden – auch dies mittlerweile eine vertraute Übung für Sie. Vielleicht denken Sie sogar im Alltag immer wieder mal daran, wenn Sie irgendwo stehen und warten, an der Kasse, Bushaltestelle, am Schalter usw. und praktizieren sie dort zwischendurch. Nach zwei bis drei Minuten abschließend natürlich wieder gut nachspüren – auch das wird Ihnen bereits zur gewohnten Praxis. Und jetzt spüren Sie im Unterschied dazu einmal Ihren Stand für einen kurzen Moment ganz bewusst mit durchgedrückten Knien – und dann wieder durchlässig und etwas tiefer in den Knien: Was nehmen Sie wahr? Wie ist der Unterschied?

Die durchlässigen, leicht gebeugten, nicht eingerasteten Knie verlagern das körperliche Schwerkraftzentrum mehr nach unten, verschaffen eine tiefere Erdung und somit einen besseren Stand, nicht nur rein organisch körperlich, sondern auch psychisch, symbolisch. Sie werden mit der Zeit wahrnehmen, wie Sie einfach besser dastehen, auf allen Ebenen, in Ihrem Leben, und wie Sie den täglichen Aufgaben Ihres Lebens und Arbeitens viel besser gewachsen sind, wie Sie einfach besser zu sich und mit sich stehen, sich und Ihren Standpunkt besser vertreten, Ihren eigenen, Ihnen stimmigen Weg leichter gehen können.

Und nun wiederholen Sie diese Übung noch einmal und gehen mit Ihrem Ausatem tiefer runter in den Knien und richten sich mit Ihrem Einatem wieder mehr auf in den Beinen, aber nur so weit, dass die Knie nicht durchgedrückt werden, sondern durchlässig bleiben. Dabei nehmen Sie die innere Vorstellung hinzu, dass Sie durch die Füße Kraft und Unterstützung vom Boden einatmen, in sich einströmen lassen, vom Boden, von der Erde her, auf der wir stehen und leben, und mit dem Ausatem versuchen Sie, durch die Füße bis in den Boden hinein auszuatmen, sich dem Boden noch mehr zu überlassen, anzuvertrauen, sich abzugeben, unterstützen zu lassen – und geben dazu gern wieder einen bewussten, hörbaren Ton, betonen also Ihren Ausatem und haben damit die größere Sicherheit, dass Sie wirklich alle verbrauchte Luft ausatmen und mehr, leichter und tiefer von ganz allein und mühelos einatmen und deutlich mehr Sauerstoff, frische Luft, neuen Lebensatem bekommen. Etwa zwei bis drei Minuten lang auf diese Weise atmen, abschließend wieder nachspüren.

Jetzt lassen Sie der Reihe nach jeweils für ein paar Atemzüge Ihre Gelenke kreisen: Füße, Knie, Hüften, Schultern, Nacken, in beide Richtungen – und dabei gut weiter atmen, nicht die Luft anhalten.

Dies sind gute Übungen besonders für Menschen mit der frühen Grunderfahrung im Leben von existenzieller Bedrohung und mangelnder Sicherheit, die besonders in den Gelenken festhalten, starr werden, in dem Versuch, sich vor der frühen Verunsicherung und Bedrohungserfahrungen zu schützen. Sie sind gut für alle Menschen, die vor allem Starrheit in den Gelenken verspüren und zu fehlendem Halt und unsicherem Bodenkontakt neigen. Sie verbessern die eigene Körperwahrnehmung, erhöhen die Durchlässigkeit in den Gelenken und tragen allgemein zu mehr Erdung und Sicherheit im eigenen Körper und im Leben generell bei.

2. Dehnende Übungen (15 min.)

Nun gehen wir weiter mit Übungen besonders für die Charakterstrukturanteile in uns und für die Menschen, die in ihrem Leben eher die Grunderfahrung von mangelnder Geborgenheit, fehlendem Halt, zu wenig Genährtwerden gemacht haben. Diese Übungen tun auch generell gut bei zu wenig Kraft und Energie, bei Antriebslosigkeit, Schlappheit und allgemeiner Schwäche. In solchen Fällen sind folgende Übungen besonders zur Abgrenzung, Selbstbehauptung und zur eigenen Kraftwahrnehmung und -entwicklung wichtig, unterstützend und hilfreich.

Erst einmal wieder gut stehen in der mittlerweile eingeübten und vertrauten Grundposition und sich, das eigene Körperempfinden, wahrnehmen, besonders unter der Perspektive: Wo in meinem Körper spüre ich Kraft, Energie, Lebendigkeit? Und wo eher Schwäche, mangelnde Stärke oder auch gar nichts, wenig Empfindungen und Wahrnehmung? Welche Gefühle und Gedanken bewegen mich gerade?

Dann die Füße etwas weiter als beckenbreit aufstellen, die Hände oder Fäuste in den unteren Rücken legen und damit das Becken nach vorn schieben und den Oberkörper, Brustkorb leicht nach hinten dehnen, sodass Sie wie in einem leichten Bogen stehen. Auf diese Weise eine Zeit lang gut und tief weiter atmen, den Ausatem zwischendurch immer wieder mal bewusst mit Ton kommen lassen. Um noch mehr Dehnung, Weitung und Öffnung in den Brustkorb zu bringen, können Sie Ihre nach hinten gerichteten Ellenbogen noch näher zueinander bringen, in Richtung Mitte. Das vertieft Ihren Atem noch mehr und von ganz allein, versorgt Sie auf einfache, anstrengungsfreie Weise mit mehr Sauerstoff, Energie und Lebendigkeit.

Zum Abschluss lassen Sie sich, Ihren gesamten Oberkörper vornüber hängen: Wirbelsäule, Kopf, Schultern, Arme – alles baumelt vornüber aus, löst sich, genießt die Gegenrichtung des Oberkörpers in dieser Haltung. Dort vornüber hängend bleiben Sie für ein paar gute, tiefe Aus- und

Einatemzüge, bringen sich dann Wirbel für Wirbel vom unteren Rücken, Kreuzbein her wieder in die Aufrichtung und spüren gut nach.

Jetzt gehen wir weiter mit dem großen Armkreis: Sie bewegen Ihre Arme in Verbindung mit dem Atem: Einatmend heben Sie die Arme jeweils im Halbkreis an und hoch über den Kopf, mit dem Ausatem bringen Sie die Arme von dort wieder im Halbkreis zurück, bis sie an den Seiten herunterhängen. Diese Bewegung führen Sie etliche Male in Verbindung mit dem eigenen Atemrhythmus aus und spüren zum Abschluss wieder gut nach.

3. Abgrenzende, kräftigende Übungen (15 min.)

Jetzt kicken Sie erst den einen, dann den anderen Arm mit dem Ellenbogen zu den Seiten – mit Schwung und mit Ton oder auch mit Worten wie »Weg da! Platz! Hau ab!« – danach gut nachspüren. Besonders bei starken Ausdrucksübungen ist zur Integration der Erfahrung in das eigene System und Erleben das Nachspüren ganz besonders wichtig: So wird die eigene Energie und Stärke bewusst erfahren, erhöht und gehalten und nicht nur kathartisch rausgelassen und ausgedrückt – mit der Gefahr, sie in der ungewohnten, starken Ausdrucksweise entladend auch zu verlieren, wegzudrücken, sich gar zu verausgaben und am Ende doch wieder nur eher Kraftlosigkeit und körperliche Schwäche zu erleben.

Nun bewegen Sie Ihre Arme so nach vorn, als wollten sie sich abgrenzen, ein klares Stopp setzen, entweder zu einem imaginierten Gegenüber vor Ihnen oder, wenn Sie zu zweit üben, auch mit direktem Blickkontakt. Zunächst arbeiten Sie mit nonverbalen Ausdrucksgesten, dann auch mit Worten wie »Halt! Stopp! Schluss! Geh! Ende! Bis hierhin und nicht weiter!« oder was Ihnen als klares, abgrenzendes Wort gerade in den Sinn kommt. Auch hier zum Abschluss wieder gut nachspüren.

Jetzt können Sie eine Zeit lang nach vorn boxen, mit Blickkontakt zu Ihrem bzw. Ihrer Partnerin oder auch wieder, genauso gut möglich, wenn Sie allein üben, mit einem vorgestellten Gegenüber oder, wenn sich das für Sie stimmig anfühlt und Sie motiviert, mit sich selbst im Spiegel. Für einige ist das eine gute Möglichkeit, sich auf diese Weise im eigenen Ausdruck anzufeuern. Gleichzeitig könnte es auch die Gefahr mit sich bringen, etwas Aggressives gegen sich selbst auszuagieren. Wenn sich das bei Ihnen so anfühlt, würde ich es eher nicht empfehlen. Doch am besten probieren Sie es selbst aus und werden so Ihre eigene Aggressionskraft, im Sinne von *aggredi*: nach vorn gehen, lebendig und vorangehend sein, erfahren.

Schließlich bringen Sie Ihre Arme in eine Haltung, als ob Sie nach vorn ausreichen wollen, sich sehnen nach etwas oder jemandem hin, und spüren in diese Haltung ein; wenn Sie zu zweit sind, auch wieder mit Blickkontakt und in der inneren Haltung, sich etwas sehr zu wünschen, zu ersehnen. Nehmen Sie sich in dieser Körperhaltung wahr: Welche Gefühle, Körperempfindungen, Gedanken nehme ich dabei in mir wahr? Zum Abschluss die Haltung auflösen, den eigenen Körper- und Bewegungsimpulsen für einen Moment nachgehen und wieder gut nachspüren.

Und zuletzt noch eine weitere starke Erfahrung in der Ausdrucksarbeit: Sie stehen gut bioenergetisch gegründet, stampfen mit einem Fuß kräftig auf, nehmen auch die Arme und Fäuste hinzu und sagen laut und deutlich, immer wieder: »Nein!« Ihr ganzer Körper bringt stark und kräftig Ihr Nein in den Ausdruck. Damit experimentieren Sie, sodass Sie Ihr jetzt stimmigstes, eindeutigstes Nein finden. Wenn Sie zu zweit sind, sagen Sie sich lautstark Ihre Neins im Wechsel, wobei Sie sich auch Rückmeldungen dazu geben und sich hinterher darüber austauschen können.

Dann heben Sie Ihre Arme wieder in die nach vorn ausreichende, sehnende Haltung an und sagen ein »Ja!«, bringen Ihren ganzen Körper in eine Haltung, mit der Sie am besten und stimmigsten Ihr Ja in den Ausdruck bringen können. Experimentieren Sie wieder und wenn Sie zu zweit sind, sagen Sie Ihre Jas im Wechsel, im Dialog und hinterher tauschen Sie sich wieder kurzer aus.

4. Übungen im Liegen und Arbeit mit dem bioenergetischen Würfel (15 min.)

Nun liegen Sie bequem am Boden auf einer Matte oder Decke, strecken alle viere von sich und nehmen sich Zeit, im Liegen in Ihrem Körper anzukommen, sich in der Stille wahrzunehmen und sich mit jedem Ausatem noch mehr auf den Boden sinken zu lassen, noch mehr Gewicht abzugeben und vom Boden tragen zu lassen – gern immer wieder den Ausatem auch betont, einen Ton ausatmend kommen lassen. Das bringt Sie noch mehr und tiefer auf die Erde, lässt alle verbrauchte Luft ausströmen und gibt Ihnen die größtmögliche Sicherheit, dass Ihr Einatem von ganz allein einströmen kann und sich von selbst vertiefen und Sie mit ausreichendem, gutem, frischem Sauerstoff versorgen wird.

Während Sie weiter so bewusst und gut atmen, können Sie sich auch fragen: Was hat mir Kraft gegeben in den vorangegangenen Übungen? Wo und wie habe ich meinen Körper dabei erlebt? War er mir eher eine Kraftquelle? Wo hat es sich eher anstrengend, mühselig, schwach angefühlt im Körper, als ich die Übungen gemacht habe? Was hat sich besonders angenehm für mich angefühlt – körperlich, stimmungsmäßig? Wodurch habe ich Kraft, Energie, Lebendigkeit bekommen?

Nachdem Sie ungefähr fünf Minuten gelegen und sich Unterstützung und Erdung vom Boden genommen haben, recken, strecken, räkeln und dehnen Sie sich jetzt mit seufzenden Tönen und tiefen Ausatemzügen und kommen dann über die Seite auf alle viere, stellen in der Hocke die Füße auf den Boden, bringen die Beine in die Streckung, wobei Oberkörper, Wirbelsäule und Kopf weiterhin vornübergebeugt bleiben und nach unten hängen. Kommen Sie dann ganz allmählich vom unteren Rücken, Kreuzbein her Wirbel für Wirbel in die Aufrichtung; der Kopf hängt die ganze Zeit und richtet sich erst ganz zum Schluss oben über der Wirbelsäule auf. Dieser ganze Weg in die Aufrichtung kann durchaus drei bis vier Minuten dauern. Nun nehmen Sie sich wieder bewusst einen Moment im Stehen wahr, in Ihrer Aufrichtung, Ihrem Stand: Wie stehe ich? Welche Gedanken bewegen mich? Welche Gefühle nehme ich jetzt wahr? Und wie empfinde ich mich in meinem Körper? Spüre ich Energie, Lebendigkeit, Stärke, Kraft? Und wenn ja, wo genau nehme ich das körperlich wahr? Bleiben Sie für ein paar bewusste, tiefe Ein- und Ausatemzüge in diesem inneren Gewahrsein, Ihrer selbst bewusst.

In den nächsten zehn Minuten geht es weiter mit einer Kraft- und Ausdrucksübung am »bioenergetischen Würfel«: Das ist ein großer Schaumstoffwürfel mit einem schweren, großen Stein in seinem Inneren, damit er bei der folgenden Übung nicht wegrutscht. Dafür stehen Sie in der bioenergetischen Grundposition vor diesem Würfel, halten einen Tennisschläger mit beiden Händen, heben Ihre Arme mit dem Einatem mit dem Schläger hoch über Ihren Kopf, bleiben für ein paar Atemzüge in dieser gedehnten, geöffneten, bogenartigen Haltung, sodass Sie sich schön mit Sauerstoff und Energie aufladen können und schlagen dann mit einem Ihrer nächsten Ausatemzüge den Tennisschläger mit Ton, Schwung und Kraft auf den vor Ihnen stehenden Würfel. Das wiederholen Sie einige Male hintereinander: mit Schwung, Ausatem, Ton und auch mit Worten, die dazu kommen mögen, auf den Würfel schlagen, deutlich, forciert, zentriert, schnell, mit aller Kraft, wild und leidenschaftlich. Und Sie werden merken, wie Sie sich zunehmend stärker, lebendiger, ausdrucksfreudiger erleben. Zwischendurch nehmen Sie sich natürlich immer wieder eine Atem- und Verschnaufpause und gehen dann einen weiteren Durchgang an: mit aller Kraft und lauten Tönen schlagen. Viel Spaß dabei!

Natürlich werden Sie nicht unbedingt einen bioenergetischen Würfel besitzen und Sie müssen sich auch keinen kaufen, um diese Übung mit Gewinn ausführen zu können, obwohl es wirklich ein wunderbares Instrument ist, sich selbst und seine eigene Lebendigkeit wieder deutlicher zu spüren und in den Ausdruck bringen zu können – also eine lohnende Investition in die eigene Zukunft! Sie können Sich selbst Ihren bioenergetischen Würfel konstruieren, indem Sie entweder eine Matratze aus Ihrem Bett, ein großes, dickes, festes Kissen, einen Schaumstoffquader oder auch eine zusammenlegbare Matratze in ihrer gefalteten Form auf einen normal großen Tisch legen, sodass die Höhe dann etwa so ist, dass Sie Ihre Hände und Unterarme mühelos darauf legen können, wenn Sie mit in den Ellenbogen in etwa 90 Grad angewinkelten Armen direkt davor stehen. Gut wäre noch, diese Konstruktion irgendwie zu befestigen, damit sie beim Schlagen mit dem Tennisschläger nicht wegrutscht. Auf diese Weise können Sie genauso gut und effektiv mit dem Tennisschläger mit dem Ausatem und mit Ton und kräftigem Schwung auf die von Ihnen gebaute Unterlage schlagen – nur müssen Sie etwas aufpassen, dass Ihnen der selbst konstruierte Würfel nicht wegrutscht oder Sie daneben schlagen und sich wehtun. Das ist der große Vorteil des bioenergetischen Würfels: dass er stabil steht und schön laut knallt und Ihnen so eine unmittelbare, gute und unterstützende Resonanz gibt zu Ihrer derzeitige Stärke und dem Maß Ihrer Energie oder auch zu der noch eher reduzierten Kraft beim Schlagen.

Auf diese Weise werden nur ein paar Minuten praktiziertes Schlagen auf jeden Fall Ihre Lebendigkeit, Energie und Ausdrucksfähigkeit um ein Enormes steigern. Diese Übung sollte in der nächsten Zeit am besten zu Ihrem täglichen Standardrepertoire gehören – immer wieder mal kurz zwischendurch ausgeführt –, weil sie Sie am schnellsten und leichtesten direkt und unmittelbar in Ihren Körper und seine Wahrnehmung bringt, weil sie so enorm energiemobilisierend wirkt und damit wunderbar zu Ihrer neuen Lebensenergie beiträgt – nicht erst in 28 Tagen oder dem von Ihnen gewählten Zeitrahmen für dieses Übungsprogramm, sondern bereits jetzt und sofort, während Sie nur diese wenigen Minuten dafür investieren.

Fallbeispiel 1: Sich im Körper erleben

Das anschließende Fallbeispiel beschäftigt sich mit den in der frühen Kindheit nicht hinreichend erfüllten Grundbedürfnissen nach Nähe und Distanz bzw. nach Autonomie und Selbstbehauptung. Das Beispiel verdeutlicht und verkörperlicht diese charakterstrukturellen Persönlichkeitsanteile, macht sie anschaulich, konkret und erlebbar. Vielleicht entdecken Sie in diesem Mann auch eigene Anteile und Themen.

In allen Fallbeispielen in diesem Buch ist für die Anonymisierung nicht nur der Name geändert, sondern es werden auch sämtliche Informationen zur Person so zur Unkenntlichkeit verändert, dass die Fallbeschreibungen eine Mischung aus verschiedenen realen Personen, Klientinnen und Kursteilnehmenden darstellen und zugleich auch konstruiert wurden, um die dargestellten Themen noch deutlicher hervortreten zu lassen. Dies dient vor allem dem Schutz und der Anonymität der realen Menschen und basiert zugleich auf ganz realen Lebenserfahrungen und Lebensgeschichten, ist nichts Erfundenes. Diese ganz realen Menschen und ihre Geschichte werden auf diese Weise gewürdigt.

Jürgen, Mitte fünfzig, kräftige, eher starre Statur, sehr wortgewand, verkopft, sprachgewaltig, wenig bis keine körper- und psychotherapeutische Arbeit gewohnt, lässt sich dennoch auf alle Köperarbeit und Berührungsübungen beim Oberthema des Weiterbildungstages »Grenzen setzen – in Kontakt kommen« ein.

Für die körperorientierte Einzelsupervision in der Gruppe mit mir als Frau wird es die therapeutische Kunst sein, ihn aus seinem vielen Reden und der Hauptenergie im Kopf mehr ins Spüren und in den Körper zu lenken, ohne dass er nur in den Widerstand als natürlichen Schutzmechanismus geht.

Ich bin selber im Wesentlichen mit der Körperwahrnehmung und -spürung von Jürgen beschäftigt, habe keinen Plan, kein Ziel mit ihm, bin nur in der vollen Körperpräsenz, lasse ihn erst einmal reden, durch Worte Sicherheit bekommen – sein ihm vertrautes Verhaltens- und Kontaktmuster, in dem er mir genau seine geplante Thematik, an der er mit mir supervisorisch körperorientiert arbeiten möchte, seine ihm bekannten Grundverhaltensweisen und Muster beschreibt, alles sehr gut einordnen, strukturieren, planen, katalogisieren, intellektuell verarbeiten kann. Darin ist er perfekt, das kann er bestens; was er weniger kann, ist, wirklich entspannen, die Kontrolle abgeben, sich dem therapeutischen Prozess überlassen.

Auch für die Supervisionseinheit meint er, selbst verantwortlich zu sein: Es muss alles perfekt von ihm vorbereitet werden; wenn es scheitert, liegt es an ihm – nicht etwa an mir als seiner Supervisorin –, dann war er nicht gut genug. Um ihm zu verdeutlichen, was er da mit sich und auch mit mir macht, gehe ich körperlich auf ihn und sein Verhalten, sein Reden so ein, dass ich mich völlig entspannt zurücklehne und sage: »Na, dann habe ich ja jetzt frei, muss gar nichts machen, kann mich entspannt zurücklehnen. Und wenn dann meine Supervisionsarbeit mit Dir nicht gelingt, liegt das ja an Dir, wie Du sagst, nicht an mir!« Ich bleibe einige Zeit so entspannt, eher hängend sitzen, er redet noch weiter, wird aber spürbar ruhiger, hält sich sogar zwischendurch immer wieder und auch für längere Zeit den Finger vor den Mund, als müsse er still sein, gehorchen, dürfe etwas nicht sagen, wie ein kleiner, gemaßregelter Junge, der Redeverbot bekommen hat. Ich spiegele ihm das, mache dieselbe Bewegung mit dem Finger auf meinen Mund – so wie »Psst, still sein!« –, frage nach, was da nicht raus und über die Lippen kommen darf.

Seine Worte werden weniger. Jetzt geht es mindestens eine Ebene tiefer, jetzt kommen wir ins Zentrum dessen, was sich von der Körperebene her zeigen, lösen, bearbeiten lassen will: seine Traurigkeit aus den letzen Jahren, die bis an die »Oberlippe-Unterkante« steht, wie er es nennt, die er »immer wieder runterdrücken muss«, über die »erlittenen Demütigungen durch den Vorgesetzten und einige Kirchenvorsteher«. Jetzt geht es auf die Gefühlsebene, raus aus dem Überlebensmuster von Denken und intellektueller Bewältigung des Lebens als wesentliches Kennzeichen der Struktur 1.

Ich bin und bleibe ein ganz klares Gegenüber in der Sitzposition, auch in meiner Leitung, die er mich jetzt ganz hat übernehmen lassen. Er muss nicht mehr selber alles machen, reden, klären, verstehen und kommt in Kontakt mit seiner ganz frühen Problematik von fehlendem Halt, Geborgenheit, Sicherheit, mangelndem Willkommensein in dieser Welt, bereits bei seiner Geburt: Jürgen ist Jahrgang 1942 und mitten im Krieg unter äußerst schwierigen Bedingungen geboren worden. Jetzt überlässt er sich zusehends und spürbar mir und meiner Arbeit –einer weiblichen, mütterlichen Person, was für ihn ein riesiger innerer Entwicklungsschritt ist, bei seiner schwierigen Beziehung zu seiner Mutter, die ich von seinem Verhalten her erwartet habe und die er selber noch in seinen weiteren Erzählungen auch verbal mitteilen wird.

Bei seiner aufkommenden Traurigkeit, die rausgelassen werden möchte und die er krampfhaft zurückhält, habe ich den Impuls, mich hinter ihn zu stellen – ein gewagter Schritt, da er es als »In-den-Rücken-Fallen« empfinden könnte. Doch meine Intention ist es, ihm Unterstützung für Schultern und Kopf, ihm Rückendeckung zu geben, wobei ich mir bewusst bin, dass er mich auch weiterhin als klares und Sicherheit gebendes Gegenüber braucht und sich vor körperlicher Nähe fürchtet, sie in der Tiefe aber zugleich ersehnt. Ich biete ihm meinen Impuls verbal an, auf seine Angst und Abwehr eingestellt, gleichwohl überzeugt davon, auf der richtigen Spur zu sein. Sofort spricht er seine Befürchtungen aus, dass er, wenn jemand ihm im Rücken steht, keinen Fluchtweg habe, ihm jemand in den Nacken fallen könnte usw. Ich bleibe dabei, biete ihm an, sich in der Imagination vorzustellen, dass ich komme und mich seinem Rücken zuwende, ihm Rückhalt gebe. Er beschreibt Hitze und Brennen im Nacken, massive Anspannung im gesamten Rücken, deutliche körperliche Zeichen von Wärme, Lebendigkeit und körperliche Reaktionen, die mir zeigen, dass wir auf einem guten Weg sind. Ich gebe mit Sprechen Sicherheit, stimme alles mit ihm ab: Er bestimmt weiterhin, was geschieht, nicht ich! So wird er nicht wieder zum Opfer weiblichen Tuns wie in der Kindheit. Währenddessen lässt er sich immer mehr auf sein inneres, körperliches und emotionales Erleben ein.

Ich sage, dass ich jetzt realiter aufstehe – nicht nur in seiner Vorstellung – und komme, frage, ob das okay ist, und gebe ihm zu verstehen, dass er bei jedem einzelnen Schritt bestimmen und stoppen kann. Vielleicht werde ich also tatsächlich nie hinter seinem Rücken ankommen – je nach dem, was geschieht – und er erlebt und sagt auf dem Weg dorthin, was richtig ist für ihn, wo es langgeht. Er hat die Regie, Selbstregulation und ich werde sehen und spüren, welchen Weg mir sein Körper vorgibt. Ich respektiere sein »Langsam, langsam!« voll und ganz, gehe spürsam, achtsam Schritt für Schritt weiter, während ihm Erinnerungen aus seiner Kindheit kommen, Ermahnungen seiner Mutter,

»gerade zu gehen, so, als habe er einen Stock verschluckt« – wohlmeinende, aber auch ziemlich strikte, »militärische« und wenig emotionale, nicht auf das Kind abgestimmte Erziehungsprinzipien der Kriegs- und Nachkriegszeit.

Ich bleibe immer wieder stehen, spreche mit ihm über seine jeweilige Erinnerung aus der Kindheit, besonders über den eher groben, barschen, demütigenden Umgang seiner Mutter mit ihm, gehe immer erst einen Schritt weiter, wenn er mit Kopfnicken das Signal dazu gibt, benenne auch, weil er seine Augen geschlossen hat, den Augenblick, als ich in seine Körpergrenze hineintrete. Er spürt es selber, lässt mich weiter gehen. An der Seite seines rechten Arms verharre ich, direkt und nahe neben ihm, und sage, dass er jetzt, wenn er den rechten Ellenbogen benutzen würde und es wollte – so wie seine Mutter es damals hinter seinem Rücken unerwartet und übergriffig bei ihm getan hat, damit er gerade steht und gerade geht –, er mich nun treffen könnte. Ich höre seine möglichen Aggressionen gegen die Mutter und das Weibliche, also auch mich, spüre aber keinerlei reale Gefahr für mich und greife seine aggressiven Impulse als gutes Zeichen der klaren Abgrenzung, Selbstbehauptung und Lebendigkeit auf und biete ihm an, den Ellenbogen auf diese aggressive Weise zu betätigen, während ich mich aus dem »Schussfeld« begebe. »Nein!« – er will es nicht: eine klare, erwachsene Selbstbehauptungsreaktion. Er fordert mich vielmehr auf: »Nun müssen wir wohl weiter gehen!«, gibt mir also die Richtung vor, indem er mehr Nähe wünscht, nicht Distanz, Abgrenzung: Ja, wir »müssen«, wenn er es will!

Als ich jetzt zügig hinter seinem Rücken stehe und ihm ankündige, dass ich mich seinem Rücken mit meiner Vorderseite zuwende, geht das alles für ihn erstaunlich gut, empfindet er es sogar als angenehm, auch die Vorstellung, dass ich ihm meine Hände zur Unterstützung auf die Schultern legen werde. Ich tue es, er beschreibt, wie sich das anfühlt, dass die linke Seite wie gelähmt ist und der Rücken sich gerade in der Wahrnehmung verabschiedet, wie er links eine ganz blockierte schmerzende Stelle hat, die sich bisher allen physiotherapeutischen Behandlung entzogen hat – wohl, weil sie nicht nur körperlich, sondern im Wesentlichen psychisch verursacht ist.

Ich biete ihm an, meine Hände genau dorthin zu legen und ihn selber meine Hände genau da platzieren zu lassen, wo es für ihn richtig ist, und zu schauen, was passiert. Auch bitte ich ihn, sich dann wieder ganz nach hinten anzulehnen, nicht mehr so kerzengerade zu sitzen, als hätte er einen Stock verschluckt, wie damals als Junge bei seiner Mutter. Jetzt kann er fest angelehnt an die Stuhllehne und damit auch an meine Hände den Halt spüren; und plötzlich brechen

Tränen aus ihm heraus, als ich ihm anbiete, auch noch den Kopf anzulehnen, an meine Körpervorderseite und damit an mein Herz und meine Brust. Ich lege meine rechte Hand an seine Stirn, halte seinen Kopf, während die linke Hand bei der Stelle seines gefühlten »Dolchstoßes«, wie er das Verhalten seiner Mutter in seinem Körper erlebt, bleibt. Und nach dem kurzen Tränenausbruch und damit der Erlaubnis, die Trauer nicht mehr nach unten zu drücken, sie über die Lippen kommen zu lassen, meldet sich sofort von der schmerzenden linken Rückenseite her auch die unterdrückte Wut über die Demütigung durch die Mutter, die jetzt erst zutage treten kann, nachdem das entwicklungspsychologisch noch frühere, unerfüllte Bedürfnis nach Halt nun in der Arbeit heute erfüllt wird; und er kickt jetzt selber mit dem Ellenbogen nach hinten, so wie die Mutter es bei ihm getan hat, in seinen Rücken, um ihn zur Aufrichtung zu ermahnen – so er jetzt, um sich dagegen zu wehren. Ich ermutige ihn, das zuzulassen, zu verstärken, einmal macht er es zu heftig, ruft spontan »Au!«, so wie er es damals als Junge wahrscheinlich nicht getan, den Schmerz vielmehrt klaglos ertragen hat.

Da sind Wut und Traurigkeit, die jetzt im Wechsel rauskommen dürfen, Anteile aus seiner frühkindlichen Entwicklung, und auf der Real- und Erwachsenenebene auch die Wut über die Demütigungen durch den Vorgesetzten, die Kirchenvorsteher und die damit verbundene unterdrückte Trauer in Wiederholung der Kindheitserfahrung mit seiner Mutter.

Da die Zeit fast um ist, bitte ich ihn, noch zwei Minuten gut nachzuspüren, während ich meine Hände, angekündigt, wieder wegnehme, mich verabschiede von seinem Rücken, wieder an ihm vorbei und nach vorn gehe, hin zu meinem Stuhl im Kreis und als sein klares, erwachsenes Gegenüber auftrete. Für diese sehr tiefe Arbeit bedankt er sich am nächsten Tag und bietet mir das Du an. Für die Arbeit brauchte er, wie er sagte, noch die Distanz zu mir, einer Frau, »und jetzt möchte ich gern Du sagen!« – »Ja, sehr gern!«

Tag 5
Aufrichten und Sich-Beugen

Es folgen nun Übungen, die besonders für Menschen, die ihre Energie eher unterdrücken oder oben im Körper halten, förderlich sind. Hier kommt es wesentlich darauf an, immer wieder nach unten zu gehen, sich zu verwurzeln, die eigene Kraft ausdrücken zu können.

Theorie 5: Körper und eigene Persönlichkeit

Heute wenden wir uns mit den Übungen im Wesentlichen den Strukturen 3 und 4 zu. Dafür beschäftigen Sie sich jetzt erst einmal mit der dritten und vierten Spalte des psychosomatischen Modells in Tabelle 1. Und während Sie diese lesen, im gewohnten Sitzen oder auch Stehen, Gehen, Liegen, achten Sie bitte wieder besonders auf Ihre Körper- und Selbstwahrnehmung: Wie reagiert Ihr Körper auf das, was Sie lesen? An welchen Stellen der Beschreibungen zu den beiden Persönlichkeitsanteilen geht er besonders deutlich in Resonanz? Welche Gefühle erleben Sie beim Lesen? Und welche Gedanken kommen Ihnen dazu in den Sinn? Schließlich: Welche Grundzüge erkennen Sie bei sich selbst beim Lesen? Wovon fühlen Sie sich am stärksten, wovon am wenigsten angesprochen? Welche Ihnen bekannten Menschen mit den beschriebenen Charakterzügen sehen Sie vor sich? Und auch: Welche Ihnen wesensmäßigen, in der Grundstruktur enthaltenen Ressourcen, Kompetenzen, Stärken stehen Ihnen dadurch zur Verfügung?

Und dann gehen Sie weiter mit den folgenden Körperübungen zur Unterstützung und Förderung der Körperbereiche, die besonders in diesen beiden Strukturen von einer Weiterentwicklung profitieren.

1. Übungen im Stehen zur Aufrichtung und Vertiefung der Atmung (15 min.)

Wieder beginnen Sie Ihre Übungen im vertrauten bioenergetischer Stand mit parallel aufgestellten Füßen, beckenbreiten Beinen, durchlässigen Gelenken, besonders in den Knien, und gehen innerlich den folgenden Fragen nach: Wie stehe ich heute hier? Wie geht es mir? Wo stehe ich mit dem Thema »meine Kraftquellen«? Wo mit meiner selbst gewählten Aufgabe, meine mit der Zahl 1 versehene Kraftquelle in dieser Woche zu praktizieren? Wie geht es mir mit meiner Käferchen-Übung, täglich sieben bewusste Glücksmomente zu sammeln?

Jetzt senken Sie Ihre Knie mit dem Ausatem, so tief wie möglich, ohne dass sich Ihre Fußsohlen vom Boden anheben, und richten sich mit Ihrem Einatem wieder auf in den Knien, allerdings nur so weit, dass sie nicht durchgedrückt werden oder gar einrasten – eine ganze Zeit lang auf diese Weise verfahren, anschließend wieder, wie immer, gut nachspüren.

Nun gehen Sie in den »bioenergetischen Bogen«, in verschiedenen Varianten – und zwar als erstes so, dass Sie die Füße und Beine etwas breiter aufstellen als beckenbreit, Ihre Hände, Fäuste in den unteren Rücken legen, das Becken damit nach vorn schieben und sich mit Ihrem Oberkörper leicht nach hinten lehnen, sodass eine gute Öffnung und Weitung in die gesamte Vorderseite Ihres Oberkörpers kommt, besonders in Ihren Brustkorb, sodass sich Ihr Atem schön und von ganz allein vertieft. Bleiben Sie für einige Atemzüge in dieser Position und bringen Sie zum Abschluss Ihre Wirbelsäule und Ihren gesamten Rücken in die Gegenrichtung, und zwar so, dass Sie sich mit Ihrem ganzen Rücken, Schultern, Armen und Kopf vornüber hängen, so weit wie möglich in Richtung Boden: Alles hängt aus, kann sich entspannen und lösen. Dann gut, betont, seufzend, stöhnend ausatmen und vom unteren Rücken, Kreuzbein her Wirbel für Wirbel in die Aufrichtung kommen, am Ende wieder wie gewohnt einen Moment nachspüren.

Für die zweite Bogenhaltung halten Sie Ihre Arme jetzt zu den Seiten ausgestreckt, etwa in Schulterhöhe, während alles andere in derselben Weise positioniert bleibt wie beim ersten Mal. Bei dieser Variante wird der Brustkorb noch mehr geöffnet und gedehnt, der Atem kann noch tiefer und freier fließen. Auch in dieser Bogenhaltung ist es gut und atemunterstützend, den Ausatem immer wieder mit Ton kommen zu lassen. Abschließend wieder, genau wie oben beschrieben, vornüber hängen, sich Wirbel für Wirbel aufrichten und nachspüren.

Und nun die dritte und letzte Bogenvariante: Die Arme werden hoch über den Kopf gehoben und gedehnt, während alles andere so bleibt wie in den beiden vorausgehenden Bogenhaltungen dargestellt. In dieser ganz gestreckten und gedehnten Haltung des gesamten Körpers atmen Sie gut und betont weiter aus und ein und lassen den Atem frei fließen. Schließlich lösen Sie diese Bogenposition auf wie auch die beiden vorangegangenen.

Während Sie jetzt vornüber hängen, die Hände, wenn möglich, am Boden aufgestützt, gehen Sie mit Ihrem Einatem in den Knien noch tiefer nach unten und schieben dann mit Ihrem Ausatem den Po hoch in Richtung Decke, wobei Sie die Knie und Beine mehr strecken. Wiederholen Sie dies ein paar Mal mit Ihrem Ein- und Ausatem und wandern Sie dann mit Ihren Händen auf dem Boden noch mehr nach vorn. Die Beine sind gestreckt, der Po hoch in Richtung Decke, so weit, wie es Ihnen möglich ist. Halten Sie den aufkommenden Anspannungsstress in Ihren Beinen für einige Atemzüge und verlagern Sie schließlich Ihr Gewicht ganz auf Ihre Hände und auf nur ein Bein. Mit dem anderen Fuß und Bein treten Sie mit Ton nach hinten weg, mehrmals – dann Wechsel zum anderen Bein. Abschließend bringen Sie sich wieder Wirbel für Wirbel vom unteren Rücken her aufrollend in die Aufrichtung und spüren gut nach: Wie nehme ich mich jetzt wahr? Körperlich, emotional, mental?

Und nun beginnen Sie mit beiden Füßen, mit den vollen Fußsohlen kräftig auf der Stelle zu treten, stampfen, nehmen Ihre Fäuste gespannt dazu und lassen vor allem auch Ihre Stimme laut und kräftig dabei tönen, sodass sich auf diese Weise Ihr ganzer Körper kräftig und stark in den Ausdruck bringt. Diese Form des starken Ausdrucks üben Sie etwa ein bis zwei Minuten bzw. so lange Sie können – dann pausieren, wieder zu Atem kommen, nachspüren und diese »Attacke« noch zwei Mal wiederholen. Bei dieser ganz kräftigen Ausdrucksübung ist das Nachspüren und damit das Integrieren der Übung ins ganze System ganz besonders wichtig und notwendig, weil bei viel Ausdrucksarbeit auch viel Eindruck, Nachklingen-Lassen und Integration geboten ist. Sonst besteht die Gefahr, dass sich das kräftige Erleben zwar für den Moment gut anfühlen mag, dann aber völlig verpufft, also als Energie verschwendet wird oder sogar zum Erleben von Kraftlosigkeit und Schwäche führen kann.

Jetzt beginnen Sie für eine Zeit lang Ihren Brustkorb bzw. Ihre Thymusdrüse mit Ihren locker zu Fäusten geballten Händen oder Ihren Fingerspitzen oder Ihren Handinnenflächen kräftig zu klopfen und lassen dabei Töne kommen. Die Aktivierung dieses Bereichs regt Ihre Thymusdrüse an und stärkt damit Ihr Immunsystem, erhöht Ihre Abwehrkräfte und trägt somit zu Ihrer körperlichen Gesundheit bei. Auf der psychischen Ebene ist im Brustkorb der sogenannte »Ich-Punkt« lokalisiert: der Punkt, wo wir allgemein unser Ich, unser Selbst verankern würden bzw. wo das kleine Kind mit dem Finger hindeutet, nämlich mitten auf den Brustkorb, wenn es sich selbst meint, noch bevor es überhaupt »ich« sagen kann und von sich selbst quasi wie in der dritten Person spricht und seinen Namen nennt, wenn es »ich« meint. Auch erwachsene Menschen, die von sich selbst sprechen und zur Bekräftigung ihres Ichs eine unterstützende Geste machen, zeigen mit Ihrem Zeigefinger auf ihren Brustkorb, wenn sie »ich« sagen, nicht etwa auf ihren Kopf, ihr Knie oder ihren Bauch. Das bedeutet, das kräftige Klopfen des Brustkorbs stärkt nicht nur Ihre Thymusdrüse, sondern auch Ihr eigenes Ich, das Bewusstsein Ihrer selbst – eine sehr gute Übung, um sie immer wieder mal zwischendurch zu praktizieren, am Schreibtisch, in einer langweiligen Sitzung, an der Bushaltestelle oder an anderen Orten und bei Gelegenheiten, die Ihnen dazu in den Sinn kommen.

Und nun sind Sie sehr gut vorbereitet für die nächste Übung: Sie stehen dafür zunächst wieder gut bioenergetisch gegründet, ballen dann Ihre beiden Hände zu Fäusten, beugen dabei Ihren Oberkörper leicht und stampfen dann mit einem Fuß kräftig auf, holen sich damit von unten, vom Boden her die Kraft, sich mit Schwung in die volle Aufrichtung zu bringen und sagen dazu laut: »Ich«, mehrmals hintereinander. So vertreten Sie sich, Ihr eigenes Ich im wahrsten Sinne des Wortes selbst, stehen zu sich, Ihrem Ich und bringen es quasi mit dem ganzen Körper in den starken Ausdruck, zeigen sich und der Welt deutlich das eigene Ich. Zum Abschluss wieder gut nachspüren. Sie erinnern sich, nach starkem Ausdruck sind Eindruck und Integration umso wichtiger, um wirklich von der Übung zu profitieren. Dann wiederholen Sie die Übung gern noch ein- oder zweimal, damit sich diese neue, starke Erfahrung hirnphysiologisch auch neuronal einspurt und das Gehirn für diese Erfahrung neue neuronale Bahnen bilden kann.

2. Ausdrucksübungen im Stehen (15 min.)

Wenn Sie das Übungsprogramm zu zweit oder mit mehreren absolvieren, können Sie jetzt noch als weitere Ausdrucksübung Paare bilden, einander gegenüberstehen und dann sagt die eine mit ganzem Körperausdruck, aufstampfenden Fuß und geballten Fäusten, so wie bereits oben beschrieben: »Nein« – immer wieder, laut und kräftig mehrmals hintereinander. Der andere sagt als Reaktion darauf und im Wechsel dazu »Ja«, ebenfalls laut und kräftig, mit ganzem Körperausdruck, sodass ein Ja-Nein-Dialog entsteht. Hinterher spüren Sie wieder gut nach, wechseln und tauschen sich zum Schluss, wenn Sie wollen, kurz über die Erfahrungen in dieser eher ungewöhnlichen Kommunikationsform aus, wobei Sie beim Erzählen ihrer Erfahrungen versuchen, jeden Satz mit »Ich« zu beginnen.

Wenn Sie diese Übung allein praktizieren, dann so, dass Sie diesen Ja-Nein-Dialog mit sich selbst führen und jeweils im Wechsel ein Nein, anschließend ein Ja auf diese Weise in den Ausdruck bringen, oder auch zuerst mehrere Neins, dann mehrere Jas hintereinander. Variieren und experimentieren Sie so, wie es Ihnen beliebt. Wenn Sie möchten, können Sie diese Übung auch vor einem Spiegel ausführen und wahrnehmen, wie Sie sich sehen, erleben mit diesem starken, pointierten Ausdruck von Nein und Ja. Zur abschließenden Integration das Nachspüren nicht vergessen.

Nun können Sie die nächsten fünf Minuten noch einmal für eine Übung nutzen, auf die Sie jetzt bestens vorbereitet und eingestimmt sind: für die mittlerweile schon bekannte Übung am bioenergetischen Würfel bzw. der Matratze, dem dicken Schaumstoffkissen oder was Sie sich konstruiert haben, um mit einem Tennisschläger oder Stock kräftig darauf schlagen zu können. So können Sie noch einmal ganz bewusst und explizit Ihren Ausdruck, Ihre Kraft und Lebendigkeit fördern. Dafür stehen Sie wieder im bioenergetischen Stand, gut gegründet mit durchlässigen Gelenken, heben Ihre Arme mit dem Tennisschläger in beiden Händen hoch über den Kopf, sodass sich der gesamte Oberkörper strecken und aufdehnen kann, bleiben ein paar gute, tiefe Aus- und Einatemzüge in dieser geöffneten und gestreckten Haltung stehen, wobei Sie die ganze Zeit mit durchlässigen, leicht gebeugten Knien stehen, und schlagen dann mit Ihrem Ausatem mit dem Tennisschläger auf den Würfel, das Kissen und bringen dazu ein lautes, kräftiges, deutliches, starkes »Nein«, »Ja« oder »Ich« in den Ausdruck und wiederholen dieses kräftige Schlagen mit dem von Ihnen gewählten Wort. Schauen Sie mal, welches der drei Worte als erstes über Ihre Lippen kommt, während Sie mit dem Tennisschläger schlagen, und welches heute für Sie am stimmigsten klingt – und dann bringen Sie es so lange und so deutlich und stark in den Ausdruck, wie es Ihnen gut erscheint. Wenn Sie wollen, können Sie natürlich auch noch einen zweiten Durchgang mit demselben Nein, Ja oder Ich schlagend in den Ausdruck bringen oder auch ein anderes der drei Worte wählen. Zum Abschluss und Integrieren wieder gut nachspüren.

3. Übungen im Liegen für die Entlastung des Rückens (15 min.)

Jetzt legen Sie sich zum Erholen und Entspannen auf eine Matte oder Decke auf dem Boden auf den Rücken, strecken alle viere von sich und nehmen sich bewusst einen Moment in der Ruhe wahr: Wie ist mein Körperempfinden jetzt im Moment? Wie fühle ich mich gerade? Und welche Gedanken gehen mir durch Kopf, Herz und Sinne?

Dann schicken Sie wieder Ihren Ausatem durch Ihren ganzen Körper hindurch bis hinunter in die Beine und Füße und während Sie weiter auf diese Weise ausatmen, versuchen Sie auch, mit Ihrem Ausatem immer noch mehr Gewicht abzugeben, sich ganz der Schwerkraft zu überlassen, sich der Erde anzuvertrauen, sich und das ganze eigene Gewicht vom Boden tragen zu lassen, immer wieder, mit tönendem Ausatem bis hinunter in die Füße.

Während Sie weiter so ausatmen, nehmen Sie jetzt zu Ihrem Einatem die Vorstellung hinzu, dass neuer, frischer Sauerstoff und Lebensatem in Sie einströmt und durch Ihren ganzen Körper hindurch fließt und ihn versorgt mit neuer Lebensenergie und Lebendigkeit. Wenn Sie eine Zeit lang auf diese Weise bewusst atmen, werden Sie sich wunderbar erholt und neu gestärkt fühlen, voller Tatendrang und Energie.

Wenn Sie zu zweit sind, legt sich jetzt A für die folgende Partnerübung auf die Matte auf dem Boden auf den Bauch, B steht an einer Körperseite von A, stellt einen Fuß auf den oberen Rücken von A – wenn es zu wackelig wird, gern einen Stuhl daneben stellen und sich für die bessere Balance mit einer Hand auf die Stuhllehne stützen –, und gibt dann mit dem tönenden Ausatem von A Gewicht und Druck in den aufgestellten Fuß und damit in den oberen Rücken von A, nimmt mit dem Einatem das Gewicht wieder weg, stellt mit dem nächsten Ausatem mit Ton von A den Fuß wieder an eine andere Stelle im oberen Rücken von A und drückt während des gesamten tönenden Ausatems mit Gewicht und Druck den Fuß in diese neue Stelle des Rückens, nimmt einatmend wieder Gewicht, Druck weg, geht ausatmend zur nächsten Stelle usw.

Dies ist eine wunderbare Rückenmassage für A, geht direkt in die Spannungsgebiete im oberen Rücken, die stark belastete Region besonders bei Menschen, die es gewohnt sind, sich viel Verantwortung auf die Schultern zu laden, die viel aushalten und tragen können und in der frühen Kindheit eher unten gehalten, unterdrückt, in ihrem natürlichen Entfaltungsdrang und Freiheitsbedürfnis eingeschränkt, auf keinen Fall hinlänglich in ihrem starken Selbstausdruck unterstützt und gefördert wurden.

B hat gleichermaßen auch sehr viel von dieser Übung, wenn auch auf andere Weise und für andere Körperbereiche und Strukturanteile: Durch das kräftige Drücken mit dem Fuß wird nämlich die eigene Erdung ganz erheblich gefördert und vertieft, die Verwurzelung mit dem Boden und im eigenen Körperselbst – noch dazu auf einem lebendigen, menschlichen Boden, dem Rücken von A, der warm, nachgiebig, flexibel ist und menschliche »Unterstützung« im wahrsten Sinne des Wortes gibt, Dasein und Halt in der Tiefe, also den früh erlebten, mangelnden Halt, die fehlende Sicherheit und Geborgenheit im Leben ausgleicht – und das alles in einem sicheren Setting, in dem B selbst bestimmt und reguliert, wie sehr er sich auf A einlässt, seinen Fuß dem sicheren Halt, dem Rücken von A überlässt und Sicherheit, Erdung aus dem menschlichen Boden gewinnt. Wenn B zugleich noch mit seinem eigenen Atem mitgeht, mit dem eigenen Ausatem Gewicht und Druck auf den Fuß, das Bein und damit auf den oberen Rücken von A gibt, dabei selbst auch tönt, den eigenen Ausatem betont, mit Ton kommen lässt, in Resonanz zum Ton von A, und mit dem eigenen Einatem Gewicht und Druck vom Fuß wegnimmt und mit dem nächsten Ausatem den Fuß mit Gewicht auf eine andere Rückenstellte setzt und darauf vertraut, dass auch diese Körperstelle von A ihn trägt, Sicherheit und Unterstützung gibt, dann fördert er nicht nur die eigene Erdung und Sicherheit auf der Erde, auf der so früh als unsicher erlebten Welt, sondern stimmt sich damit auch noch, wie nebenbei, mit dem Atemrhythmus von A ab und erlebt auf diese Weise, ebenso wie A, Abstimmung zwischen zwei Menschen in ganz basaler Form, nämlich über den Atem, was der frühestkindlichen, basalen Abstimmung zwischen Mutter und Kind entspricht und ihr sehr nahekommt. Dies kann also frühkindlich und nachgeburtlich nur mangelhaft erlebte Geborgenheit und Sicherheit in der Mutterbeziehung bzw. der Beziehung zur willkommen heißenden Elternfigur nachnähren.

Wenn Sie am Ende wieder gut nachgespürt und dann die Positionen A und B gewechselt haben, können Sie sich nach dieser Übung, wenn Sie möchten, kurz über die jeweils gemachten Erfahrungen in den beiden unterschiedlichen Positionen austauschen: Wie war das für mich? Und wie nehme ich mich jetzt wahr? Körperlich, emotional, mental?

Wenn Sie das Übungsprogramm allein absolvieren, was gleichermaßen gut möglich ist – auch wenn Sie auf diese intensive Erfahrung in der Übung von tiefer Erdung, Sicherheit, Halt, Geborgenheit, Druckentlastung, Spannungsabbau, tiefem Atem und fast beiläufiger basaler Abstimmung im körperlichen, menschlichen Miteinander verzichten müssten –, dann gehen Sie jetzt gleich mit den folgenden Übungen weiter. Die soeben beschriebene Übung können Sie auch jederzeit nachholen, wenn Sie sich jemanden hierfür gesucht haben – es lohnt sich wirklich!

Sie liegen auf dem Rücken auf dem Boden auf Ihrer Decke oder Matte, Ihre Füße stehen etwa beckenbreit auf dem Boden und Sie beginnen nun, Ihr Becken zu klopfen, indem Sie Ihren Po und unteren Rücken leicht vom Boden anheben und wieder fallen lassen, anheben und am Boden klopfen, hüpfen, springen lassen – so, als ob Sie mit einem Teppichklopfer allen Staub aus Ihrem Körper ausklopfen oder Ihren Po und unteren Rücken wie einen Flummi springen lassen. Das tun Sie eine Zeit lang, so stark, kräftig, wild, schnell, wie Sie wollen und es sich angenehm anfühlt, oder auch so sanft, zart, behutsam und langsam, wie es gut für Sie ist; und vor allem lassen Sie auch Ihre Stimme und Töne mit dem Ausatem hinzukommen. Probieren Sie aus und bieten Sie Ihrem Körper unterschiedliche Intensitäten, Tempi und Lautstärken an.

Dann fangen Sie an, Ihre Schultern zu klopfen, indem Sie Gewicht, Druck auf Ihren Hinterkopf geben, Ihren Brustkorb und oberen Rücken leicht vom Boden anheben und wieder herunterplumpsen lassen, anheben und fallen lassen – und auch dieses Schlagen des oberen Rückens am Boden wieder stark, kräftig, in schnellem oder auch langsamen Tempo, zart und sanft. Während Sie Ihren oberen Rücken so am Boden klopfen, entspannen und entlasten, lassen Sie auch wieder Stimme, Töne dazu kommen; das erhöht die positive Wirkung dieser Übung noch. Am Ende des Klopfens von unterem und oberem Rücken am Boden spüren Sie wieder für einige Atemzüge gut nach und fragen sich innerlich: Wo und wie erlebe ich jetzt im Moment Kraft, Energie und Lebendigkeit in meinem Körper?

Zum Abschluss kommen Sie langsam auf Ihre Füße und zum Stehen, in den vertrauten bioenergetischen Stand, und nehmen sich, Ihre Körperempfindungen, Gefühle und Gedanken in der Aufrichtung im Stehen wahr. Gehen Sie für ein paar Atemzüge der Frage nach: Wo in meinem Körper spüre ich Kraft, Energie und Lebendigkeit? Und wo stehe ich heute mit meiner Kraftquellenübung?

4. Eigenarbeit (15 min.)

Jetzt wählen Sie ein paar eigene Körperübungen aus den bisherigen aus, die Sie in den vergangenen Tagen in diesem Übungsprogramm durchgeführt und die Ihnen besonders gut gefallen, besonders gutgetan haben, oder nehmen auch ganz andere, die Sie kennen, und die Sie mögen oder die Sie jetzt selbst für sich erfinden und zusammenstellen. Praktizieren Sie diese Übungen Ihrer Wahl in Eigenarbeit für fünfzehn Minuten.

Diese sogenannte Eigenarbeit, also Übungen selber auszuüben, ohne dass sie Ihnen vorgegeben werden, fördert Ihre Eigeninitiative, Selbstständigkeit, Selbstbestimmung und positive Beziehung zu Ihrem eigenen Körper und zu dem, was ihm guttut und was er braucht. Denn letztlich können nur Sie selber wissen, fühlen, empfinden, was für Sie und Ihren Körper eine gute, stimmige, wohltuende, unterstützende, die eigene Weiterentwicklung fördernde Übung ist. Nur Sie selbst sind im Grunde die Spezialistin bzw. der Spezialist, Fachfrau bzw. Fachmann für Ihren Körper, Ihre Seele, Ihren Geist. Bei allen wohldurchdachten, kenntnisreich konzipierten Übungsprogrammen: Letztlich können sie nur Anregungen und Grundlagen bieten für Sie!

Deshalb nun viel Freude beim Herausfinden, Auswählen und Durchführen Ihrer ersten selbst bestimmten Übungen für Ihren Körper jetzt in den nächsten fünfzehn Minuten, im Stehen, Gehen, Sitzen oder Liegen oder auch in unterschiedlichen Körperpositionen – schon da fängt Ihre Selbstständigkeit an. Genießen Sie es!

Und zum Abschluss nehmen Sie sich auch wieder, wie bereits aus den vorgegebenen Übungen vertraut, einen Moment Zeit zum Nachspüren: Wie geht es mir jetzt? Nachdem ich zum ersten Mal selbst Übungen für mich ausgewählt und durchgeführt habe? Wie nehme ich mich wahr in meinem Körper? Und wo? Wie ist meine Stimmung jetzt, meine Gefühlslage? Und welche Gedanken gehen mir durch Kopf, Herz und Sinne? Am Ende nehmen Sie noch sechs, sieben gute, bewusste, tiefe Aus- und Einatemzüge durch den ganzen Körper hindurch und spüren der Erfahrung mit den selbst zusammengestellten Übungen und ihrer Auswirkung auf Körper, Seele und Geist nach.

Theorie 6: Die Integration von Körper und Seele – körperseelisches Verstehen und Weitergehen

Der Ansatz der BA kann nach meinem Verständnis sehr gut für das tiefenpsychologische Grundverständnis von Psychotherapie und auch von Seelsorge und Supervision im Sinne von Wahrnehmen und Annehmen als Basis für Verstehen, Durcharbeiten und Weiterentwicklung genutzt werden. So wird die therapeutische Arbeit um die Perspektive des Körpers als Quelle von Erkenntnis ergänzt, es werden also Körper und Seele in ihrer Einheit ins Zentrum der therapeutischen und supervisorischen Arbeit gestellt, für das Gewinnen von Einsicht – Einsicht auf der kognitiven, emotionalen und körperlichen Ebene – körperlich ausgedrückt von »Ver-stehen« und »Weiter-gehen« im eigenen Leben und biografischen Gewordensein. Die BA halte ich für eine besonders geeignete körperpsychotherapeutische Methodik als professionelle Grundhaltung, als »Handwerkszeug«, um die Körper-Seele-Integration in der therapeutischen und supervisorischen Arbeit und vor allem auch im eigenen Leben, Arbeiten, Handeln und Sein zu achten und umzusetzen, zu leben. Dabei geht es (1) um das bewusste Wahrnehmen und Annehmen von Körper und Seele und (2) um die Fokussierung auf die eigene Körperwahrnehmung und ihre Umsetzung in konkrete, stimmige Verhaltensweisen im körperpsychotherapeutischen und im eigenen, persönlichen Weiterentwicklungsprozess, dem Prozess der Weiterentwicklung von Körper und Seele im eigenen Leben und Alltag, den Sie mit diesem Übungsprogramm durchlaufen.

1. Körperliche Wahrnehmungsfokussierung

Um besonders die Fokussierung der Körperwahrnehmung in der Arbeit mit sich selbst und in der Therapie und Supervision zu vertiefen und dadurch auch körperliche Einsicht zu fördern und sie für verbale und körperliche Interventionen zu nutzen, sind die vier bioenergetischen Grundprinzipien von Erdung, Atmung, Bewegung und Ausdruck (ausführlich dargestellt in den Theorie-Abschnitten 12, 14, 15 und 16 als Wahrnehmungskriterien hilfreich.

2. Körperliche Umsetzung des Wahrgenommenen
Über die Wahrnehmung hinaus geschieht die Umsetzung des Wahrgenommenen in konkretes Handeln in drei Schritten: (1) An erster Stelle steht das Verbalisieren des körperlich Wahrgenommenen im Gespräch mit der Therapeutin, dem Supervisor oder mit sich selbst. Es geht also darum, ausdrücklich, explizit auf wahrgenommene körperliche Wahrnehmungen beim Klienten und der Therapeutin zu achten, darauf einzugehen, sie den Klienten mit Worten zur Verfügung zu stellen und so weitere Erkenntnis zu fördern. Und auch Sie können auf diese Weise jetzt Ihre eigenen Erkenntnisse und Einsichten in der Körperübungsarbeit in diesem Programm kognitiv, emotional und körperlich in den Ausdruck bringen, bei sich selbst fördern, unterstützen und begleiten. (2) Dann kann das auch körperlich Wahrgenommene im therapeutischen, supervisorischen und eigenen Prozess aufgenommen werden: durch körperliche Übungsangebote und Interventionen, wie sie Ihnen in diesem Übungsprogramm in einer großen Vielzahl zur Verfügung gestellt werden. (3) Schließlich kann das Wahrgenommene auch durch Körperinszenierungen umgesetzt werden: Das sind therapeutische, supervisorische Handlungsdialoge zwischen Klientin und Therapeut, die sich aus dem jeweiligen, auch körperlichen, Dialog ergeben bzw. durch Ihren eigenen inneren Dialog, der sich aus den Körperübungen in diesem Programm entwickelt und den Sie auch in Worte fassen oder aufschreiben können, auch ohne dass Sie explizit mit einer Therapeutin arbeiten. Diese drei Schritte sind jeweils als Wahrnehmungsfoki und körperpsychotherapeutische Verhaltensweisen bzw. körperliche Umgehensweisen mit sich selbst in diesem Übungsprogramm zu verstehen.

3. Verkörperte Beziehung
Bei der Integration von Körper und Seele in die therapeutische und supervisorische Arbeit bzw. in der Arbeit mit sich selbst in-

nerhalb dieses Übungsprogramms, der körperseelischen Wahrnehmung und der professionellen Arbeit bzw. der Arbeit mit sich selbst und am eigenen Weiterentwicklungsprozess kommt es immer zugleich auf eine gute professionelle Beziehung bzw. eine gute Beziehung zu sich selbst an. Sie gilt es zu beachten, besonders auch in ihrer verkörperten Form und unter den Phänomenen von Resonanz, Übertragung und Gegenübertragung und hinsichtlich ihrer tiefenpsychologischen Analyse.

Die Beziehung, die sich immer auch verkörpert, steht in der BA, in der körperorientierten Therapie und Supervision in gleicher Weise im Vordergrund der Arbeit wie die Wahrnehmung und Einbeziehung des Körpers. Sie bedarf der Wahrnehmung von Übertragung und Gegenübertragung, Widerstand und Abwehr, auch in ihrer verkörperten Form. Das Konzept der verkörperten Gegenübertragung – die Therapeutin spürt in ihrem Körper Empfindungen, die der Klient unbewusst affektmotorisch, körperlich auf sie überträgt – wird in neuerer bioenergetischer Konzeption als Resonanzphänomen beschrieben. Es geht insofern über das klassische Verständnis von Übertragung und Gegenübertragung hinaus, als es auf der körperlichen Grundlage von Empathie beruht, körperbezogen ist. Darin stellt sich der Supervisor als Resonanzkörper für die tiefsten, verborgenen Gefühle des Klienten zur Verfügung.

Dieses Konzept betont zugleich die affektmotorische Abstimmung zwischen Klient und Therapeutin, den wechselseitigen körperseelischen Beziehungsraum zwischen beiden als Grundlage für die therapeutische Arbeit und geht über eine monadische Sichtweise des Klienten in seiner Problematik hinaus zu einem dyadischen, auch verkörperten Dialog zwischen Klientin und Supervisor, in dem beide sich verbal, affektmotorisch, körperlich abstimmen und gegenseitig beeinflussen, sodass die Übertragung des Klienten immer auch bereits induziert ist durch den Therapeuten – und umgekehrt ist die Gegenübertragung des Supervisors auf die Klientin in ihrer verkörperten Form auch induziert von der Klientin in einem wechselseitig sich beeinflussenden, interaktionellen, verkörperten Dialog. Das Gewinnen von Einsicht innerhalb eines dialogischen Prozesses ist – neben der positiven, auch körperlichen Beziehungserfahrung – zentraler Wirkfaktor tiefenpsychologischer Arbeit, geschieht dabei nicht nur kognitiv, sondern auch affektiv und körperlich, als erlebte, verkörperlichte, affektmotorische Einsicht. Respektvolle Akzeptanz, emotionale Präsenz und empathisches Verstehen ermöglichen diese ganzheitliche Einsicht und eine neue positive Beziehungserfahrung in der Körperarbeit. Hierbei ist Körperwahrnehmung, -analyse und -arbeit ein zusätzlicher Weg zu Verstehen und Weitergehen im körperseelischen Prozess. Es geht also um eine Analyse von Körper und Seele im dyadischen Prozess, wobei verbaler und körperlicher Austausch gleichermaßen wesentlich sind. Denn Probleme der Klientin haben immer auch zu tun mit vergangenen Erfahrungen, die sich in ihrer Psyche und in ihrem Körper eingeprägt haben, unbewusst geworden sind – und die es gilt, in der körperorientierten therapeutischen, supervisorischen Arbeit wieder zu entschlüsseln, zu verstehen: durch die Arbeit mit Worten, Bildern, Fantasien, Körperausdrucksformen und Körperinterventionen, mit einer professionellen Begleitung oder mit sich selbst innerhalb dieses Übungsprogrammes.

Auch wenn der Fokus in der BA, der körperorientierten Therapie und Supervision dabei weniger auf der bioenergetischen Charakteranalyse als diagnostisches Modell liegt und mehr auf dem Beziehungs- und Körpergeschehen so lässt sich für die körperliche und psychische Analyse, auch die körperseelische Analyse von sich selbst in der eigenen Weiterentwicklungsarbeit, doch auch das psychosomatische Charakterstrukturmodell in seiner modifizierten Form (s. Koemeda-Lutz, 2002b; Clauer, 2009), als Hilfs- und Verständnismodell im Hintergrund mitschwingend nutzen, um die seelischen und körperlichen Erscheinungs- und Ausdrucksformen der Klienten – auch der Therapeutin, des Supervisors – in ihrer Entwicklungsgeschichte innerhalb der Primärbeziehungen besser wahrnehmen, verstehen und bearbeiten zu können. Dies geschieht in der Beziehung und im körperseelischen Wahrnehmungs- und Bearbeitungsfokus. Das therapeutische, supervisorische Vorgehen bei dieser

Analyse seelischen und körperlichen »Materials« unter Einbeziehung von körperpsychotherapeutischer Arbeit kann dabei durch bewusst angebotene körperliche Übungen und Interventionen unterstützt werden – im Sinne der klassischen und neueren bioenergetischen und körperpsychotherapeutischen Arbeit – und auch in Eigenarbeit gefördert werden: durch Körperübungsgruppen (Großerüschkamp, 2014) oder durch dieses Körperübungsprogramm.

Tag 6
Selbstausdruck und Selbstzuwendung

1. Ausdrucksübungen im Stehen (15 min.)

Heute stehen Sie zum Beginn Ihrer Körperübungen zunächst wieder im mittlerweile gewohnten bioenergetischen Stand, den Sie hoffentlich auch im Alltag zwischendurch immer wieder einmal einnehmen, sodass er Ihnen zu einem neuen, guten körperlichen Gewohnheitsmuster wird: die Füße parallel zueinander, die Beine beckenbreit, in den großen Gelenken, Knien, Hüften, Schultern, Kiefer durchlässig und gelöst. Sie atmen bewusst und tief aus und ein, wobei Sie versuchen, Ihren Ausatem mit Ton durch den ganzen Körper hindurch zu schicken, bis hinunter in die Beine, Füße und den Boden, auf dem Sie heute stehen: Wie nehmen Sie sich dabei wahr? Wie und wo spüren Sie sich jetzt in Ihrem Körper? In welcher Stimmung stehen Sie da, mit welchen Gefühlen? Und welche Gedanken gehen Ihnen durch Kopf, Herz und Sinne? Und während Sie dem weiter nachgehen und immer wieder den betonten Ausatem bis ganz nach unten in die Füße schicken, nehmen Sie nun auch die bewusste Vorstellung hinzu, wie mit jedem Einatem, der von ganz allein in Sie einströmt, ohne dass Sie sich darum bemühen, etwas dafür tun müssen, ganz von selbst und völlig anstrengungsfrei, neuer Sauerstoff, frischer Lebensatem, neue Energie und Lebendigkeit in Sie hinein fließen, Ihren ganzen Körper durchströmen, bis in jeden einzelnen Bereich, jedes Organ und jede einzelne Zelle hinein. Alles wird erfüllt von und freut sich an dieser neuen, sauerstoffreichen, lebendigen, nährenden Energie – zwei bis drei Minuten bewusst auf diese Weise atmen und stehen, abschließend wieder gut nachspüren und eventuell eigenen Körper- und Bewegungsimpulsen folgen.

Und jetzt, gut gegründet und verwurzelt, beginnen Sie, kräftig mit beiden vollen Fußsohlen auf der Stelle zu trappeln, dabei auch Ihre Hände, geballten Fäuste, Ihre laute Stimme und Ihre Augen hinzuzunehmen, um noch mehr Spannung und Ausdruckskraft aufzubauen. Üben Sie dies eine Weile im kräftigen Ausdruck, so laut und wild, wie es Ihnen heute möglich ist, und spüren Sie dann wieder gut nach.

Wenn Sie diesen ersten Durchgang von starkem Ausdruck integriert haben, machen Sie sich bereit zu einem zweiten Durchgang, körperlich genau auf dieselbe Weise, und jetzt bringen Sie dabei mit Ihrer Stimme ein klares, deutliches, lautes »Nein« in den Ausdruck, das Sie auf verschiedenste Weise modifizieren können. Probieren Sie aus, so lange und so kräftig wie möglich Ihr wildes Nein auszudrücken – danach natürlich wieder zur Integration gut nachspüren.

Und schließlich gehen Sie noch in einem dritten Übungsdurchgang in diese starke Ausdrucksübung: wieder mit geballter Kraft, mit den vollen Fußsohlen aufstampfen, trappeln, sich klar und deutlich vertreten, die eigene Position einnehmen, in den Ausdruck bringen und mit Ihrer Stimme ein lautes, positioniertes »Ich« ausdrücken, immer wieder »Ich«. Schauen Sie mal, welche Haltung dazu die Arme und Hände einnehmen wollen: vielleicht weiterhin geballt und nachdrücklich oder vielleicht mag sich eine Hand zur Bekräftigung auf den eigenen Brustkorb, den Ich-Punkt legen oder beide Hände wollen auf sich selbst hin zeigen oder welche Ausdrucksform Ihnen selbst in den Sinn kommt. Probieren Sie wieder aus, lassen Sie geschehen und Ihre Hände und Arme einfach selber machen – abschließend wieder sehr gut nachspüren: Wie stehe ich jetzt da? Wie geht es mir? Wie fühle ich mich? Welche Gedanken bewegen und beschäftigen mich? Was nehme ich in meinem Körper wahr? Wie und wo spüre ich meine Kraft, Lebendigkeit, Energie?

Theorie 7: Verbindung der Körperübungen zu den Charakterstrukturanteilen

Die Charakterstrukturanteile 3 und 4, entwickelt aufgrund und infolge der frühkindlich unterdrückten oder nicht hinreichend erfüllten Bedürfnisse nach Unabhängigkeit und Selbstständigkeit, nach Freiheit und Individuation, sind Disbalancen im körperlichen Energie- und Druckausgleich: entweder »unter-drückt« und unten gehalten worden zu sein im kindlichen Weiterentwicklungsdrang oder zu früh, richtig körperlich, hochgezogen und aufgerichtet, aufgebaut worden zu sein, überfordert in der eigenen kindlichen Entwicklung. Es geht um den Druckausgleich des im Körper gehaltenen, geballten Drucks, es geht um »Aus-druck«, um auf diese Weise die zu hohe Spannung, Ladung im Körper wieder zu lösen, zu balancieren. Es geht darum, nicht nur aus dem als Überlebensmuster entwickelten Über- oder Unterdruck heraus zu reagieren und sich zu verhalten, vielmehr die darin enthaltene hohe Energie für sich, sein Leben und Verhalten als Ressource zu nutzen. Darum sind all die vielen vorangegangenen und auch die folgenden Ausdrucksübungen so hilfreich und unterstützend. Eine der am besten und tiefsten wirkenden Übungen dafür ist die nächste und von Ihnen bereits praktizierte Übung am bioenergetischen Würfel, die ihre positive Wirkkraft gerade auch durch die regelmäßige Wiederholung entfaltet und so im Gehirn neue neuronale Muster anlegt.

2. Arbeit am bioenergetischen Würfel (15 min.)

Besonders für die Ausdrucksarbeit ist die Arbeit am bioenergetischen Würfel sehr förderlich.

Wieder stehen Sie dafür in der bioenergetischen Grundposition mit durchlässigen Gelenken vor Ihrem bioenergetischen Würfel oder Ihrer eigenen Konstruktion mit einem Tennisschläger fest umfasst in beiden Händen, heben Ihre Arme mit dem Schläger hoch über den Kopf und dehnen dabei den Oberkörper leicht nach hinten, wie in einem leichten Bogen. In dieser Haltung bleiben Sie für ein paar tiefe Aus- und Einatemzüge, gern wieder mit Ton, sodass sich Ihr ganzer Körper schön mit Sauerstoff und Energie auflädt. Dann beginnen Sie wieder, mit dem Tennisschläger auf den Würfel, die Matratze, das Kissen zu schlagen, mit dem Ausatem und mit lautem, kräftigen »Ha!« – und finden Sie im Schlagen Ihren heute stimmigen Rhythmus: langsam, gezielt, klar und deutlich oder auch schneller, wilder, unkontrollierter. Bieten Sie Ihrem Körper beide Varianten an und spüren Sie, welche heute die für Sie kräftigste und ausdrucksstärkste, stimmigste Möglichkeit ist, sich in den Ausdruck zu bringen. Am Ende, wie immer, gut nachspüren, dem ganzen System von Körper, Seele und Geist die Möglichkeit geben, diese starke Erfahrung zu integrieren und die früh erworbenen Muster und Charakterstrukturanteile damit zu erweitern, weiterzuentwickeln.

In einem zweiten Durchgang nehmen Sie als Wort wieder entweder ein »Nein«, »Ja« oder »Ich« oder ein anderes Wort hinzu, das Ihnen spontan in den Sinn kommt, wie »Stopp«, »Genug«, »Schluss«, »Weg damit«, »Her damit«, »Meins«. Schauen Sie, was heute gut passt und bringen Sie sich damit in den Ausdruck, vertreten Sie sich mit diesem, Ihrem Wort und Ihrer selbstbestimmten Position. Abschließend selbstverständlich wieder gut nachspüren: Wie nehme ich mich jetzt wahr? Nach diesem kräftig, energievoll ausgedrückten Wort? Wie reagiert mein Körper darauf? In welcher emotionalen Stimmung bin ich dabei? Welche Gedanken gehen mir dazu durch Kopf und Sinne?

3. Übung im Körperlesen vor dem Spiegel, zu zweit oder mehreren (15 min.)

Und nun möchte ich Ihnen eine Übung anbieten, die Sie in Ihrer Körperwahrnehmung und Körperhaltung sehr unterstützen und erheblich weiterbringen kann: das »bioenergetische Körperlesen«. Dafür stehen Sie in der bioenergetischen Grundposition vor einem Spiegel, die Füße parallel zueinander, die Beine beckenbreit, in Knien, Hüftgelenken, Schultern und Kiefer durchlässig, flexibel, nicht fest, gehalten, und schauen sich an, nehmen sich, Ihren Körper, Ihre Haltung wahr, von außen, als Betrachterin bzw. Beobachter Ihrer selbst: Was sehen Sie? Wie stehen Sie da? Wie sind Sie geerdet? Wie stehen Ihre Beine? Sind sie tatsächlich beckenbreit oder stehen Sie eher enger oder breiter? Wirklich durchlässig, geschmeidig oder doch eher mit durchgedrückten Knien und starren Beinen?

Theorie 8: Zur Methode des Körperlesens

Sie sind ja mittlerweile durch die vielen Erfahrungen mit den Körperübungen in diesem Programm sehr gut in der Lage, sich und Ihren Körper von innen her wahrzunehmen, zu erspüren. Und nun tun Sie dasselbe, indem Sie sich zugleich auch äußerlich dabei betrachten und wahrnehmen. Sie können bei diesem Körperlesen nichts falsch machen. Sie sind die Spezialistin, der Fachmann für Ihren eigenen Körper. Vertrauen Sie darauf! Und seien Sie offen für diese neue, weitere Weise der Selbsterfahrung und -wahrnehmung durch die Übung des Körperlesens! Sie kann zu Ihrer persönlichen, emotionalen und körperlichen Weiterentwicklung wieder einen großen Schritt beitragen.

Nehmen Sie nun sich, den eigenen Körper, alles, was Sie sehen, nur wahr, ohne jegliche Bewertung, negative Meinung oder gar Verurteilung. Es ist nicht falsch oder schlimm, dass Sie so stehen, wie Sie stehen, dass Ihr Körper so aussieht, wie er aussieht. Das hat einen Sinn, eine Geschichte in Ihrem Körper, in Ihrer Biografie, in Ihrem Gewordensein – das kennen Sie mittlerweile aus dem Charakterstrukturmodell. Es war und ist für Sie und Ihr Leben wichtig, nötig, ja, überlebensnotwendig, dass Sie diese Haltung, körperlich und psychisch entwickelt haben, in Ihrem Körper und in Ihrer Seele, diese Haltung, ganz genau so, wie Sie jetzt dastehen, damit Sie Ihr Leben »be-stehen«, diese Haltung und »Ein-stellung« dem Leben, anderen Menschen und sich selbst gegenüber – es ist alles gut!

Weiter mit der Übung des konkreten, tatsächlichen Körperlesens: Alles ist gut im Körper, so wie es ist! Und gleichwohl können Sie mit Ihrer Wahrnehmung, mit Bewusstsein, Achtsamkeit und liebevoller Zuwendung weiter sich, Ihren Körper, Ihre Haltung, die Sie entwickelt haben, betrachten, inneres Verständnis dafür gewinnen und vielleicht kleine körperliche Haltungsänderungen vornehmen. Sie wissen ja mittlerweile aus eigenen Erfahrungen mit den Körperübungen, der Theorie und dem ersten Fallbeispiel, worauf es ankommt. Vielleicht könnten Sie zum Beispiel darauf achten, ob Sie wirklich beckenbreit stehen, sich und dem Körper damit den vollen, organismisch natürlichen Raum anbieten und nicht zu eng stehen und damit seinen körpereigenen Platz nicht einnehmen, nicht voll beanspruchen – oder aus Unsicherheit heraus mit breiteren Beinen stehen, dadurch aber im Grunde nicht sicherer, vielmehr wackeliger, starrer stehen und den eigenen, guten Stand schwächen. Sie könnten sich auch noch bewusster darum bemühen, die Knie nicht durchzudrücken, in dem Versuch, fest und sicher zu stehen, indem Sie in den Knien noch ein bis zwei Zentimeter nachgeben und dadurch sowohl flexibler in den Beinen und im eigenen Stand werden als auch in der psychischen Haltung dem Leben gegenüber und in den Reaktions- und Verhaltensweisen, mit den natürlichen Herausforderungen des Lebens umzugehen. Oder Sie können die Haltung Ihres Beckens, unteren Rückens, das Sie leicht oder auch stärker im Hohlkreuz oder auch mehr nach vorn geschoben halten, in seine natürliche Mitte zurück bringen; das sind meistens nur zwei, drei Zentimeter Veränderung oder auch noch weniger, manchmal ist es Millimeterarbeit. Doch diese minimalen Haltungsveränderungen, -korrekturen haben meistens eine enorme Auswirkung auf den ganzen Körper und seine Statik, weil eine kleine Veränderung an einer Stelle meist Veränderungen im gesamten Körper und seiner Haltung nach sich zieht und diese körperliche Haltungsänderung sich auch auf die Psyche auswirkt und im symbolischen Wortsinn zu einer Haltungs- und auch Verhaltensänderung führt.

Deshalb schauen Sie jetzt noch einmal ganz genau und bewusst, mit freundlicher Achtsamkeit hin zu Ihrem Körper und seinen einzelnen Bereichen: Wir waren vorhin bei der Körpermitte, dem Becken stehen geblieben – nehmen Sie seine Haltung wahr und verändern Sie sie vielleicht ein wenig, sodass es in seiner natürlichen Mitte hängen kann. Dann betrachten Sie die Haltung und Aufrichtung des Rückens und der Schultern: Vielleicht sind Sie mehr zur einen oder anderen Seite geneigt; auch hier handelt es sich manchmal nur um Millimeter, ein oder zwei Zentimeter. Also: Sich ganz in die eigene Mitte balancieren, nicht in irgendeiner Weise, wenn vielleicht auch nur leicht, verschoben, »ver-rückt« sein, sondern im wahrsten Sinne des Wortes in der eigenen Mitte stehen, zentriert sein; dabei die Schultern nicht fest oder gar hoch halten, sondern lösen, lockern und mehr mit der Tendenz, sie leicht nach hinten und unten hängen zu lassen, denn so können sich Lasten, Stress, Verantwortung erst gar nicht übermäßig auf die Schultern auflagern, sondern fließen in der klaren körperlichen Aufrichtung am Rücken hinunter oder massive Belastungen und Stressoren können Ihnen einfach mal »den Buckel runterrutschen«.

Wenn Sie zu zweit oder mehreren üben, können Sie einander auch gegenseitig wahrnehmen, Rückmeldungen geben und kleine Haltungsänderungen anbieten.

4. Selbstzuwendung im Liegen (15 min.)

Sie liegen wieder gut auf dem Boden mit dem Rücken auf Ihrer Matte oder Decke, haben die Füße auf dem Boden aufgestellt, für eine gute Erdung, parallel zueinander und beckenbreit und nehmen sich erst einmal wieder einen Moment Zeit, sich und Ihren Körper jetzt hier im Liegen wahrzunehmen: Was spüren Sie körperlich? Wie ist Ihre Stimmung, Ihre Gefühlslage gerade im Moment? Welche Gedanken bewegen und beschäftigen Sie? Und wie waren Ihre Erfahrungen mit dem Körperlesen, das Sie allein oder mit einer Partnerin oder mehreren geübt haben? Was haben Sie entdeckt in Ihrem Körper? Was haben Sie über Ihre Körperhaltung herausgefunden? Welche kleinen körperlichen Veränderungen haben Sie dabei vorgenommen, um noch besser und gut gegründet in der bioenergetischen Grundposition zu stehen? Und wie hat sich das angefühlt? Wie erleben Sie sich und Ihre Körperhaltung, Ihre Körpergeschichte, -biografie, Ihr körperliches Gewordensein, so wie es ist, jetzt hier im Liegen? Können Sie Ihren Körper voller Bewusstsein, Achtsamkeit und Liebe so annehmen, wie er ist? Mit seiner ganzen, in ihm fleischgewordenen Geschichte? Mit allen Erfahrungen, die sich in ihm ausdrücken und verkörpert haben?

Und nun wenden Sie sich Ihrem Körper und allen seinen Teilen ganz bewusst mit Ihrer liebevollen Achtsamkeit und Präsenz, mit Ihrem Atem und Ihrem Lächeln zu: Dafür massieren Sie zuerst für einen Moment mit Ihren Fingerspitzen Ihre Stirn und vor allem den Bereich zwischen Ihren Augenbrauen, dort, wo sich gern die Sorgenfalten abzeichnen, wo wir die Stirn zusammenziehen, wenn wir Probleme haben, uns Sorgen machen – reiben, massieren, ausstreichen und dabei darauf achten, dass Sie gut und normal weiter atmen, ein und aus, nicht den Atem anhalten.

Wenn Sie diese kleine und ausgesprochen wohltuende Massage abgeschlossen haben, spüren Sie wieder einen Moment nach und lassen dann in der inneren Vorstellung einen Sonnenstrahl auf diese Stelle zwischen Ihren Augenbrauen scheinen, der sie erwärmt und erhellt, und Sie beginnen, dieser Sonne entgegenzulächeln: Ganz realiter ziehen Sie die Mundwinkel leicht hoch, sodass Sie lächeln – und dieses Lächeln breitet sich in Ihrem ganzen Gesicht aus, erreicht Ihre Wangen, Kiefer, Augen, Ohren, Stirn, Schädeldecke, Hinterkopf, Ihren ganzen Kopf und Ihr Gesicht. Alles kann sich entspannen und lösen, während Sie lächeln.

Und jetzt schicken Sie Ihr Lächeln in einer inneren Bewusstseins- und körperlichen Atemübung durch Ihren ganzen Körper hindurch, von Ihrem Kopf bis hinunter in die Füße, indem Sie nun mit Ihrem Ausatem ein Lächeln in Ihren Hals, Nacken, Rachen schicken und für je drei bis vier Atemzüge in diesen Bereich hinein lächeln. Von dort aus schicken Sie mit Ihrem nächsten Ausatemzug ein Lächeln hin zu Ihrem oberen Rücken und den Schultern und lächeln für wieder je drei, vier Atemzüge dort hinein und so fort: in den mittleren, den unteren Rücken, in den Brustkorb, das Zwerchfell, den Bauch und Unterleib, in den gesamten Oberkörper, in den Po, die Oberschenkel, die Knie, Unterschenkel, Füße, in die ganzen Beine jeweils mit dem Ausatem ein Lächeln hinschicken und mit der Präsenz, dem Lächeln und der bewussten Achtsamkeit je drei bis vier Atemzüge in dem jeweiligen Körperbereich sein und bleiben. Wenn Sie auf diese Weise in alle Bereiche Ihres Körpers hinein geatmet und gelächelt haben, dann schauen und spüren Sie nun, welche Stelle Ihres Körpers jetzt noch einmal ganz besonders Ihre Achtsamkeit und Zuwendung braucht. Legen Sie dort, wenn das körperlich möglich ist, eine oder beide Hände hin und schicken Sie Ihren Atem und Ihr Lächeln so lange in diesen Bereich, wie Sie es möchten und als angenehm empfinden. Dann verabschieden Sie sich von dieser Stelle Ihres Körpers, die Sie jetzt noch einmal besonders mit Ihrer Präsenz des Atems und Lächelns versorgt haben, in dem Bewusstsein, dass Sie jederzeit, wenn Sie es wünschen, dorthin zurückkehren können. Abschließend schicken Sie noch sieben gute, tiefe Aus- und Einatemzüge, begleitet von Ihrem Lächeln, durch den ganzen Körper hindurch, mit der inneren Vorstellung, dass Sie mit Ihrem Ausatem Altes, Verbrauchtes, Anspannungen abgeben und mit Ihrem Einatem frischen Sauerstoff, neuen Lebensatem, neue Energie in sich hineinströmen lassen. Und zum Abschluss wieder gut nachspüren in einer Körperlage Ihrer Wahl: Weiter mit aufgestellten Füßen oder ausgestreckten Beinen, auf der einen oder anderen Seite liegen, zusammengerollt oder gestreckt, auf dem Bauch oder weiter auf dem Rücken oder welche körperliche Haltung im Liegen Ihnen jetzt in den Sinn kommt und sich wohltuend anfühlt.

Diese Atem- und Bewusstseinsübung, die Ihren ganzen Körper, alle einzelnen Bereiche mit Atem, einem Lächeln und Präsenz berührt und sich dem Körper auf diese Weise liebevoll zuwendet, hat Sie mit frischem Sauerstoff und neuem Lebensatem versorgt, mit Energie und Lebendigkeit angereichert und schafft so eine wunderbare Grundlage für körperliche, seelische und geistige Gesundheit und Heilung.

Und jetzt stellen Sie wieder beide Füße im Liegen auf dem Boden auf, die Beine etwa beckenbreit, und beginnen, zuerst Ihr Becken und dann Ihre Schultern zu klopfen, indem Sie wieder, wie schon einmal praktiziert, erst Ihren Po, unteren Rücken leicht anheben und nach unten plumpsen lassen, anheben und zurückfallen lassen – und das in schnellem Rhythmus, wie ein hüpfender Flummi, oder langsamer und gezielter, wie ein Teppichklopfer, und alles dazwischen. Hierbei auch wieder gut dosieren, wie stark und kräftig, zart und spürsam Sie heute Ihren Po, unteren Rücken am Boden klopfen möchten, sodass es Ihnen angenehm ist und wohltut. Nach einem zweiten Durchgang üben Sie dasselbe mit Ihrem oberen Rücken, den Schultern: anheben und fallenlassen.

Nun legen Sie Ihre Hände auf Ihren Bauch und nehmen mit der Zeit die kleine oder auch größere Bewegung Ihres lebendigen Atems unter Ihren Händen wahr und dann beginnen Sie, ein »O« zu tönen, den Vokalton »O« zur Weitung, Dehnung, Vertiefung des Atems im Bauchraum – etliche Male mit Ihrem verlängerten Ausatem ein hörbares »O« tönen, anschließend wieder gut nachspüren.

Dann legen Sie Ihre Hände auf Ihren Brustkorb und nehmen mit der Zeit auch dort die kleine oder auch größere Bewegung Ihres lebendigen Atems unter Ihren Händen wahr, wie sich der Brustkorb mit dem Einatem dehnt, weitet, Ihren Händen entgegenstreckt und wie er mit dem Ausatem wieder zurückschwingt, einatmend sich hebt und mit dem Ausatem sich senkt. Und dann beginnen Sie, immer wieder mit Ihrem Ausatem zu tönen, diesmal den Vokalton »A«, zur Öffnung, Weitung, Dehnung des Brustraums und Vertiefung des Atems in diesem Bereich – wieder etwa zwei bis drei Minuten, zwischendurch auch gern mit Pause und am Abschluss selbstverständlich wieder gut nachspüren.

Und nun legen Sie eine Hand oder Ihre beiden Hände auf eine selbst gewählte Körperstelle, spüren mit der Zeit wieder die Wärme Ihrer Hände auf diesem Bereich Ihres Körpers und vielleicht auch die Bewegung Ihres Atems dort und während Sie gut damit in Kontakt bleiben, beginnen Sie jetzt mit dieser Stelle ihres Körpers innerlich zu kommunizieren: Was nehmen Sie dort körperlich wahr? Wie fühlen Sie sich dabei, emotional? Was bewegt und beschäftigt Sie in Gedanken, wenn Sie mit dieser Körperstelle durch Hände, Atem, Wahrnehmung und Präsenz in Kontakt sind? Welches Körperempfinden, Gefühl, Denken stellt sich ein, wenn Sie mit diesem Körperbereich kommunizieren? Stellen Sie sich für einen Moment vor, dieser Körperteil könnte sprechen: Was würde er sagen? Welche Botschaft hat er für Sie? In einem Satz oder auch nur einem Wort ausgedrückt? Was hören Sie ihn sagen? Und dann wiederholen Sie dieses Wort, diesen Satz innerlich mehrmals: Sie memorieren, sagen es sich wie ein Mantra immer wieder selbst und achten darauf, wie Ihr Körper, Ihre Gefühle und Gedanken damit in Resonanz gehen, darauf reagieren, was Sie hören und Sie sich immer wieder sagen. Und besonders: Wie reagiert die Körperstelle selber darauf, mit der Sie kommunizieren? Was nehmen Sie dort wahr? An Empfindungen, Gefühlen, Körperresonanz? Dann bleiben Sie noch drei, vier gute, tiefe, bewusste Aus- und Einatemzüge dabei, verabschieden Sie sich danach von diesem Bereich Ihres Körpers, bedanken sich für das Gespräch, nehmen Ihre Hand oder Hände von dort weg und spüren abschließend wieder gut nach: Wie geht es mir jetzt und was war mir heute in den Übungen wichtig? Wie und wo spüre ich mich jetzt in meinem Körper? Wie fühle ich mich? Welche Gedanken kommen mir gerade? Und wie sieht es jetzt aus, fühlt es sich gerade an mit meiner Energie, Kraft und Lebendigkeit?

Dann beginnen Sie, die Fuß- und Hand-Gelenke zu kreisen, die Beine und Arme zu bewegen, sich zu recken und zu strecken, zu dehnen und zu räkeln, Töne dabei kommen zu lassen. Kommen Sie über die Seite hoch und auf alle viere und stellen Sie in dieser Haltung die Füße auf den Boden auf. In dieser völlig gerundeten Haltung mit hängendem Kopf dann die Beine in die Aufrichtung bringen, wobei Kopf und Wirbelsäule weiter runterhängen und sich dann vom Kreuzbein, unterem Rücken her Wirbel für Wirbel in die Aufrichtung bringen, langsam und achtsam, wobei sich der Kopf erst ganz zum Schluss oben über dem ersten Wirbel der Halswirbelsäule aufrichtet. Nehmen Sie sich nun abschließend noch für einen bewussten Moment im Stehen in der bioenergetischen Grundposition wahr – körperlich, emotional, mental: Wie und wo stehe ich jetzt mit mir? Wie ist mein Stand? In meinem Körper? Gefühlsmäßig? Und was denke ich dazu? Wie erlebe ich meine Energie und Lebendigkeit jetzt im Stehen?

Fallbeispiel 2: Vom Reden zur Erfahrung des Körpers als Ressource

Marianne, 47 Jahre, Pfarrerin, verheiratet mit einem Pfarrer, 13-jährige Tochter, lebt im Pfarrhaus – sie kommt zum ersten Mal zu mir in Supervision.

Auf meine Frage nach ihrem Anliegen hin erzählt sie lang, ohne Punkt und Komma, von ihrer Mutter, mit der sie Schwierigkeiten hat, mit denen sie hier in der Supervision weiterkommen möchte. Sofort bin ich mittendrin in einem Strudel von Worten, Klagen, Problemen, langatmigen Ausführungen und Details, die ich erst einmal anhöre und auf mich wirken lasse, längere Zeit ohne zu intervenieren, nur mit mancher freundlichen Nachfrage zum tieferen Verständnis. Es ist ein Schwall an Worten, in einer ruhigen, leiseren, unemotionalen, fast unbeteiligt wirkenden Sprechweise fast nur um sich selbst kreisend, wie in einem geschlossenen System, das mich im Außen, als menschliches Gegenüber kaum braucht, fast ausschließt, außer dass es meine Ohren sucht. Ihre Mutter habe seit Weihnachten den Kontakt zu ihr und ihrer Familie abgebrochen bzw. nimmt ihn nur noch in negativer, vorwurfsvoller, aggressiver Weise auf.

Marianne hat schon mit einer solchen »Briefbombe« ihrer Mutter gerechnet und hat sie entschärft, indem sie erst nach dem Geburtstag diese Post liest, um sich dadurch nicht die Feier verderben zu lassen. Doch der Inhalt ist für sie nun noch schlimmer als schon befürchtet, voller Doppelbotschaften.

Ich erfahre von ihr, dass sie insgesamt eine sehr gute Beziehung zu ihrer Mutter hatte, wobei sie allerdings als Tochter auch früh gelernt hat, immer für ihre Mutter da zu sein, dass diese sich ihr gegenüber erst in den letzten Jahren so abweisend verhalten habe, besonders seit dem Tod des Ehemannes der Mutter, ihres Vaters, vor fünf Jahren, um den sie wegen der schlechten Ehe nicht trauern müsse. Die Mutter führe sich ihr gegenüber unmöglich auf, doch bisher habe sie, Marianne, immer wieder noch die Kurve bekommen, habe immer noch mit viel Verständnis für sie den Kontakt zu ihr gehalten, während die Mutter die Kontakte zum Bruder und zu allen anderen Menschen schon vorher abgebrochen habe. Marianne war die einzige, mit der sie noch einen guten Kontakt pflegte, nun scheint sie auch den zerstören zu müssen, zu zerschlagen. Nun habe sie, Marianne, auch allmählich genug, ziehe sich zurück, respektiere es, wenn die Mutter den Kontakt nicht mehr wolle, will sie erst wieder anrufen, besuchen, wenn die Mutter es auch will, sie nicht mehr verbal zurückweise, nicht mehr ihre Spielchen mit ihr spiele und dafür die Spielregeln bestimme.

Immer wieder ist Marianne im Gespräch sofort bei ihrer Mutter und den unausgesprochenen Vorwürfen, die sie ihr wegen ihres völlig unnormalen, inakzeptablen Verhaltens macht, kann überhaupt nicht bei sich bleiben. Selbst Fragen nach ihren eigenen Emotionen beantwortet sie nur indirekt, indem sie über ihre Mutter spricht. Sie scheint völlig gefangen in deren Verhaltensweisen, hat den Blick nur nach außen auf sie, überhaupt nicht nach innen zu sich selbst gerichtet. Ich nehme sie als scheinbar nur Reagierende wahr, als Opfer der bösen Mutter, ihrer Verhaltensänderungen und unmöglichen Aktionen, die für sie fast krankhaft anmuten, sodass sie sich natürlich auch große Sorgen um die Mutter macht und den Wunsch hat, dass sie wieder aus ihrem Zustand herausfindet, zum Ende ihres Lebens nicht so einsam ist, vielmehr wieder in guten Kontakt kommt. Dabei sehe ich, wie sie ihre Schultern nach vorn unten hängen lässt, wenig aufgerichtet und in der eigenen Kraft sitzt, eher depressiv zusammengesunken, die kollabierte Schutzhaltung.

Als Körperintervention zur Entlastung, Anlehnung für ihre Schultern und ihren Rücken, zur größeren Selbstwahrnehmung und Retrospektion, auch im Sinne der Trauer- und Biografiearbeit am Ende des Lebens eines Menschen, ihrer Mutter, schlage ich ihr eine Imaginationsübung im Liegen oder Sitzen, angelehnt an den Sessel vor, sodass sie auch aus den vielen Worten heraus und ins eigene innere Erleben hinein kommt – und zwar die Imagination eines Bildes, einer Erinnerung an eine Situation, in der sie in einer guten Beziehung mit ihrer Mutter war. Dass es diese auch gab, davon höre ich immer kurz und in Nebensätzen von ihr, die sich aber in der aktuell schwierigen Beziehung verflüchtigen. Sie lässt sich bereitwillig darauf ein und wählt das Liegen auf einer Decke auf dem Boden.

Im Liegen werden die zusammengezogenen, nach vorn gehaltenen Schultern deutlich und sie spürt selber, als ich sie anleite, wie sie mit jedem Ausatem den ganzen Körper noch mehr dem Boden überlässt, ganz besonders die Schultern, wie sie sie wie in einer Schutzhaltung zusammenhält, weil sie sich dauernd vor den »Schlägen mitten ins Herz oder unter die Gürtellinie, vor den

Kontaktabbrüchen und Wegbeiß-Aktionen der Mutter schützen muss«. Durch die Körperbewusstheit und den Atem können die Schultern mehr sinken; Marianne wird ruhiger, kommt mehr zu sich, in ihr Inneres. Als ich sie anleite, vor ihrem inneren Auge eine gute Situation mit ihrer Mutter auftauchen zu lassen, beschreibt sie mehrere, sie anrührende Situationen aus ihrer Kindheit: wie ihre Mutter mit ihr gesungen, sie vor der Kindergärtnerin geschützt, sich vorbehaltlos auf ihre Seite gestellt hat, ganz für sie da war, selbst als sie sich als junge Erwachsene für ihr Theologiestudium entschieden hatte; da war ganz viel positive mütterliche Unterstützung und sie weint immer wieder vor Rührung, Freude, wieder zunehmend mehr im Gespür für die tiefe Liebe zwischen ihrer Mutter und ihr, für die gute Beziehung, die zwischen ihnen besteht.

Wenn sie mit diesen guten Gefühlen auf die Situation ihrer Mutter jetzt schaut, mit 77 Jahren, möglicherweise bald am Ende ihres Lebens, auf jeden Fall angesichts der Endlichkeit unser aller Leben, frage Ich sie, was sie von sich aus noch mit ihr erleben möchte vor ihrem Tod. Sie möchte ihrer Mutter wieder von ihrem Familienleben, ihrer Tochter und ihrer beruflichen Arbeit erzählen, an der sie sonst immer so interessiert war. Sie könnte mit ihr Erinnerungen austauschen, in denen sie Schönes zusammen erlebt haben. Sie möchte wieder an dem anknüpfen und das nicht verloren gehen, sterben lassen, was gut war und was unter dem negativen, fast dämonenhaften Verhalten der Mutter der letzten Jahre unterzugehen droht; sie möchte die gute Mutter in sich wieder lebendig und spürbar werden lassen, am Leben erhalten, damit in Kontakt und Verbindung sein. Wenn sie sich nicht hineinziehen lässt in den negativen, zerstörerischen Strudel, sich davon abgrenzt, dem Guten Raum gibt, dann ist das für sie auf jeden Fall gut, vielleicht auch für ihre Mutter und ihre Beziehung. Doch das kann sie nicht bestimmen, sie kann ihre Mutter nicht retten, doch sie kann für sich alles tun, dass sie das Gute in sich selber leben lässt – und selbst wenn das keinerlei positive Auswirkungen auf ihre Mutter und ihre Beziehung zueinander haben und die Mutter im schlimmsten Fall so im Negativen, Beziehungslosen sterben sollte, dann hat wenigstens sie, Marianne, alles getan, was ihr möglich ist, im Guten verbunden zu sein, sodass sie sich keine Vorwürfe machen muss und das Gute ihrer Mutter weiterlebt, selbst wenn sie sich zu ihrem Lebensende so davon scheint abtrennen zu müssen. Immer wieder weint Marianne, trauert, besonders um das verlorene Gute mit der Mutter und hadert auch mit ihrem Gott, dass er am Lebensende ihrer Mutter sie sich so verändern und vielleicht völlig einsam und verlassen sterben lässt. Das kann sie auch als Theologin nicht nachvollziehen und akzeptieren. Umso mehr sieht sie nun als Tochter und Theologin ihre zukünftige Aufgabe darin, sich mit Fotos von früher täglich mit ihrer Mutter und den guten Erinnerungen zu verbinden, damit die gute Mutter, der gute Geist weiterleben, auch angesichts des Todes, und sich nicht von den dämonischen Mächten der Finsternis beherrschen und unterdrücken lassen. Dass das Gute gewinne, lebendig bleibe, das sei ihre tiefe Überzeugung, dafür wolle sie sich in Selbstbestimmung und Freiheit und Unabhängigkeit als erwachsene Tochter und Frau einsetzen.

Tag 7
Selbstausdruck und Ausdruck von Kraft, Energie und Lebendigkeit

1. Trommeltanz (15 min.)

Heute mache ich Sie mit dem Trommeltanz bekannt, einer wunderbar leichten Möglichkeit, sich auf einfache und tiefe Art zu erden, sich auf unterschiedlichste Weise zu bewegen und in den Ausdruck zu bringen, sich mit der eigenen Energie und Lebendigkeit zu verbinden und sie unmittelbar zu erfahren und zu genießen.

Und das geht so: Der Grundschritt, Grundrhythmus ist der folgende: Sie stehen in der Ausgangsposition wieder im altbekannten bioenergetischen Stand mit durchlässigen Knien und Gelenken und stampfen mit dem einen Fuß mit der vollen Sohle nach vorn, ungefähr in Schrittlänge und wieder zurück, mit dem anderen Fuß nach vorn und wieder zurück, mit dem ersten nach vorn und zurück, mit dem zweiten nach vorn und zurück und so weiter, die ganze Zeit. Dazu können Sie eine langsame, gleichbleibende oder auch etwas schnellere Trommelmusik zur angenehmen Unterstützung dieses stampfenden, Sie erdenden Grundrhythmus, Grundschrittes hören, zum Beispiel die von Mustapha Tettey Addy: *Come and drum*, das Stück Nr. 5.

Während Sie in diesem Grundschritt bleiben, nehmen Sie jetzt, wenn der rechte Fuß nach vorn geht, auch die rechte Schulter mit nach vorn und zusammen mit dem rechten Fuß auch wieder zurück – linker Fuß und linke Schulter gehen nach vorn und wieder zurück, eine ganze Zeit lang.

Dann geht mit dem rechten Fuß nach vorn auch der rechte Ellenbogen mit nach vorn, sodass Sie sich schön im oberen Rücken dehnen, und mit dem rechten Fuß zurück kommt auch der rechte Ellenbogen zurück; mit dem linken Ellenbogen und Fuß dasselbe vor und zurück, sodass sich auch auf dieser Seite der obere Rücken gut dehnt; wieder etliche Zeit.

Dann geht mit dem rechten Fuß nach vorn der ganze rechte Arm nach vorn, und zwar so, dass Sie ihn vom Handgelenk her nach vorn schieben, mit aufgerichteter Hand, so als ob Sie vor sich etwas wegschieben, sich abgrenzen wollen. Mit dem rechten zurückgehenden Fuß auf der vollen Fußsohle geht auch der ganze rechte Arm vollständig zurück; der linke Fuß tritt mit voller Fußsohle nach vorn und das linke Handgelenk schiebt zugleich den ganzen, lang ausgestreckten Arm nach vorn, sich abgrenzend in den Raum und linker ganzer Arm und voller Fuß gehen gleichzeitig wieder zurück usw. – und auch das wieder eine Zeit lang auf diese Weise, wobei Sie noch zum sich abgrenzenden Handgelenk und Arm jeweils mit dem Ausatem ein »Ha« hinzunehmen können und so Ihre abgrenzende Bewegung auch mit Ihrer Stimme unterstützen.

Um den Arm noch kräftiger und ausdrucksstärker nach vorn zu bringen, boxen Sie mit geballter rechter Faust den lang gestreckten Arm mit Schwung und Ton nach vorn in den Raum, während der rechte Fuß nach vorn stampft und Sie nehmen den rechten Arm und Fuß gleichzeitig wieder zurück – dasselbe mit linker Faust, Arm und Fuß, rechts, links, vor und zurück usw. für eine Weile, natürlich begleitet mit lauten Tönen. Wenn Sie zu zweit oder mehreren üben, können Sie beim Nach-vorn-Boxen auch noch Ihre Augen hinzunehmen und Blickkontakt mit Ihrem Gegenüber suchen. Das macht meist sehr viel Spaß und fördert auf eine spielerische Weise die eigene Ausdrucks- und Aggressionsfähigkeit im ursprünglichen und positiven Wortsinn von *aggredi*: nach vorn, zu etwas hin gehen. Wenn Sie allein üben, können Sie wieder schauen, ob es Sie unterstützt, diese Übung vor dem Spiegel zu praktizieren und sich dabei selbst in die Augen zu schauen, wenn Sie sich so kräftig und positiv aggressiv in den Ausdruck bringen.

Nun gehen Sie stampfend weiter mit einer ganz ähnlichen Bewegung Ihrer Arme, aber einer doch völlig anderen Dynamik und Wirkungsweise: Sie strecken den rechten Arm wieder ganz lang nach vorn, machen aber am Ende mit der Hand eine greifende Bewegung und holen sich mit der zugreifenden, sich schließenden Hand etwas Vorgestelltes heran, wobei der

Arm wieder ganz zurück zum Körper geht und auch der rechte Fuß wieder zurück kommt; dann dasselbe mit linkem Arm, Hand und Fuß: nach vorn, sich etwas greifen, heranholen und zurück, rechts, links usw. Sie werden merken, dass sich diese Bewegung ganz anders anfühlt und eine andere Art von Energie freisetzt als die vorherige, gleichwohl der Bewegungsablauf recht ähnlich ist.

Und jetzt – Sie stampfen ja die ganze Zeit mit den Füßen weiter im Grundrhythmus – nehmen Sie mit beiden Armen zugleich eine integrierende Bewegung hinzu, indem Sie, während ein Fuß nach vorn geht, beide Arme vor ihrem Körper rundend zusammenführen und beim Zurückgehen des Fußes auch die Arme zurück nehmen, beim Vorgehen des anderen Fußes wieder beide Arme gleichzeitig runden, beim Zurückgehen dieses Fußes auch die Arme wieder zurück, wobei jeweils auch der Kopf sich leicht beugt, der Oberkörper sich leicht rundet, sich dann wieder voll aufrichtet und so fort.

Für die folgenden Bewegungen im Trommeltanz gehen Sie nicht mehr jeweils mit dem vollen Fuß vor und zurück, sondern von der Grundposition mit beiden Füßen in der Mitte parallel zueinander geht jetzt im selben Rhythmus der rechte Fuß mit der ganzen Fußsohle nach rechts und in die Mitte zurück, der linke Fuß dann mit der vollen Fußsohle nach links und zurück, rechts zur Seite und zurück, links zur Seite und zurück, und so fort. Dabei gehen jeweils die Hände mit: Wenn der rechte Fuß nach rechts geht, geht auch die rechte Hand vom Ellenbogen her zur rechten Seite und wenn der rechte Fuß in die Mitte zurück geht, kommt auch die rechte Hand zurück zur Mitte und liegt für einen Moment auf dem Bauch; dann geht der linke Fuß nach links und zugleich die linke Hand aus dem gewinkelten linken Ellenbogen weist nach links außen, dann geht der linke Fuß in die Mitte zurück und die linke Hand kommt ebenfalls in die Mitte für einen Moment auf dem Bauch zu liegen und so weiter. Gleichzeitig wendet sich jeweils der Kopf mit zu derselben Seite und schaut der Bewegung der Hand hinterher.

Sie bleiben jetzt weiter in diesem Grundrhythmus – mit den vollen Fußsohlen jeweils zu den Seiten und zurück – und strecken dazu, wenn der Fuß nach rechts geht, den rechten Arm seitlich hoch zur Decke, als wollten Sie etwas hoch oben vom Baum pflücken oder sich einen Stern vom Himmel holen, und wenn der rechte Fuß zurück geht, kommt auch der Arm wieder nach unten und die Hand, die sich etwas von oben geholt hat, geht zurück zum Bauch, zur linken Seite mit dem linken Arm ganz genau so: seitlich hoch und runter, einige Male.

Jetzt gehen Sie weiter, indem Sie in der vornüber hängenden Position mit der rechten Hand zum Boden herunter greifen: Während der rechte Fuß zur rechten Seite geht, bewegen Sie sich mit der rechten Hand zugreifend herunter zum Boden und holen sich von dort etwas herauf, in der Bewegung hin zum Bauch, zur Körpermitte, während der rechte Fuß zur Mitte zurückgeht. Dann greift die linke Hand hinunter zum Boden, während der linke Fuß nach links geht und holt die geschlossene linke Hand etwas vom Boden hoch, etwa Früchte vom Feld, Schätze aus der Erde, und zurück zum Bauch, während der linke Fuß in die Mitte zurückkommt und so fort, wieder mehrmals.

Abschließend, in der normalen Körperaufrichtung, wieder in die integrierende Bewegung gehen: diese rundende Bewegung, mit beiden Armen und Händen in die Mitte und auch leicht gebeugt, gerundet im Oberkörper und Kopf, während der rechte Fuß auf der vollen Fußsohle nach vorn geht und zurück in die volle Aufrichtung; linker Fuß nach vorn und Arme, Hände in die Mitte runden, Kopf und Oberkörper einbeziehen, linker Fuß zurück und Oberkörper, Kopf wieder ganz in die Aufrichtung und Hände, Arme aus der Mitte und von der rundenden, integrierenden Bewegung zurück in die seitliche Position bringen.

Und jetzt, Sie bleiben die ganze Zeit im Grundrhythmus, begleitet vom Trommelrhythmus, geht der rechte Fuß nach links hinten, hinter den linken Fuß und wieder zurück, der linke Fuß nach rechts hinten, hinter den rechten Fuß und zurück, wobei beide Arme zugleich, bei angewinkelten Ellenbogen, sich zu den Seiten weit öffnen und der Oberkörper und Kopf automatisch in eine Drehung hinein kommen: nach rechts, wenn der rechte Fuß nach links hinten geht, und nach links, wenn der linke Fuß nach hinten rechts geht – und jeweils in die Mitte zurück, wenn auch der Fuß jeweils zurück in der Mitte ist. Vollziehen Sie eine ganze Zeit lang weiter stampfend diese Bewegungsfolge.

Schließlich wieder in die integrierende Bewegung gehen, der rechte Fuß vor, die Hände, Arme in der Mitte runden, der rechte Fuß zurück, die Arme zu den Seiten, der linke Fuß vor, die Hände, Arme in der Mitte, der linke Fuß in die Mitte und die Hände, Arme zu den Seiten zurück und so weiter.

Zum Abschluss wählen Sie noch ein oder zwei der vorangegangen praktizierten Bewegungsarten aus, die Sie jetzt weiter im Grundrhythmus stampfend ausüben, solange die Trommelmusik noch läuft oder so lange Sie Lust haben.

Insgesamt dauert dieser Trommeltanz etwa fünfzehn Minuten, in denen Sie sich wahrscheinlich auf sehr angenehme, dynamische, energievolle Weise erden können und den Körper in den unterschiedlichen Dimensionen erfahren werden – oben, unten, seitlich, vor, zurück – und sich durch die Bewegungen der Beine und Arme in den unterschiedlichsten Formen in den Ausdruck bringen können: abgrenzen, wegschieben, sich nehmen, holen, außen, innen, hoch, runter, vor und zurück, in der Mitte – also die Grundrichtungen des menschlichen Lebens und damit auch die Themen aller fünf Charakterstrukturanteile. Die meisten Menschen mögen diese stampfende, fast tänzerische Form der bioenergetischen Erdung, die auch die Grundprinzipien von Atmung, Bewegung und Ausdruck gut einbezieht, sehr. Vielleicht werden auch Sie Freude daran haben und Ihren Körper in dieser Weise angenehm erleben.

2. Kraft- und Energiearbeit am Würfel (15 min.)

Besonders für die Ausdrucks- und Energiearbeit und für die tiefe Arbeit mit der Erdung und Atmung ist die Arbeit am bioenergetischen Würfel sehr förderlich.

Sie stehen dafür wieder – Sie kennen es ja schon – in der bioenergetischen Grundposition mit durchlässigen Gelenken vor Ihrem bioenergetischen Würfel oder der Matratze bzw. dem Kissen mit einem Tennisschläger fest umfasst in beiden Händen, bringen Ihre Arme mit dem Schläger in den Händen hoch über den Kopf und dehnen dabei Ihren Oberkörper leicht nach hinten, wie in einem Bogen. In dieser Haltung bleiben Sie für ein paar tiefe Aus- und Einatemzüge und atmen gern wieder mit Ton aus, sodass Ihr ganzer Körper gut mit Sauerstoff und Energie aufgeladen wird. Dann beginnen Sie, mit dem Tennisschläger auf den Würfel, die Matratze, das Kissen zu schlagen – mit dem Ausatem und mit lautem, kräftigen »Ha« – und finden im Schlagen Ihren Rhythmus: Das kann langsam, gezielt, klar und deutlich sein oder auch schneller, wilder, unkontrollierter und alles dazwischen, was sich für Sie heute gut und stimmig anfühlt. Bieten Sie Ihrem Körper verschiedene Varianten an und finden Sie dadurch heraus, was die für Sie heute kräftigste und ausdrucksstärkste, stimmigste Möglichkeit ist, sich in den Ausdruck zu bringen. Am Ende gut nachspüren, dem ganzen System Zeit geben, diese starke Erfahrung, die volle Lebendigkeit zu integrieren.

In einem zweiten Durchgang nehmen Sie ein Wort zum Schlagen hinzu, das Ihnen in den Sinn kommt: Das kann ein »Nein«, »Ja«, »Ich«, »Stopp«, »Genug«, »Schluss«, »Weg«, »Her damit«, »Meins« sein oder was Ihnen auch einfallen mag. Experimentieren Sie am besten mit verschiedenen Worten und finden Sie so heraus, welches jetzt am ehesten für Sie passt. Bringen Sie sich damit in den Ausdruck, vertreten Sie sich mit diesem, Ihrem Wort und Ihrer selbstbestimmten Position; danach wieder nachspüren

Und schließlich gehen Sie noch in einen dritten Durchgang, ganz genau auf dieselbe Weise wie beim zweiten, und schauen, ob als Wort wieder dasselbe oder ein anderes zum Schlagen hinzukommen mag. Am Ende gut nachspüren: Wie nehme ich mich jetzt wahr? Nach dieser starken Energie- und Ausdrucksarbeit und diesem kräftig, energievoll ausgedrückten Wort? Wie reagiert mein Körper darauf? In welcher emotionalen Stimmung bin ich? Welche Gedanken gehen mir durch Kopf, Herz und Sinne?

3. Zuwendung zum Körper im Stehen (15 min.)

Sie stehen wieder im bioenergetischen Stand mit den Füßen parallel zueinander, beckenbreiten Beinen, in den Knie-, Hüft-, Schulter- und Kiefer-Gelenken durchlässig, und schicken ein paar tiefe, bewusste Ausatemzüge bis hinunter in die Beine und Füße, wobei Sie sich ausatmend noch etwas tiefer in den Knien niederlassen, soweit es Ihnen möglich ist, ohne dass die Fersen sich vom Boden heben, sondern Sie mit der vollen Fußsohle gut gegründet stehen. Einatmend kommen Sie wieder mehr in die Aufrichtung, allerdings nur so weit, dass die Knie nicht einrasten, nicht durchgedrückt werden. Wenn Sie diese kleine Bewegung in den Knien in Verbindung mit dem Atem beenden, spüren Sie wieder gut nach.

Dann stehen Sie für die folgende Übung die ganze Zeit in dieser gut gegründeten, geerdeten Grundposition. Sie gehen dabei mit Ihrer Achtsamkeit, Zuwendung und Ihrem Atem in jeden einzelnen Körperbereich hinein: Zuerst schicken Sie Ihren Ausatem bis hinunter in Ihre Füße und bleiben dort mit Ihrer zugewandten Achtsamkeit und Präsenz für drei, vier Atemzüge, schicken dann Ihren Ausatem in Ihre Unterschenkel und sind dort drei, vier Atemzüge anwesend und präsent und so fort, jeweils den Ausatem zu Knien, Oberschenkeln, Po, unterem, mittlerem und oberem Rücken, zu Schultern, Bauch, Zwerchfell, Brustkorb, Oberarmen, Ellenbogen, Unterarmen, Händen, Hals, Nacken, Hinterkopf, Schädeldecke und Gesicht schicken. Während Sie jeweils drei, vier tiefe Ausatemzüge in jeden Körperbereich schicken, bleiben Sie dort auch mit Ihrer Achtsamkeit und freundlichen Zuwendung präsent.

Zum Abschluss schicken Sie noch einmal sieben gute, tiefe Ausatemzüge durch den ganzen Körper von oben nach unten hindurch und lassen den Einatem bewusst in den ganzen Körper einströmen und lassen sich mit jedem Einatemzug bewusst mit neuer Lebensenergie, frischem Sauerstoff und neuer Lebendigkeit und Kraft erfüllen. Abschließend wieder wie immer noch ein paar Atemzüge nachspüren.

4. Dehnungsübungen im Liegen (15 min.)

Jetzt liegen Sie auf dem Rücken auf dem Boden auf Ihrer Matte oder Decke, mit ausgestreckten Beinen, ziehen nun Ihre Füße, Zehen in Richtung Oberkörper heran und halten diese angespannte Position der Füße für etwa eine Minute lang, wobei Sie gut und tief weiter aus- und einatmen und beim Ausatmen immer wieder auch Töne kommen lassen. Dann lösen Sie die Spannung in den gehaltenen Füßen auf und spüren gut nach, bevor Sie dieselbe Übung noch einmal wiederholen und sie dann wieder mit Nachspüren abschließen.

Nun ziehen Sie Ihr rechtes Bein in Richtung Oberkörper heran und umfassen Ihren rechten Vorderfuß, die Zehen mit Ihren beiden Händen und bringen mit kräftigem Zug in den Händen Ihre Zehen und die gesamte rechte Fußsohle in eine starke Dehnung – so stark, wie es Ihnen mit den Händen möglich und für den Fuß noch angenehm ist. Dies halten Sie wieder für längere Zeit, etwa eine Minute, und spannen zwischendurch mit den Händen noch einmal nach, ziehen und dehnen noch einmal kräftiger und atmen dabei auch wieder bewusst tief und mit Ton aus. Wenn Sie nachgespürt haben, machen Sie dieselbe Übung auch mit dem linken Fuß. Am Ende nachspüren und mit beiden Seiten noch einen zweiten Durchgang machen.

Dann stellen Sie Ihren rechten Fuß auf die Außenseite des linken, ausgestreckten Beins, etwa in Höhe des linken Knies, umfassen mit Ihrer linken Hand Ihr rechtes Knie oder den rechten Oberschenkel, je nachdem, wo Sie gut hingreifen können, und ziehen, drücken mit Ihrer Hand das linke Knie, Bein in Richtung Boden, so weit, wie es Ihnen möglich ist, gern ganz bis zum Boden, sodass eine gute, starke Dehnung in den rechten Oberschenkel, die rechte Pobacke und Hüfte kommt – wieder etwa eine Minute lang halten, dabei mit Ton ausatmen und zwischendurch den Druck, Zug mit der linken Hand auf das rechte Bein nachspannen. Zum Abschluss die Hand lösen, den rechten Fuß wieder auf die rechte Seite bringen, das rechte Bein ausstrecken und gut nachspüren. Dann dasselbe mit dem linken Fuß und Bein: den linken Fuß an die Außenkante des Knies des rechten Beines stellen, mit der rechten Hand das linke Knie, Oberschenkel greifen und nach unten drücken in Richtung Boden, so weit, wie möglich, dadurch die linke Hüfte, Pobacke und Oberschenkel dehnen, etwa eine Minute halten, zwischendurch mit dem Druck, Zug nachspannen. Am Ende stellen Sie den linken Fuß wieder auf die linke Seite zurück, strecken das linke Bein aus und spüren gut nach. Schließlich wiederholen Sie die Übung für jede Seite noch einmal.

Nun umfassen Sie mit Ihren Händen Ihre Knie und ziehen sie an Ihren Oberkörper heran, mit dem Ausatem die Knie, Oberschenkel so weit wie möglich an den Bauch, Oberkörper heranziehen, mit dem Einatem leicht zurückschwingen lassen, ausatmend kräftig heranziehen, gegen den Bauch pressen, einatmend zurück – und so eine ganze Zeit lang diese Bewegung im eigenen Atemrhythmus ausführen.

Dann stellen Sie die Füße wieder auf den Boden auf, die Beine etwa beckenbreit, spüren einen Moment nach und nehmen dann mit Ihrem nächsten Einatem beide Arme gestreckt von den Seiten hoch im Halbkreis nach hinten und legen sie hinter Ihrem Kopf lang ausgestreckt am Boden ab. Mit dem Ausatem gehen Sie in demselben Halbkreis mit den gestreckten Armen wieder zurück, sodass sie dann wieder neben Ihren Körperseiten zum Liegen kommen – einatmend die gestreckten Arme anheben und hinter dem Kopf ablegen, ausatmend wieder zurück neben die Körperseiten und das im eigenen Atemrhythmus ungefähr fünfzig Mal auf diese Weise. Anschließend wieder gut nachspüren.

Nun legen Sie Ihren rechten Arm mit Ihrem Einatem lang ausgestreckt hinter Ihrem Kopf am Boden ab und lassen Ihn für die folgende Übung dort liegen. Mit einem Ausatemzug lassen Sie beide Knie und Beine nach links fallen, so weit wie möglich in Richtung bzw. bis zum Boden, mit einem weiteren Ausatem drehen Sie Ihren Kopf nach rechts, so weit wie möglich, hin zu Ihrem hinter dem Kopf ausgestreckten rechten Arm. Dann bleiben Sie in dieser verschraubten Position Ihrer Wirbelsäule – für etwa fünf bis sieben Atemzüge, bei denen Sie mit dem Ausatem einen summenden Ton von sich geben. Danach lösen Sie die Haltung auf, indem Sie zuerst mit einem Ausatem Ihren Kopf, mit einem weiteren Ausatem Ihre Beine und Knie wieder in die Mitte zurück bringen und die Füße wieder beckenbreit am Boden aufstellen und schließlich auch mit einem Ausatemzug den Arm wieder im Halbkreis nach vorn bringen und an der rechten Körperseite ablegen.

Dasselbe mit der linken Seite: mit einem Einatemzug den linken Arm ausgestreckt hinter dem Kopf ablegen, die Knie und Beine ausatmend zur rechten Seite fallen lassen, mit einem weiteren Ausatem den Kopf zur linken Schulter drehen und wieder für fünf bis sieben Atemzüge in dieser verschraubten Lage bleiben und dabei mit dem Ausatem jeweils summen. Am Ende wieder gut nachspüren und dann dasselbe zu beiden Seiten noch einmal wiederholen.

Theorie 9: Das Summen

Das Summen hat ganz erstaunliche Auswirkungen auf den Körper: Es kann die geprägten Strukturen des Körpers, der Seele und des Geistes verändern, auch ohne aufwendige Beschäftigung mit der eigenen Lebens- und Körpergeschichte. Das geschieht durch die körperlich fühlbare Pulsation des Klanges, die ausgelöst wird, wenn wir summen. Das Summen ist eine sehr intime »Berührung« unseres Immun- und Endokrinsystems, ist die Sprache, die der Körper versteht. Genau diese körperliche, emotionale und mentale Berührung durch das Summen kann die Erfahrung von Lebendigsein und Energie vermitteln und die Möglichkeit erweiterter Wahrnehmungen eröffnen. Weitere fundierte Erklärungen zur Wirkungsweise des Summens finden Sie im Buch von Julie Henderson (2007).

Jetzt liegen Ihre Arme wieder mit nach oben gedrehten Handinnenflächen an den Seiten neben dem Körper, die Füße bleiben parallel und beckenbreit aufgestellt, und nun beginnen Sie Ihren rechten Arm mit Ihrem Ausatem am Boden entlang nach unten, in Richtung Füße zu schieben – so weit wie möglich, sodass eine gute Dehnung in die Schulter, den oberen Rücken kommt. Gleichzeitig spannen Sie den Beckenboden, die tiefe Muskulatur im Unterleib, an und ziehen ihn mit dem Ausatem nach oben, in Richtung Bauchnabel. Mit dem Einatem schieben Sie die rechte Schulter wieder am Boden entlang zurück, nach oben, in Richtung Kopf und lassen den angespannten Beckenboden wieder los, sodass er nach unten zurückschwingt. Etwa vier, fünf Mal die rechte Schulter mit dem Ausatem runterziehen, schieben und mit dem Einatem zurück; dann dasselbe mit der linken Schulter und dann mit beiden Schultern zugleich auf diese Weise vorgehen, je vier, fünf Mal, und am Ende die Schultern für etwa sieben Aus- und Einatemzüge in dieser heruntergezogenen Haltung mit angespanntem, hochgezogenem Beckenboden lassen. Dann wieder auflösen und gut nachspüren und noch einen zweiten Durchgang mit der rechten, der linken und dann mit beiden Schultern zugleich auf diese Weise machen – und natürlich nachspüren.

Nun machen Sie dasselbe noch einmal mit an den Seiten liegenden, in den Ellenbogen angewinkelten, in normaler Schulterhöhe am Boden aufliegenden Armen und Händen, die hinter Ihrem Kopf nach oben weisen: zuerst den rechten Arm, Ellenbogen mit dem Ausatem nach unten schieben in Richtung Füße, am Boden entlang und dabei den Beckenboden wieder hochziehen, anspannen; mit dem Einatem den angewinkelten Arm wieder am Boden entlang zurückgleiten lassen und die Beckenbodenmuskulatur loslassen, etwa fünf, sechs Mal; dasselbe mit dem linken Ellenbogen, Arm und dann noch etwa fünf, sechs Mal mit beiden, in den Ellenbogen angewinkelten Armen zugleich: sie mit dem Ausatem nach unten schieben, den Beckenboden hochziehen und mit dem Einatem gleiten die Schultern, angewinkelten Arme wieder hoch und der Beckenboden geht gelöst nach unten. Am Ende wieder für sieben Aus- und Einatemzüge die Schultern, angewinkelten Arme in der nach unten gedehnten Position halten, mit hochgezogenem angespannten Beckenboden; danach wieder lösen, nachspüren und die drei hintereinander folgenden Bewegungen noch ein zweites Mal ausführen und abschließend wieder mit an den Seiten liegenden Armen und ausgestreckten Beinen nachspüren, also alle viere von sich strecken, pausieren und sich selbst wahrnehmen: die eigene körperliche, seelische und geistige Befindlichkeit nach diesen Übungen.

Jetzt gehen Sie mit wieder aufgestellten, beckenbreiten Beinen weiter mit dem sogenannten Schattenboxen, und zwar so, dass die rechte, zur Faust geballte Hand mit dem ganzen, im Ellenbogen angewinkelten rechten Arm ganz weit zur linken Seite hinübergeht, bis die rechte Hand auf dem Boden auftrifft, wobei die rechte Schulter, die ganze rechte Seite und auch die Beine, Knie mit zur linken Seite hinübergehen, sodass die rechte Schulter, der rechte obere Rücken und die gesamte rechte Seite gut gedehnt werden. Dann von dort aus mit der geballten linken Faust und dem angewinkelten linken Arm so weit wie möglich zur rechten Seite gehen, dabei die linke Schulter, den linken oberen Rücken, beide Knie und Beine mit nach rechts nehmen, um wieder eine gute Dehnung in die gesamte linke Seite, besonders in den linken oberen Rücken zu bekommen, bis die linke Faust rechts am Boden ankommt, auf die Erde boxt und so weiter – etwa 25 Mal zu jeder Seite boxen, danach wieder gut nachspüren.

Zum Abschluss noch ein paar tiefe, bewusste Ausatemzüge mit Ton durch den ganzen, gut gedehnten Körper hindurch schicken, bis hinunter in die Beine und Füße und sich mit jedem Einatemzug ganz bewusst mit neuem Sauerstoff und Lebensatem, mit frischer Energie und Lebendigkeit erfüllen und durchströmen lassen, bis in jeden Körperbereich und in jede einzelne Zelle hinein.

Fallbeispiel 3: Die eigene Kraft erleben

Thomas, 56 Jahre, über 90kg, Pastoralreferent in der katholischen Kirche mit einer massiven Leidensgeschichte innerhalb der Strukturen und in Bezug auf seine Stellenidentität; Überlegungen, gerichtlich vorzugehen, um die eigenen Rechte einzuklagen, nicht jetzt noch »als der dumme Anfänger dazustehen«, der keine eigenen Ansprüche und Rechte haben darf, dessen eigene Akte gegen ihn verwandt wird, der durch Leitungsstellenwechsel dauernd durch die Machtstrukturen fällt, sich selber in völliger Ohnmacht erleben muss, dauernd »einen Maulkorb umgelegt bekommt«, nicht einfach ungeschützt und unverschämt reden darf, wie ihm zumute ist, »wie ihm der Schnabel gewachsen ist«. Er beginnt: »Ich weiß gar nicht, ob ich jetzt noch will!« – und redet dann ohne

Punkt und Komma weiter, ohne es mit mir abzustimmen: ein Schwall an Kirchenfrust, zwar der ganzen Gruppe erzählend, aber überhaupt nicht bezogen, nicht in Kontakt. Ich höre dabei ein kleines, verlassenes Kind schreien, für das niemand da ist, das sich selber überlassen bleibt, ohne Hilfe, Unterstützung von anderen, Eltern, Verwandten, Menschen, die ihm wohlgesonnen sind.

In einer kurzen Atempause unterbreche ich ihn, kehre zu seinem ersten Satz zurück, frage, was er jetzt will, mit dem Thema und von mir und teile ihm meine Beobachtung seines permanent wippenden, klopfenden Fußes mit. Dabei tippe, klopfe ich selber mit meinen Füßen; er will, dass ich damit aufhöre und dass er von mir »vernünftig behandelt« wird. Ich frage: »Wie?« Er: »Indem wir uns gegenübersitzen!«. Ich lasse es ihn arrangieren – »So ist es gut!«. Jetzt kann er mir von den vielfältigen Erfahrungen in seiner Kirche erzählen, sich unterzuordnen und schweigen zu müssen. Ein Beispiel ist die Situation – die ich ihn im Raum mit Stühlen stellen lasse – mit dem Mann von der Kirchenleitung, der gegangen ist, die Stelle gewechselt hat – dies nach einem Gespräch, zu dem er, Thomas, über vier Stunden anreisen musste, woraufhin er ins Besucherzimmer geschickt wurde und vom Personalleiter noch während des Sich-Setzens »vollgeschwallt« und zu einer anderen Stelle überredet wurde, also selber gar nicht zu Wort kam.

Wir üben: »Stopp! So nicht! Mit mir nicht!« – den angelegten Maulkorb selbst wieder abnehmen, ihn in der Hand haben, nicht vom anderen bestimmen und anlegen lassen. Es ist neu für ihn, darüber selber die Entscheidungsmacht zu haben, nicht in die strukturelle Ohnmacht zu gehen und die »Botschaft der Großmutter«, den »Ärger runterzuschlucken«. »Nein, jetzt nicht mehr!«, das hat er Jahrzehnte lang lernen müssen und auch jetzt wieder neu: den eigenen, inneren Maulkorb immer wieder bewusst ablegen und reden, sich zu Wort melden, auch ungeschützt, unvernünftig.

Dann kann er auch auf die Stühle, symbolisch für seine Situation, zugehen, seinen »Nachruf aussprechen«, alles, was er »dem Typen« noch zu sagen hat Und wenn er seine hinter dem Rücken gehaltenen Hände noch nach vorn nimmt, die zum Zupacken und Grenzen-Setzen da sind, dann kann er selber wieder aktiv, »wirk-mächtig« und wirksam werden.

Ich stehe dabei die meiste Zeit an seiner Seite, hocke mich auf den Boden neben ihm oder stehe hinter ihm, schützend in seinem Rücken. Zwischendurch kam von der Gruppe die Idee auf, ihm Menschen in den Rücken zu stellen, damit er in solch schwierige Situationen in Personalgesprächen nicht allein geht. Doch mir schien das alles fast übergriffig, auch, als sogar mein Kollege es dann vorschlug. Ich blieb konsequent bei Thomas und ließ ihn bestimmen, »mächtig« sein, sodass ihm nicht wieder jemand ins Handwerk pfuscht.

Am Ende kann er sich dann von der unangenehmen Situation lösen, indem er sie – realiter die Stühle, die sie symbolisieren – »wegräumt«, im wahrsten Sinne des Wortes, und dann noch einen Moment wieder mir gegenübersitzt, zunächst auf seinem ursprünglichen Stuhl, dann auf dem des »Herrn der Landeskirche«, den anfangs mein Stuhl symbolisierte.

»Die Stelle des Herrn ist schon seit über 2.000 Jahren besetzt, doch nach meinem Verständnis hat der ursprüngliche Herr das anders gemeint mit dem Machtverhalten und der Kirche und hat uns nicht einen Maulkorb angelegt, sondern uns den Mund frei gegeben«, sage ich zum Abschluss unserer Arbeit, sein Wortspiel mit den Stühlen, der Stelle, dem Herrn aufgreifend. Er spürt jetzt »Hunger, auf etwas Leckeres, Frisches, Buntes, Knackiges«. »Das ist gut«, sage ich. »Gibt es das für Dich auch noch in Deiner Kirche?« »Ja«, antwortet er spontan. »Dann ist sie es wert, dabei zu bleiben, nicht aufzugeben, sich nicht stellenmäßig in die Flucht schlagen zu lassen, für seine Rechte einzutreten, sein Recht zu fordern«, sage ich ihm zum Abschluss.

Tag 8
Körperübungen zum Sich-Erleben als Frau bzw. Mann

Am heutigen Tag geht es um Themen, wie Durchlässigkeit, Hingabefähigkeit und Herzensgefühle, die eigene Kraft, Lebendigkeit als Frau bzw. als Mann und sich selbst in der eigenen Sexualität ausdrücken zu können.

Theorie 10: Verbindung der Körperübungen zu den Charakterstrukturanteilen

Und nun wenden Sie sich der fünften Spalte im Strukturmodell zu und beschäftigen sich damit. Lesen Sie wieder im Sitzen, Stehen, Gehen oder Liegen und nutzen Sie das Lesen als Körper- und Selbsterfahrungsübung: Wie reagiert Ihr Körper auf das, was Sie lesen? An welchen Stellen der Beschreibungen zu diesem Persönlichkeitsanteil meldet er sich besonders deutlich? Welche Gefühle erleben Sie beim Lesen? Und welche

Gedanken kommen Ihnen dazu in den Sinn? Schließlich: Was erkennen Sie bei sich selbst in diesen Beschreibungen? Und wovon fühlen Sie sich am stärksten, wovon am wenigsten angesprochen? Welche Ihnen bekannten Menschen mit den beschriebenen Grundzügen sehen Sie beim Lesen vor Ihrem inneren Auge? Und auch: Welche Ihnen wesensmäßig eigenen, in der Grundstruktur enthaltenen Ressourcen, Kompetenzen, Stärken stehen Ihnen dadurch, dass Sie mehr dieser Charakterstrukturanteile haben, zur Verfügung? Was davon können Sie zur Bewältigung Ihres Lebens und Arbeitens nutzen?

Dann gehen Sie weiter mit den folgenden Körperübungen zur Unterstützung und Förderung der Körperbereiche, die besonders in dieser Grundstruktur der Weiterentwicklung bedürfen. Die Körperübungen heute beschäftigen sich im Wesentlichen mit diesen Anteilen in uns und wirken besonders positiv auf die eigene Durchlässigkeit, Flexibilität, Geschmeidigkeit und Hingabefähigkeit – entgegen der Tendenz, sich künstlich und starr, rigide aufrecht zu halten und dabei in permanenter Anspannung und Leistungsorientierung zu bleiben. Die Übungen zielen besonders auch auf die Körpermitte, unser Zentrum und Sitz der Sexualität und Weiblichkeit bzw. Männlichkeit. Hierdurch können sie sehr energetisierend und stimulierend wirken, möglicherweise sogar die eigene Lust und Freude am eigenen Frau-Sein bzw. Mann-Sein erhöhen und das sexuelle Erleben vertiefen. Dafür bedarf es natürlich auch einer guten, sicheren, tiefen Erdung und Atmung, um sich selbst als Frau bzw. Mann gut erleben und ausdrücken zu können. Dem wendet sich besonders die erste nun folgende Übung zu.

1. Arbeit mit Tennisbällen (15 min.)

Sie stehen wieder für einen Moment ganz bewusst in der bioenergetischen Grundposition, die Füße parallel zueinander, die Beine beckenbreit, in den Knien durchlässig, das Becken in der Mitte eingeschwungen, nicht im Hohlkreuz oder nach vorn geschoben, die Schultern gelöst leicht nach hinten, unten hängend und im Mund und Kiefer ebenfalls locker und gelöst: Wie nehme ich mich heute wahr? Wie empfinde ich meinen körperlichen Stand? In welcher Stimmung, mit welchen Emotionen stehe ich da? Welche Gedanken gehen mir durch den Kopf und beschäftigen mich? Wie geht's, wie steht's heute mit mir? Körperlich, emotional, mental?

Nun nehmen Sie sich einen Tennisball, legen ihn sich unter einen Fuß und rollen den Ball unter Ihrer Fußsohle hin und her, zu allen Bereichen Ihrer Fußes – Vorderfuß, Ferse, Zehen, Mittelfuß, Außen- und Innenkanten –, sodass der gesamte Fuß durch das Rollen des Tennisballes gut massiert wird, wobei Sie so viel Gewicht, so viel Druck auf den rollenden Ball geben, wie es Ihnen angenehm ist. Dabei stehen Sie am besten auf einem Teppich oder einer rutschfesten Matte, damit der Tennisball nicht wegrollt.

Wenn Sie etwa zwei, drei Minuten Ihren einen Fuß rollend massiert haben, stellen Sie den Fuß wieder im bioenergetischen Stand am Boden auf und spüren gut nach: Wie nehmen Sie sich und Ihren Fuß jetzt wahr? Wie fühlt er sich an? Wie ist Ihr Stand? Was nehmen Sie bei diesem Fuß wahr im Unterschied zum anderen?

Und dann legen Sie den Tennisball ein zweites Mal unter diesen Fuß und beginnen nun, mit Ihrem Ausatem Gewicht und Druck auf die eine Stelle zu geben, wo jetzt der Tennisball liegt. Mit dem Einatem nehmen Sie Ihr Gewicht, den Druck von dieser Stelle wieder weg, gehen zu einer anderen Stelle Ihres Fußes und geben nun dort erneut mit Ihrem Ausatem und Ton Druck und Gewicht auf diese Stelle des Fußes, wandern mit dem Einatem zu einer anderen Stelle und so weiter, sodass Sie schließlich mit dem Tennisball und Ihrem Druck und Gewicht ausatmend und tönend möglichst in alle Bereiche Ihres Fußes hineingegangen sind und sie kräftig massiert und stimuliert haben – eine intensive Möglichkeit der Erdung und der Fußreflexzonenmassage. Sie werden merken, dass Sie an unterschiedlichen Stellen Ihrer Fußsohle unterschiedlich schmerzempfindlich sind. Natürlich dosieren Sie selbst, wie viel Gewicht und Druck Sie jeweils auf die entsprechende Stelle geben wollen und welches Maß an Druck, Schmerz Ihnen noch zuträglich ist. Hier gilt nicht, je mehr, desto besser und intensiver die Übung, sondern immer, wie auch sonst in allen Übungen, die Sie praktizieren, dass Sie selbst Ihre Grenze bestimmen und herausfinden, was für Sie gut und stimmig ist, und auch, was zu viel ist und deshalb nicht förderlich und körperunterstützend. Je häufiger Sie allerdings diese Übung mit den Tennisbällen praktizieren, desto deutlicher werden Sie spüren, wie Sie immer mehr Gewicht und Druck auf Ihren Fuß geben können, auf alle unterschiedlichen Stellen, selbst auf die, die am Anfang noch ganz schmerzhaft waren und fast gar kein Gewicht, kaum Druck ertragen konnten. Durch die regelmäßige Übung wird es einfach spürbar besser – wie letztlich auch bei allen anderen Übungen, doch bei dieser ist die Auswirkung, Verbesserung ganz unmittelbar und bereits nach kürzerer Zeit sehr deutlich spürbar. Kleine Kinder etwa, die noch gar nicht oder kaum unter Verspannungen und körperlichen Blockaden leiden, wie wir Erwachsenen, haben mit dieser Tennisballübung keinerlei oder kaum Probleme oder Schmerzen. Sie können sogar – mit entsprechendem Halt an den Händen zum Balancieren – auf zwei Tennisbällen stehen!

Wenn Sie die Übung mit dem einen Fuß und Tennisball beendet haben, spüren Sie gut nach, wieder im Stehen im bioenergetischen Stand: Wie nehmen Sie sich jetzt insgesamt in Ihrem Körper, im Stehen und besonders in Ihrem behandelten Fuß wahr? Wie ist die Erdung, der Stand? Wie fühlt sich dieser eine Fuß an im Unterschied zum anderen? Wie können Sie Ihre Wahrnehmungen beschreiben? Wie ist Ihre körperliche, emotionale und mentale Situation jetzt im Moment?

Nun legen Sie den Tennisball unter Ihren anderen Fuß, rollen zuerst mit Ihrer gesamten Fußsohle eine Weile über den Ball, bis in alle Bereiche hinein – etwa zwei, drei Minuten, anschließend nachspüren – und gehen dann wieder mit Gewicht und Druck mit tönendem Ausatem zu unterschiedlichen Stellen Ihres Fußes. Nehmen Sie dabei jeweils mit dem Einatem das Gewicht, den Druck wieder weg und wandern Sie zu einer anderen Stelle, sodass Sie etwa in fünf Minuten alle Bereiche Ihres zweiten Fußes auf diese Weise mit dem Tennisball berührt und massiert haben. Dabei ist es ganz besonders wichtig, dass Sie mit Ihrem Ausatem Töne machen, auch richtig laute, besonders an den Stellen, an denen es wehtut, sodass Sie den Schmerz nicht nach innen nehmen, unterdrücken, ihn vielmehr mit den Tönen ausdrücken und nach draußen abgeben. Dies ist eine sehr gute Möglichkeit, die Füße und Fußreflexzonen zu massieren, dadurch dem gesamten Körper und der eigenen Gesundheit Gutes zu tun, den eigenen Stand zu verbessern, die Verwurzelung, den Bodenkontakt im wahrsten Sinne des Wortes zu vertiefen und Anspannungen in den Füßen, die sich auf den gesamten Körper verspannend auswirken, wieder zu lösen – anschließend, wie immer, gut nachspüren.

2. Übungen im Stehen für Gelenke und Becken (15 min.)

Jetzt stehen Sie wieder im bioenergetischen Stand und beginnen, Ihre Gelenke zu bewegen. Übungen zur Lösung und Lockerung der Gelenke sind deshalb besonders gut, weil sie sich positiv auf unsere körperliche und seelische Sicherheit, Geborgenheit und Halt, gutes Dasein in der Welt und auf unsere Flexibilität, Durchlässigkeit und Geschmeidigkeit auswirken.

Dafür stehen Sie zuerst auf einem Fuß und kreisen den anderen im Fußgelenk. Zum leichteren Balancieren und für mehr Halt können Sie sich dabei gern mit einer Hand an einer Wand oder Stuhllehne Unterstützung holen, um sich nicht mühen zu müssen, auf dem einen Bein zu stehen oder gar das Gleichgewicht zu verlieren. Nach dem Kreisen kippen Sie den Fuß in seinem Gelenk hoch und runter und versuchen, das mit Ihrem Atem zu verbinden: den Fuß mit dem Einatem anheben und mit dem Ausatem nach unten strecken, gern immer wieder auch mit Ton ausatmen. Wenn Sie das eine Zeit lang gemacht haben, stellen Sie den Fuß wieder auf den Boden auf, parallel zum anderen, beckenbreit und spüren gut nach: Wie nehme ich mich, meinen Bodenkontakt, meine Erdung und Verwurzelung wahr? Anschließend führen Sie dieselbe Übung mit dem anderen Fuß durch: ihn im Gelenk kreisen lassen, dann in Verbindung mit dem Atem hoch- und runterkippen und ebenso gut nachspüren.

Als Nächstes bewegen Sie Ihre Kniegelenke, indem Sie mit dem Ausatem mit Ton in den Knien tiefer runtergehen, sich damit noch mehr am Boden niederlassen und sich mit dem Einatem wieder aufrichten – jedoch nur so weit, dass die Knie nicht einrasten, vielmehr noch durchlässig und flexibel bleiben können. Dies wieder eine Zeit lang im eigenen Atemrhythmus tun: ausatmend in den Knien beugen, einatmend sich aufrichten, vom Boden her, mit der Unterstützung von unten, von der Erde. Abschließend wieder nachspüren: Wie ist jetzt mein Stand, meine Verbindung zur Erde?

Nun bewegen Sie Ihre Hüftgelenke, und zwar so, dass Sie Ihr Becken, Ihren unteren Rücken zuerst einige Zeit in alle Richtungen bewegen: vor und zurück, rechts und links, kreisen, liegende Achten mit dem Becken zeichnen und alle anderen Bewegungen, die Ihnen und Ihrem Becken in den Sinn kommen. Dann kippen Sie Ihr Becken mit Ihrem Atem: Einatmend kippen Sie Ihr Becken und den unteren Rücken nach hinten, sodass ein kleines Hohlkreuz entsteht, ausatmend kippen Sie Ihr Becken nach vorn und oben, sodass der untere Rücken lang und gedehnt wird. Diese Kippbewegung des Beckens wieder eine Zeit lang in Verbindung mit dem eigenen Atemrhythmus ausüben und abschließend nachspüren: Wie ist jetzt mein Stand, meine Erdung? Wie nehme ich meinen Körper und besonders meine Körpermitte, mein Becken, den Sitz meiner Lebendigkeit und Sexualität wahr?

Weiter geht es mit dem Bewegen der Schultern: Sie bewegen und kreisen Ihre Schultern in alle Richtungen, lassen Ihren Atem dabei mitfließen, halten ihn an keiner Stelle an und lassen dabei gern zwischendurch den Ausatem mit Tönen kommen. Gerade die Schultern, auf die sich die Lasten des Lebens schnell auflagern, mögen es, in ihren Bewegungen mit Tönen – gern auch lauten, ächzenden, stöhnenden – begleitet zu werden, weil Sie so ihre Last leichter wieder lösen können, während Sie sich bewegen. Dann heben Sie Ihre Schultern mit Ihrem Einatem an, ziehen sie richtig hoch bis zu den Ohren, halten sie für ein paar Atemzüge in dieser Position und lassen sie mit einem Ihrer nächsten Ausatemzüge mit Ton und Schwung runterfallen. Dies wiederholen Sie drei, vier Mal: einatmen und die Schultern ganz hoch ziehen, einen Moment so halten und mit dem Ausatem die Schultern wieder runterplumpsen lassen. Dann wieder gut nachspüren: Wie ist meine Erdung, mein Stand jetzt? Wie nehme ich mich wahr? Auf der Erde, in dieser Welt?

Und nun bewegen Sie noch Ihren Kopf: zuerst den Kopf beugen und dabei Wirbel für Wirbel in der Halswirbelsäule abrollen, sodass sich das Kinn nach unten zum Brustkorb neigt, dort ein paar Atemzüge bleiben, mit betontem Ausatem, und dann ganz langsam und spürsam den Kopf zur einen Schulter rollen, soweit es Ihnen vom Nacken her möglich ist, ihn dann ebenso bewusst und langsam über die Mitte zur anderen Schulter rollen, ebenso so weit wie möglich – und auf diese Weise noch zwei, drei Mal zu jeder Schulter hin, dabei gut und bewusst atmen, den Atem fließen lassen und ihn an keiner Stelle anhalten, gern auch zwischendurch immer wieder den Ausatem betonen, mit Ton kommen lassen. Zum Abschluss den Kopf, der in der Mitte nach unten hängt, Wirbel für Wirbel wieder in die Aufrichtung bringen und gut nachspüren.

Dann beugen Sie Ihren Kopf mit dem Ausatem wieder nach unten, in der Halswirbelsäule abrollend, soweit es Ihnen möglich ist, hin zum Brustkorb und heben Ihn mit Ihrem Einatem von dort aus an, Wirbel für Wirbel aufrollend, zurück in die Aufrichtung; ausatmend den Kopf beugen, ihn einatmend wieder aufrichten – und das eine ganze Zeit lang im eigenen Atemrhythmus. Wenn Sie diese Übung beendet haben, der Kopf wieder aufgerichtet ist, spüren Sie wie immer nach: Wie nehme ich mich und meinen Stand jetzt wahr? Wie ist meine Aufrichtung? Spüre ich unten meine Füße am Boden, die gute Erdung, während ich meinen Kopf oben trage, zum Himmel aufgerichtet?

Jetzt bewegen Sie noch einmal Ihr Becken, Ihre Körpermitte, den Sitz Ihrer Lebendigkeit und Ihres Frau- bzw. Mann-Seins, und lassen dafür zuerst Ihr Becken kreisen, in jede Richtung, rechtsherum und linksherum, in kleinen und größeren Kreisen, bewegen es dann vor und zurück, schwingen es zur rechten und zur linken Seite, zeichnen liegende Achten mit Ihrem Becken und bewegen es auf alle möglichen Arten, was auch immer Ihnen in den Sinn kommt.

Diese Beckenarbeit ist besonders hilfreich, weil sie geschmeidiger macht, starre Aufrichtung flexibler werden lässt, Kopf und Becken mehr in Einklang bringt und unsere weibliche bzw. männliche sexuelle Seite des Lebens mehr ins Bewusstsein bringt und fördert. Wenn Sie die Beckenbewegungen beendet haben, spüren Sie wieder einen Moment nach.

Dann beginnen Sie, Ihr Becken in Verbindung mit Ihrer Atmung zu kippen: Einatmend kippen Sie das Becken nach hinten, sodass ein kleines Hohlkreuz im unteren Rücken entsteht, ausatmend kippen Sie das Becken nach vorn und oben, sodass sich der ganze untere Rücken lang zieht. Dies praktizieren Sie wieder eine längere Zeit auf diese sanfte und spürbare Weise, während dabei der Oberkörper die ganze Zeit in der Aufrichtung bleibt, sich nicht wirklich mitbewegt: Die Bewegung geht nur vom Becken aus. Abschließend spüren Sie wieder gut nach und kippen dann, in einem zweiten Durchgang, Ihr Becken wieder einatmend nach hinten und kippen, stoßen es jetzt mit Ihrem Ausatem dynamisch, mit Kraft und Stimme nach vorn – wenn Sie zu zweit üben, mit Ihrem Gegenüber im Augenkontakt. Auch dieses dynamische, schwungvolle, kräftige Nach-vorn-Kippen Ihres Beckens mit Ihrem Ausatem und Ton und das Zurückschwingen mit Ihrem Einatem führen Sie wieder eine ganze Weile durch. Am Ende nachspüren, sich wahrnehmen: Wie stehe ich jetzt? Wie ist meine Erdung und Atmung? Wie nehme ich mich körperlich wahr? In welcher Stimmung stehe ich da? Welche Gedanken gehen mir durch Kopf, Herz, Sinne, Becken?

Zum Abschluss im Stehen beginnen Sie nun, auf der Stelle zu trappeln: mit den vollen Fußsohlen von einem auf den anderen Fuß treten, zuerst langsam, kräftig, stampfend, trappelnd, marschierend, mit Stimme, dann mit der Zeit das Tempo und die Stärke Ihres Auftretens, Trappelns steigern, bis Sie so schnell, laut, stark, wild, unkontrolliert wie möglich trappeln. Dann pausieren, sich Zeit zum Nachspüren nehmen, den kräftigen Ausdruck integrieren, den Eindruck der Übung für den gesamten Körper, die Stimmung und Gedanken wahrnehmen.

In einem zweiten Durchgang nehmen Sie auch Ihre Hände als geballte Fäuste hinzu, sodass noch mehr Kraftausdruck in den Körper kommt, während Sie immer ausdrucksstärker, schneller, kräftiger, nachdrücklicher und lauter auf der Stelle trappeln, stampfen. Nach dem Pausieren, Nachspüren nehmen Sie beim dritten Trappeln zu den geballten Fäusten nun auch noch Ihre Augen hinzu und schauen zu Ihrem realen Gegenüber, wenn Sie zu zweit sind, oder stellen sich innerlich einen Menschen vor, den Sie jetzt in der Vorstellung direkt mit Ihren Augen anschauen oder schauen sich selber in einem Spiegel an und bringen so Ihre ganze Kraft, Energie, Ausdrucksstärke nun auch über die Augen in den Ausdruck.

Am Ende nehmen Sie sich wieder eine ausführliche Atempause und spüren sehr gut nach: Wie nehme ich mich und meinen Körper jetzt wahr? Meine Gefühle? Meine Gedanken?

3. Übungen im Liegen für Becken und Unterleib (15 min.)

Zuerst nehmen Sie sich und Ihren Körper bewusst für einen Moment im Liegen auf dem Rücken wahr, während Sie Ihren Ausatem durch Ihren ganzen Körper bis hinunter in die Beine und Füße schicken, immer wieder und mit Ton: Wie und wo nehme ich mich jetzt gerade wahr in meinem Körper? Wie fühle ich mich? Und welche Gedanken gehen mir dabei durch den Sinn? Wenn Sie sich eine ganze Zeit lang, mit dem Ausatem durch den ganzen Körper hindurch geschickt, wahrgenommen haben, nehmen Sie nun zu Ihrem Einatem die Vorstellung hinzu, wie Sie bei jedem Einatemzug mit neuem Sauerstoff, frischem Lebensatem, neuer Lebensenergie durchströmt und erfüllt werden, bis in jeden Körperbereich, in jede einzelne Zelle hinein, immer wieder, während mit dem Ausatem Kohlenmonoxyd und Altes, Verbrauchtes, Verspannungen, Anstrengungen, Schwieriges, Belastendes aus Ihnen hinaus strömt.

Dann umfassen Sie Ihre Knie mit den Händen, ziehen Sie an den Oberkörper heran und beginnen, Ihr Becken zu schaukeln, von rechts nach links hin und her, in kleineren und größeren Bewegungen zu den Seiten, sodass die ganze Wirbelsäule, der Rücken und auch Kopf in diese Schaukelbewegung des Beckens hineinkommen – den Atem dabei frei fließen lassen, ohne ihn anzuhalten. Schaukeln Sie so lange, wie es Ihnen angenehm ist, etwa ein, zwei Minuten lang, dann pausieren Sie und spüren nach, mit aufgestellten, parallel zueinander stehenden Füßen und beckenbreiten Beinen.

Nun umfassen Sie wieder Ihre Knie mit Ihren Händen und ziehen Ihre Beine, Oberschenkel mit Ihrem Ausatem an den Oberkörper, Brustkorb heran und mit Ihrem Einatem lassen Sie sie wieder ein kleines Stück zurück schwingen – ausatmend ranziehen, einatmend zurück, dabei auch wieder gern zwischendurch den Ausatem betonen, mit Ton kommen lassen. Auf diese Weise erreichen Sie eine sehr gute Massage Ihrer gesamten inneren Organe und regen Ihre Verdauung und Ihren Stoffwechsel an. Verfahren Sie ein, zwei Minuten so und stellen Sie dann zum Nachspüren die Füße wieder auf den Boden auf.

Als nächstes umfassen Sie Ihr linkes Knie mit Ihrer linken Hand und legen Ihre rechte Handinnenfläche unter Ihren Kopf. Nun bringen Sie Ihr linkes Knie ausatmend mit Ihrem rechten Ellenbogen zusammen bzw. bewegen Sie aufeinander zu, soweit es Ihnen möglich ist, indem Sie mit der linken Hand das Knie heran- und mit der rechten Hand den Kopf hochziehen und so den rechten Ellenbogen quasi diagonal zum linken angezogenen Knie hin bewegen, und einatmend legen Sie den Kopf, Wirbel für Wirbel abrollend, wieder auf den Boden zurück und stellen den linken Fuß wieder auf dem Boden auf – ausatmend linkes Knie zum rechten Ellenbogen bringen, einatmend Kopf und Fuß zum Boden zurück und so fort, etwa sieben bis zehn Mal. Dann dasselbe mit der anderen Seite: Die rechte Hand umfasst das rechte Knie, die linke Handinnenfläche liegt unter dem Kopf und zieht ihn ausatmend nach oben, sodass der linke Ellenbogen dem rechten, angezogenen Knie entgegenkommt, einatmend legt sich der Kopf und stellt sich der rechte Fuß wieder auf dem Boden ab, ausatmend kommen linker Ellenbogen und rechtes Knie einander entgegen, einatmend gehen

Kopf und Fuß zum Boden zurück – das wieder insgesamt sieben bis zehn Mal wiederholen und abschließend einen Moment nachspüren.

Nun stehen beide Füße wieder parallel zueinander und beckenbreit auf dem Boden auf, während Sie weiter auf dem Rücken liegen, und Sie drücken mit Ihrem Ausatem Ihren Rücken vom Boden hoch, so weit, wie es für Sie geht – möglichst so, dass Sie nur noch oben mit Schultern und Kopf und unten mit den Füßen auf dem Boden aufstehten –, und einatmend legen Sie Ihren Rücken, Wirbel für Wirbel abrollend wieder auf den Boden zurück – ausatmend anheben, einatmend abrollend absenken, etwa sieben bis zehn Mal, am Ende nachspüren.

Dann kippen Sie Ihr Becken mit Ihrem Atem und zwar folgendermaßen: Mit dem Einatem kippen Sie Ihr Becken nach hinten, so wie Sie es auch schon im Stehen praktiziert haben – es entsteht dabei ein kleines Hohlkreuz Ihres unteren Rückens am Boden –, und mit dem Ausatem kippen Sie Ihr Becken nach vorn und oben, sodass der gesamte untere Rücken ganz flach am Boden liegt; einatmend kippt das Becken nach hinten in das Hohlkreuz, ausatmend nach vorn – auf diese Weise etwa zwei, drei Minuten ein- und ausatmend das Becken bewegen.

Dabei sagen Sie sich innerlich, je nach Geschlecht, den Satz »Ich bin eine Frau« bzw. »Ich bin ein Mann« und murmeln diesen Satz immer wieder wiederholend vor sich hin. Das Becken schwingt dabei in Verbindung mit Ihrer Atmung vor und zurück und Sie nehmen sich dabei wahr, wie Sie sich innerlich diesen »Ich bin«-Satz sagen: Wie fühlt sich Ihr Körper dabei an? Welche Emotionen spüren Sie währenddessen? Und welche Gedanken gehen Ihnen dabei durch Kopf, Herz und Sinne? Dann ergänzen Sie Ihren Satz um ein Adjektiv, das Ihnen jetzt gerade zu sich selbst einfällt, in den Sinn kommt, stimmig erscheint: »Ich bin ein/eine [Adjektiv zur Selbstbeschreibung] Mann/Frau«, sodass Ihr Satz nun vielleicht lautet: »Ich bin eine lebendige Frau« oder »Ich bin ein aufrechter Mann« – also mit dem von Ihnen selbst gefundenen Adjektiv, das Sie für Ihre Selbstbeschreibung jetzt im Moment gefunden haben. Dann wiederholen Sie diesen Satz innerlich oder auch mit hörbaren Worten etwa eine Minute lang und nehmen wieder wahr, wie Ihr Körper, Ihre Gefühle und Gedanken damit in Resonanz gehen.

Nun beginnen Sie, Ihre Knie mit Ihrem Einatem zu öffnen, indem die Beine so weit wie möglich zu den Seiten auseinander fallen, wobei sich die aufgestellten Fußsohlen etwas vom Boden lösen können. Mit Ihrem Ausatem schließen Sie die Knie, Beine wieder bzw. bringen Sie in die beckenbreite Position parallel zueinander zurück, sodass beide Füße wieder am Boden fest aufstehen – einatmend öffnen, ausatmend schließen für ein, zwei Minuten, dann wieder nachspüren.

Danach breiten Sie Ihre Arme zu den Seiten aus, etwa in Schulterhöhe, und heben sie mit Ihrem Ausatem aus dieser Position heraus an, sodass sie zur Decke gestreckt und parallel schulterbreit zueinander sind. Mit dem Einatem legen Sie sie in diesem Halbkreis zurück zum Boden, sodass sie wieder in Kreuzform ausgestreckt in Schulterhöhe liegen. Auf diese Weise verfahren Sie wieder ein, zwei Minuten: mit Ihrem Einatem die Arme zu den Seiten öffnen und am Boden ablegen und mit Ihrem Ausatem anheben und parallel zueinander zur Decke strecken – danach nachspüren.

Nun legen Sie Ihre Hände auf Ihren Unterleib, nehmen sich einen Moment Zeit, die Wärme Ihrer Hände auf dem Unterleib zu spüren und mit der Zeit auch diese kleine oder auch größere Bewegung Ihres Atems dort wahrzunehmen: wie sich mit Ihrem Einatem der Unterleib dehnt, weitet, den Händen entgegen streckt und wie der Unterleib mit dem Ausatem wieder zurück schwingt, dieses lebendige Auf und Ab Ihrer Atmung in Ihrem Bauch, Unterleib. Und dann beginnen Sie, mit Ihrem Ausatem ein »U« zu tönen, den Vokalton »U«, zur Öffnung, Vertiefung, Intensivierung des Atems und Atemraums im Unterleib – mit jedem Ausatem ein langes, laut hörbares »U« tönen, wieder ein, zwei Minuten, anschließend kurz nachspüren.

Anschließend legen Sie Ihre Hände auf Ihren Brustkorb, spüren die Wärme Ihrer Hände auf dem Brustkorb, mit der Zeit auch die kleine oder größere Bewegung Ihres Atems dort, wie sich mit Ihrem Einatem der Brustkorb dehnt, weitet, den Händen entgegen streckt und wie der Brustkorb mit dem Ausatem zurück schwingt, auf und ab, weit und zurück. Und dann beginnen Sie, mit Ihrem Ausatem ein »A« zu tönen, immer wieder laut und lang, den Vokalton »A« zur Vertiefung der Atmung im Brustraum, wieder ein, zwei Minuten und anschließend nachspüren.

Zum Abschluss umfassen Sie Ihre Knie mit Ihren Händen, ziehen Ihre geöffneten Beine in Richtung Oberkörper und schaukeln sich in dieser Haltung für eine Weile hin und her. Am Ende wieder nachspüren: Wie nehme ich mich jetzt wahr? Körperlich, emotional, mental?

Dann kommen Sie auf alle viere, stehen also auf Ihren Händen und Knien, in dieser animalischen Haltung, und machen nun in Verbindung mit Ihrer Atmung einen Katzenbuckel: Einatmend schieben Sie Ihren Rücken rundend hoch, wie zu einem Buckel, der Kopf hängt, und ausatmend heben Sie den Kopf ganz hoch in den Nacken und strecken die Wirbelsäule durch, sodass sie ganz in U-Form durchhängt – wie eine Katze, die zuerst den Katzenbuckel macht und sich dann durchstreckt. Diese Bewegung führen Sie ein, zwei Minuten lang durch und recken sich abschließend in diesem Vierfüßlerstand noch einmal in alle Richtungen, strecken und dehnen sich, genüsslich wie eine Katze, gern auch mit Schnurren oder anderen animalischen Lauten. Von dort aus stellen Sie sich schließlich auf die Füße – Kopf und Oberkörper hängen weiterhin nach unten – und bringen sich dann Wirbel für Wirbel in die Aufrichtung, wobei sich der Kopf erst ganz zum Schluss über dem ersten Halswirbel aufrichtet. Und auch im Stehen noch einen Moment nachspüren: Wie nehme ich mich jetzt wahr? Körperlich, emotional, mental?

4. Übungen im Stehen – mit etwa gleich großen Paaren oder allein (15 min.)

Sie stehen beide im bioenergetischen Stand, Rücken an Rücken, mit durchlässigen Gelenken, besonders in den Kniegelenken, wobei Sie den Kontakt zueinander, die Rückenberührung spüren, sich dabei aber nicht aneinander anlehnen, vielmehr jede und jeder auf den eigenen Füßen und Beinen steht und gleichwohl im Kontakt mit dem Rücken der Partnerin. Nehmen Sie sich dabei wahr: Wie ist Ihr Körperempfinden? Ihre Stimmung, Gefühle? Welche Gedanken beschäftigen Sie, während Sie so miteinander stehen? Was nehmen Sie wahr vom Partner? Körperlich, emotional, mental?

Und nun, für die weitere Übung, gehen Sie besonders mit dem unteren Rücken und dem Becken in Kontakt, Ihrem eigenen und dem des Partners, und beginnen zarte, spürsame Bewegungen mit Ihren Becken im unteren Rücken auszuführen, wobei Sie Ihren Atem frei fließen lassen, bewusst darauf achten, ihn nicht anzuhalten, gleichwohl diese Art und Weise, sich miteinander im unteren Rücken und Becken zu bewegen, durchaus spannend, »atemberaubend« sein kann. Atmen Sie gut und bewusst weiter, nehmen Sie wahr, wie sich diese zarten, spielerisch einfühlsamen Bewegungen miteinander entwickeln: Mal mag die eine mehr führen, bestimmen mit ihren Beckenbewegungen und der andere lässt sich ein, geht mit, passt sich an, mal gibt der zweite den Ton an, ist der Aktivere, Bestimmendere in den Bewegungen und die erste lässt sich ein, lässt sich führen, mal ist gar nicht mehr erkennbar, wer welche Rolle hat und beide bewegen sich in ihren Becken und unteren Rücken in völligem, aufeinander abgestimmtem Gleichklang miteinander.

Nun beginnen Sie beide, kräftige Beckenbewegungen auszuführen und sich gegenseitig vom Platz wegzudrücken, vom unteren Rücken, Po, Becken her, indem Sie mit Ihrer Kraft und Stärke im Becken versuchen, Ihren Partner wegzuschieben. Nehmen Sie gern auch Ihre Stimme mit hinzu! Wichtig ist es hierbei, dass Sie immer im unteren Rücken in Kontakt bleiben und auch, dass Sie rutschfeste Socken anhaben oder barfuß sind, damit Sie bei dieser Becken-Kraftübung nicht wegrutschen, hinfallen und sich wehtun. Schauen Sie beim gegenseitigen Kraftzeigen, dass Sie Spaß dabei haben, die Übung eher spielerisch praktizieren, im positiven Wortsinn von *aggredi* aufeinander zugehen, mit all Ihrer Kraft, und weniger verbissen und ernst. Hinterher spüren Sie beide gut nach, während Sie wieder im bioenergetischen Stand stehen mit durchlässigen Knien und jeder für sich, ohne Rückenkontakt zueinander: Wie nehme ich mich, meinen Körper, mein Becken jetzt wahr? Wie fühle ich mich? Welche Gedanken kommen mir im Moment?

Und dann stehen Sie wieder mit Ihren Rücken aneinander und dehnen sich leicht über den Rücken des Partners nach hinten: Zuerst lehnt die eine sich an den Rücken ihres Partners an, der sich in seinem Rücken nach vorn und unten beugt, so weit, wie es seine Partnerin möchte, um ihren Rücken und Brustkorb gut aufdehnen zu können. In dieser Position für ein paar gute, tiefe Aus- und Einatemzüge bleiben und wenn die Sich-Dehnende genug hat, geht sie zurück in die aufrechte Rückenhaltung und beugt sich dann mit ihrem Kopf und Rücken nach vorn unten, damit nun ihr Partner seinen Rücken anlehnen und den Brustkorb dehnen kann, so weit er möchte und es sich für ihn gut anfühlt. Wieder ein paar Atemzüge in dieser Position bleiben und dann noch zwei, drei Mal wechseln. Beide haben von dieser Übung für sich und ihren Körper in jeder der beiden Positionen eine positive körperliche Auswirkung: gedehnt und vornüber hängend. Wichtig dabei ist, dass Sie sich gut abstimmen. Anschließend wieder jede und jeder für sich gut nachspüren: Wie nehme ich mich jetzt körperlich wahr? Wie emotional? Wie mental? Tauschen Sie sich gern auch ein, zwei Minuten über ihre Erfahrungen in den Übungen aus.

Wenn Sie nicht zu zweit sind, sondern Ihr Übungsprogramm allein durchführen, können Sie diese Übungen mit guter Wirkung auch ohne PartnerIn durchführen, wenn auch nicht mit derselben Erfahrung an körperlicher Resonanz und Kontakt, indem Sie sich für die Beckenbewegungen an eine an der Wand aufgestellte Matratze stellen und sich für das Dehnen des Rückens für ein paar Atemzüge im Sitzen über eine Stuhllehne weit nach hinten dehnen und sich dann vornüber ausbaumeln lassen.

Dann nehmen Sie sich noch drei Minuten Zeit im Stehen: gehen ausatmend tiefer runter in die Knie, einatmend wieder in die Aufrichtung, jedoch nur so weit, dass im Knie noch Spiel, Durchlässigkeit bleibt, es nicht im Gelenk einrastet. Und während Sie sich auf diese Weise weiter bewegen, zwischendurch den Ausatem beim Runtergehen in den Knien immer wieder auch mal betonen, beschäftigen Sie sich innerlich mit folgenden Fragen: Wie geht es mir heute? Wie habe ich mich in den Übungen erlebt? Was war mir besonders wichtig dabei? Welche Entdeckungen habe ich gemacht – körperlich, gefühlsmäßig, kognitiv? In Hinblick auf meine speziellen Ressourcen, die Stärken meiner eigenen Persönlichkeit? Wie empfinde ich mein Frau-Sein bzw. Mann-Sein? Im persönlichen Leben, im Beruf?

Zum Schluss bringen Sie Ihr Becken leicht in Bewegung, behalten die Schwingung bei und bringen den Satz »Ich bin eine ... Frau« bzw. »Ich bin ein ... Mann« zum Ausdruck, wobei Sie nun noch das Adjektiv ergänzen, das Ihr Gefühl jetzt beschreibt. Dann wiederholen Sie mehrmals diesen Satz, memorierend, wie ein Mantra, etwa eine Minute lang – laut, leise, innerlich, hörbar – und bewegen dabei Ihr Becken, so wie Sie es jetzt mögen. Abschließend noch einen Moment nachspüren.

Tag 9
Die eigene Lebendigkeit als Frau oder Mann

1. Eigenarbeit (15 min.)

Den Tag heute beginnen Sie wieder mit fünfzehn Minuten Eigenarbeit, wie Sie es schon von Tag 5 her kennen: Sie wählen ein paar eigene Körperübungen aus den bisherigen, die Sie in diesem Übungsprogramm kennengelernt und die Ihnen besonders gutgetan haben, oder nehmen auch ganz andere, die Sie mögen und praktizieren diese Übungen Ihrer eigenen Wahl in Eigenarbeit für fünfzehn Minuten.

Sie erinnern sich: Diese sogenannte Eigenarbeit fördert Ihre Selbstständigkeit und Selbstbestimmung, lässt Ihre positive Beziehung zu Ihrem Körper und allem, was Ihnen guttut, wachsen, erhöht so auf jede Weise Ihre Eigenkompetenz und fördert ganz von selbst Ihre körperliche, seelische und geistige Weiterentwicklung. Genießen Sie Ihre selbst bestimmten Übungen für Ihren Körper jetzt in den nächsten fünfzehn Minuten!

Und zum Abschluss wieder gut nachspüren: Wie geht es mir jetzt? Wie nehme ich mich wahr in meinem Körper? Nach den selbst gewählten Übungen? Wie fühle ich mich emotional? Und welche Gedanken bewegen mich mental?

2. Trommeltanz (15 min.)

Nun können Sie sich wieder mit dem bereits bekannten Trommeltanz auf einfache und tiefe Weise erden, sich auf unterschiedlichste Weise in den Ausdruck bringen und sich mit der eigenen Energie und Lebendigkeit verbinden und sie unmittelbar erfahren und genießen. Wie das geht, wurde bereits ausführlich an Tag 7 beschrieben – hier nur zur Erinnerung eine Kurzfassung: Der Grundschritt, Grundrhythmus beginnt im bioenergetischen Stand als Ausgangsposition und dann stampfen Sie jeweils abwechselnd mit einem Fuß auf der vollen Sohle nach vorn und wieder zurück, mit dem anderen Fuß nach vorn und wieder zurück und so weiter, die ganze Zeit. Dazu können Sie eine langsame, gleichbleibende oder auch etwas schnellere Trommelmusik zur angenehmen Unterstützung dieses stampfenden, Sie erdenden Grundrhythmus und -schrittes hören – zum Beispiel die von Mustapha Tettey Addy: *Come and drum*, Stück Nr. 5, 8 oder ein anderes – und sich so begleiten lassen.

Dann nehmen Sie jeweils abwechselnd die eine und die andere Schulter hinzu, immer vor und zurück, zusammen mit dem Vor und Zurück der Füße auf der jeweils selben Körperseite. Genau so nehmen Sie auch die Ellenbogen, die Hände hinzu: zuerst mit der abgrenzenden Bewegung vom

Handgelenk aus, dann boxen, schließlich eine greifende Bewegung, dann mit beiden Armen zugleich die integrierende Bewegung ausführen.

Während Sie im selben Rhythmus bleiben, geht jetzt der rechte Fuß jeweils nach rechts und in die Mitte zurück, der linke Fuß dann mit der vollen Fußsohle nach links und zurück, nach rechts und zurück, nach links und zurück. Dabei nehmen Sie jeweils die Hände mit zu den Seiten, die Arme seitlich hoch zur Decke, greifen dann hinunter zum Boden und schließen wieder mit der integrierenden Bewegung ab: die rundende Bewegung, die beiden Arme und Hände in die Mitte.

Und jetzt, Sie bleiben die ganze Zeit im Grundrhythmus, begleitet von der Trommelmusik, geht der rechte Fuß nach links hinten und zurück, der linke Fuß nach rechts hinten und zurück und beide Arme öffnen sich dabei entsprechend zu den Seiten. Schließlich führen Sie wieder die integrierende Bewegung durch.

Anschließend wählen Sie noch ein oder zwei der bisher praktizierten Bewegungsarten aus, die Sie jetzt weiter im Grundrhythmus stampfend ausüben wollen, so lange, wie die Trommelmusik noch läuft oder Sie Lust haben. Zum Abschluss wieder gut nachspüren: Wie nehme ich mich jetzt wahr in meinem Körper? In welcher Stimmung befinde ich mich? Und welche Gedanken gehen mir durch Kopf, Herz und Sinne?

3. Übungen im Stehen zum Selbstausdruck (15 min.)

Während Sie jetzt wieder gut im bioenergetischen Stand, Ihrer Grundposition mit durchlässigen Gelenken, besonders in den Knien, stehen, nehmen Sie sich einen Moment Zeit, Ihren Stand einzuspüren und wahrzunehmen, wie Sie körperlich, emotional und mental heute hier stehen. Dabei gehen Sie innerlich den Fragen nach: Wo stehe ich mit meinem Selbstvertrag, den ich an Tag 3 schriftlich mit mir abgeschlossen habe? Und wo mit der Käferchen-Übung, die ich am selben Tag zur Unterstützung meines Vertrages mit mir selbst begonnen habe?

Und dann beginnen Sie, Sie kennen es schon, auf der Stelle zu trappeln, mit den vollen Fußsohlen kräftig zu stampfen, mit steigernder Geschwindigkeit, Energie und Lautstärke, wild und unkontrolliert, mit geballten Fäusten und vollem Stimmausdruck im ersten Durchgang, um sich wieder

der eigenen Kraft und Lebendigkeit zu vergewissern. Dann, nach einer kleinen Atempause und dem üblichen Nachspüren, nehmen Sie in einem zweiten Durchgang dieses kräftigen Trappelns mit den Füßen ein Wort mit Ihrer Stimme hinzu, ein »Nein«, »Ja«, »Ich« oder welches Wort Ihnen heute in den Sinn kommt und sich stimmig anfühlt, um sich damit in den Ausdruck zu bringen und zu behaupten.

Anschließend wieder gut nachspüren, dem kräftigen Ausdruck ausreichend Zeit für den inneren Eindruck, die Integration ins ganze System lassen: Wie fühle ich mich jetzt? Wie geht es mir körperlich? Welche Gedanken, Themen beschäftigen mich?

Für die nächste Übung legen Sie Ihre Hände jeweils rechts und links auf Ihre Hüften, spüren mit der Zeit die Wärme Ihrer Hände an den Hüften, erinnern sich an Ihren Satz »Ich bin eine … Frau« bzw. »Ich bin ein … Mann« und an das Adjektiv, mit dem Sie sich gestern beschrieben haben. Nun beginnen Sie Ihre Hüften, Ihr Becken zu bewegen und schauen, öffnen sich dafür, wie Sie sich heute als die Frau, die sie sind, bzw. als der Mann, der Sie sind, empfinden und welches Sie heute stimmig beschreibende Adjektiv Ihnen einfällt. Es kann das Adjektiv von gestern sein und es kann auch ein ganz neues sein, das Ihnen jetzt in den Sinn kommt. Seien Sie offen und interessiert, welches Adjektiv sich heute in Ihren Satz fügt. Dabei bewegen Sie weiterhin Ihr Becken mit der Unterstützung und Wärme Ihrer Hände, schieben die Hüften den Händen noch mehr entgegen oder schieben auch mit Ihren Händen Ihre Hüften von rechts nach links hin und her, lassen Sie kreiseln, in jede Richtung, beschreiben liegende Achten, links- und rechtsrum und bewegen so Ihr Becken, Ihre Hüften mit der Begleitung Ihrer Hände auf jede Ihnen mögliche Weise, während Sie innerlich oder auch hörbar Ihren Satz mit dem Sie heute beschreibenden Adjektiv murmeln, zum Beispiel: »Ich bin eine lebenslustige Frau« oder »Ich bin ein leidenschaftlicher Mann«.

4. Übungen im Liegen: Körperdialog zum eigenen Frau- bzw. Mann-Sein (15 min.)

Nun legen Sie sich auf dem Boden auf den Rücken, mit aufgestellten Füßen und beckenbreiten Beinen, überlassen sich ganz der Schwerkraft, geben mit jedem Ausatem noch mehr Ihres Gewichtes an den Boden ab und schicken dabei immer wieder Ihren Ausatem, gern auch mit Ton, durch den ganzen Körper hindurch bis hinunter in die Beine und Füße.

Jetzt legen Sie Ihre Hände auf Ihren Unterleib, Bauch, atmen gut weiter ein und aus, nehmen mit der Zeit die Wärme Ihrer Hände im Bauch, Unterleib wahr und die kleinere oder auch größere Bewegung Ihres Atems unter Ihren Händen, wie sich mit dem Einatem Ihr Bauch, Unterleib dehnt, weitet, den Händen entgegen streckt und wie er mit dem Ausatem zurück schwingt – dieses lebendige Auf und Ab unseres Atems, solange wir leben, auf dieser Erde, in unserem Körper, in unserer geschlechtlichen Mitte unseres Körpers.

Und dann beginnen Sie, ein »U« zu tönen, der Vokalton für die Weitung und Unterstützung des Atemraums im Unterleib: Mit jedem Ausatemzug tönen Sie ein langes, lautes »U«, atmen ganz normal ein, tönen dann ausatmend wieder ein »U« und so fort, etwa zwei, drei Minuten lang. Wenn nötig, können Sie zwischendurch gern auch pausieren und dann wieder weiter das tönende »U« von sich geben. Anschließend wie immer nachspüren.

Nun bewegen Sie wieder Ihr Becken in Verbindung mit Ihrem Atem: Kippen Sie es mit dem Einatem zurück, sodass ein kleiner Hohlraum im unteren Rücken am Boden entsteht, und mit dem Ausatem nach vorn und oben, sodass sich der ganze untere Rücken flach an den Boden anschmiegt. Auf diese Weise bewegen Sie sich etwa fünf Minuten lang weiter und nehmen dabei wieder Ihren Satz hinzu: »Ich bin eine ... Frau« bzw. »Ich bin ein ... Mann« – mit Ihrem Adjektiv aus der vorangegangenen Übung. Sagen Sie sich den Satz immer wieder, sprechen Sie ihn sich zu und nehmen Sie wahr, wie Körper, Gefühl und Gedanken darauf jetzt im Liegen reagieren, damit in Resonanz gehen.

Versuchen Sie dann auch, für ein paar Minuten, in einen inneren Dialog zu gehen mit Ihrem Sein als Frau bzw. als Mann. Wenn Sie möchten, legen Sie sich dazu in eine veränderte Position, in der Sie so bequem und entspannt wie möglich liegen können. Wenn Sie so bewusst auf sich, auf Ihr bisheriges Leben schauen: Was sind Sie für eine Frau? Was sind Sie für ein Mann? Welche Erfahrungen haben Sie gemacht mit Ihrer Weiblichkeit bzw. Männlichkeit? Welche Antworten kommen Ihnen in den Sinn? Welche Situationen sehen Sie vor sich, erinnern Sie jetzt gerade, in denen Sie sich bewusst als Mann bzw. als Frau erlebt haben? Sind das gute, angenehme Erinnerungen? Oder eher nicht so gute, unangenehme? Wie ist Ihre eigene Biografie als Mädchen bzw. Junge, als Frau bzw. Mann verlaufen? Wie waren Ihre Erfahrungen mit dem anderen Geschlecht? Wie fühlen Sie sich heute in Ihrem Frau- bzw. Mann-Sein? Was könnte noch besser sein? Angenehmer weitergehen? Wie stellen Sie sich Ihre Zukunft vor? Was wünschen sie sich als Frau bzw. als Mann?

Gehen Sie diesen Fragen noch einen Moment lang bewusst nach, mit tiefen Aus- und Einatemzügen – der Ausatem zwischendurch gern immer wieder auch mit Ton. Dann legen Sie sich wieder auf den Rücken, mit aufgestellten, beckenbreiten Füßen, und kippen das Becken eine Zeit lang zum Ausklang mit dem Einatem wieder nach hinten, in ein kleines Hohlkreuz, und mit dem Ausatem nach vorn und oben, sodass der untere Rücken ganz flach am Boden liegt. Innerlich nehmen Sie wieder Ihren Satz hinzu: »Ich bin eine … Frau« bzw. »Ich bin ein … Mann« – mit dem jetzt dazu passenden, Sie selbst beschreibenden Adjektiv. Repetieren, memorieren, murmeln Sie ihn etwa sieben bis zehn Mal. Abschließend gut nachspüren. Wenn Sie, möchten, schreiben sie sich Ihre Gedanken, Antworten, Erinnerungen, Gefühle und Wünsche zu Ihrem Frau- bzw. Mann-Sein auf und tauschen sich, wenn Sie zu zweit oder mehreren üben, darüber aus.

Fallbeispiel 4: Sich als lebendige Frau erleben

Sandra, Mitte 30, Krankenhausseelsorgerin, Mutter von vier Kindern, verheiratet mit einem Geschäftsmann. Sie möchte in der Weiterbildungswoche ihre Einzelarbeit im Sitzen beginnen – die übliche und daher vertraute Haltung in Supervision, Seelsorge und Therapie. Thema ist ihr Körpergefühl, einen Ring unter ihrem Brustkorb zu spüren, rundum, bis hinten im Rücken, durch den der Atem nicht richtig durchdringt. Diesen körperlichen Ring mag sie nicht, will ihn loswerden. Doch er bleibt einfach da, engt sie ein, lässt sie flacher atmen, fordert ihre Wahrnehmung in unangenehmer Weise. Nur neulich, als sie gekocht hat, einfach abgelenkt war mit angenehmen Dingen, anderen Menschen, Gemeinschaft, da verschwand dieser ungeliebte Ring einfach, ohne ihr Zutun. Als ich sie auffordere, den Ring selber zu fragen, was er von ihr will, warum er sich so deutlich aufdrängt, bringt sie nur weiter ihren Unmut über ihn zum Ausdruck, ihre negativen Wertungen diesem Körpergefühl gegenüber und geht nicht mit ihm selber, direkt mit ihrem Körper in Kontakt: »Er hindert mich an meiner Kraft, er muss weg!«,

Dabei brauche sie diese Kraft, Energie, Weite und den Raum, besonders in ihrer anspruchsvollen Seelsorgearbeit in der Klinik und auf der Intensivstation.

Ich ermutige sie dazu, sich die Weite, Kraft hier im Raum zu suchen, ganz realiter, hier im Zimmer einen Ort dafür zu finden: Sie geht zum Fenster, ihr Blick geht nach draußen. Ich frage sie, ob ich einen Moment meine Hände auf Ihren Ring legen kann, damit sie ihn mehr spürt, mit ihm in Kontakt kommt, sie bejaht. Ich lege meine Arme von hinten an die Stelle, wo sie ihren Ring beschrieben hat. Dabei gehe ich mit ihrem Atem mit: Beim Ausatem gebe ich mit den Händen leichten Druck auf den Ring, mit dem Einatem lasse ich meine Hände mit ihrem Körper und dem Ring etwas nach außen, in die Weite gehen, damit sie sowohl Enge als auch Weite spüren kann. Nach einer Weile legt sie meine Hände auch vorn unter den Brustkorb. Diese feste Umfassung kommt mir vor wie ein Schwimmreifen. Sie lässt sich hineinsinken, lässt ihren Kopf hängen. Ich biete ihr an, sich und ihren Kopf an mich anzulehnen und dass sie beides spüren und leben darf: Weite, Kraft, Raum, Selbstständigkeit und auch Sich-Anlehnen, Sich-hängen-Lassen, Enge, Nähe. So bleiben wir etliche Zeit und ich atme bewusst und hörbar gut aus und ein, um sie und ihren Körper an das Atmen zu erinnern, an die natürliche Weite und das Engerwerden des Ein- und Ausatems.

Dann beginnt sie spontan, ihr Becken zu bewegen. Ich greife ihre Bewegungen auf, spiegele sie, mache sie in dieser eng umschlungenen Haltung mit. Dann fordere ich sie auf, zu diesen raumgreifenden, energievollen Bewegungen ihres Beckens auch ihre Arme hinzuzunehmen, während ich meine Arme angekündigt von ihr löse, ihr Raum gebe, Weite verschaffe, die sie sich dann mit großen, runden, geschmeidigen, raumgreifenden Bewegungen ihrer Arme selbst nimmt. Eine energievolle, kraftausstrahlende, erotische Frau mit sinnlichen, ganzkörperlichen, tänzerischen Bewegungen bringt sich im gesamten Raum in den Ausdruck.

Zum Abschluss geht sie von sich aus noch einmal auf den Boden, um den ganzen Körper geerdet zu spüren, in Gebetshaltung, auf allen vieren und ganz zusammengezogen, den Kopf auf dem Boden, den Rücken gerundet, ganz verwurzelt und körperlich betrachtet ganz eng, sich selber Nähe gebend. Mir kommt als Bild dazu, als Idee, dass sie in dieser Haltung bittet, betet: für sich und das, was sie braucht, was sich ihr Körper und ihr Gefühl des einengenden Rings wünschen, um sich wieder aufzulösen. Das tut sie in Stille, ganz für sich. Meine spontanen Abschlussworte an sie sind: »Möge Dein Ring um deinen Körper Dein Rettungsring werden!«

Tag 10
Freude an der eigenen Weiblichkeit bzw. Männlichkeit

1. Übungen im Stehen zum weiblichen bzw. männlichen Selbstausdruck (15 min.)

Während Sie wieder gut im bioenergetischen Stand, Ihrer Grundposition mit durchlässigen Gelenken, besonders in den Knien, stehen, nehmen Sie sich einen Moment Zeit, Ihren Stand heute einzuspüren und wahrzunehmen, wie Sie körperlich, emotional und mental stehen, und dabei innerlich noch einmal der Frage nachzugehen: Wo stehe ich mit meinem Selbstvertrag, den ich an Tag 3 schriftlich mit mir abgeschlossen habe? Und wo mit der Käferchen-Übung, die ich am selben Tag zur Unterstützung meines Vertrages begonnen habe?

Dann beginnen Sie – Sie kennen es schon –, auf der Stelle zu trappeln, mit den vollen Fußsohlen kräftig zu stampfen, mit sich steigernder Geschwindigkeit, Energie und Lautstärke, wild und unkontrolliert, mit geballten Fäusten und vollem Stimmausdruck im ersten Durchgang, um sich überhaupt wieder der eigenen Kraft und Lebendigkeit zu vergewissern. Und dann, nach einer kleinen Atempause und dem üblichen Nachspüren, nehmen Sie in einem zweiten Durchgang dieses kräftigen Trappelns mit den Füßen wieder ein Wort hörbar hinzu, ein »Nein«, »Ja«, »Ich« oder welches Wort Ihnen heute in den Sinn kommt und sich stimmig anfühlt, um sich damit in den Ausdruck zu bringen und zu vertreten. Anschließend wieder gut nachspüren, dem kräftigen Ausdruck ausreichend Zeit für den inneren Eindruck, die Integration ins ganze System lassen: Wie fühle ich mich jetzt? Wie geht es mir körperlich? Welche Gedanken, Themen beschäftigen mich?

Für die nächste Übung legen Sie Ihre Hände jeweils rechts und links auf Ihre Hüften, spüren mit der Zeit die Wärme Ihrer Hände auf den Hüften, erinnern sich an Ihren Satz »Ich bin eine … Frau« bzw. »Ich bin ein … Mann« und das Adjektiv, mit dem Sie sich gestern beschrieben haben. Und während Sie beginnen, Ihre Hüften, Ihr Becken zu bewegen, schauen Sie, öffnen sich dafür, wie Sie sich heute als die Frau, die sie sind, bzw. der Mann, der Sie sind, empfinden und welches Sie heute stimmig beschreibende Adjektiv Ihnen einfällt. Das kann das Adjektiv von gestern sein und es kann auch ein ganz neues sein, das Ihnen heute in den Sinn kommt. Seien Sie offen und interessiert, welches Adjektiv heute Ihren Satz ergänzt. Dabei bewegen Sie weiterhin Ihr Becken mit der Unterstützung und Wärme Ihrer Hände, schieben die Hüften den Händen noch mehr entgegen oder schieben auch mit Ihren Händen Ihre Hüften hin und her und in alle gewünschten Richtungen. Und wenn Sie auf diese Weise Ihr Becken bewegt und sich den inneren Satz mit dem stimmigen Adjektiv etwa ein, zwei Minuten immer wieder zugesprochen haben, lassen Sie die Übung ausklingen und spüren Sie wieder einen Moment nach.

Wenn Sie zu zweit oder mehreren sind, bilden Sie jetzt Paare: Dabei steht A hinter B, B legt seine Hände auf seine Hüften und A legt seine Hände von hinten auf die Hände von B, der jetzt wieder beginnt, sein Becken zu bewegen. A unterstützt ihn einfühlsam und deutlich in dessen Beckenbewegungen mit den Händen, etwa ein, zwei Minuten. Dann spüren wieder beide kurz nach und wechseln schließlich ihre Positionen. Wenn Sie am Ende wieder je einzeln für sich nachgespürt haben, können Sie sich auch noch kurz mit Worten über ihre jeweiligen Erfahrungen in den unterschiedlichen Rollen austauschen.

Schließlich gehen sie miteinander in einen zweiten Durchgang: A steht wieder hinter B und legt diesmal seine Hände direkt auf die Hüften an den Seiten von B, B beginnt wieder mit Bewegungen, wobei er von Musik begleitet wird – zum Beispiel von Harry Belafontes Lied *Island in the Sun* oder anderen Stücken der gleichnamigen CD, die für beckenschwingende Tanzbewegungen besonders geeignet sind. A unterstützt dabei wieder mit seinen Händen die Beckenbewegungen von B, in die er sich gut einfühlt und die er »spiegelt«, also versucht, dieselben Beckenbewegungen wie B auszuführen – das wieder zwei Minuten, dann wechseln, nachspüren und eventuell einen kurzen verbalen Austausch zu zweit anschließen.

Wenn Sie allein üben, können Sie diese Übung genauso gut durchführen: zuerst mit Ihren Händen zur Unterstützung auf den Hüftknochen Ihr Becken bewegen und sich dann dabei auch von der Belafonte-Musik oder entsprechend anderer, für Beckenschwingen geeigneter Musik, die Sie mögen, begleiten, unterstützen, anfeuern lassen.

2. Übungen im Liegen zur Vertiefung der Wahrnehmung des eigenen Frau- bzw. Mann-Seins (15 min.)

Nun liegen Sie auf dem Rücken auf dem Boden mit aufgestellten, beckenbreiten Füßen und nehmen sich Zeit zum Nachspüren: Wie erlebe ich mich jetzt in meinem Körper, in meinem Becken? Wie fühle ich mich? Welche Gedanken bewegen und beschäftigen mich? Wie empfinde ich mich jetzt im Moment? Als Frau, als Mann?

Und nun beginnen Sie, Ihr Becken in Verbindung mit Ihrer Atmung zu kippen, indem Sie es mit Ihrem Einatem nach hinten kippen, sodass ein kleines Hohlkreuz im unteren Rücken am Boden entsteht, und mit Ihrem Ausatem den gesamten unteren Rücken flach an den Boden anschmiegen. So kippen Sie Ihr Becken, etwa ein, zwei Minuten lang nach vorn und oben.

Dann legen Sie eine Hand auf Ihren Unterleib und die andere auf Ihren Brustkorb, wobei Sie Ihre vor und zurück kippenden, schwingenden Beckenbewegungen in Verbindung mit Ihrem Aus- und Einatem weiter durchführen, und sagen sich nach innen: »Ich bin eine ... Frau« bzw. »Ich bin ein ... Mann«, wieder mit einem sich selbst beschreibenden, für Sie jetzt passenden Adjektiv, etwa ein, zwei Minuten lang.

Jetzt stellen Sie sich allmählich darauf ein, mit Ihrem inneren Satz zum Stehen zu kommen, wobei Sie sich über die Seite zum Sitzen bringen, sich dann in hockender Haltung auf Ihre Füße stellen, in vornüber hängender Position mit gebeugten Kopf, dann hoch auf die Beine gehen und schließlich Wirbel für Wirbel den Rücken in die Aufrichtung bringen und erst ganz zum Schluss auch den Kopf. Auf diesem langsamen und bewussten Weg in die aufrechte Körperhaltung murmeln Sie weiter innerlich Ihren Satz: »Ich bin eine ... Frau« bzw. »Ich bin ein ... Mann«, sodass er Ihnen die ganze Zeit präsent bleibt. Wenn Sie an irgendeiner Stelle beim Hochkommen zum Stehen merken, dass Sie nicht mehr an Ihren inneren Satz denken, ihn vergessen haben, ihn nicht mehr fühlen, die Gedanken sich auf etwas Anderes richten, Sie abgelenkt sind, dann stoppen Sie an dieser Stelle Ihre Bewegung, halten einen Moment bewusst inne, verbinden sich innerlich mit Ihrem Satz und gehen mit ihm und der Aufrichtungsbewegung weiter. Es kann gut sein, dass Sie mehrmals anhalten und sich wieder bewusst auf Ihren Satz konzentrieren müssen. Das ist normal und kein Problem – gut, wenn Sie es merken, anhalten, sich neu verbinden und weiter mit Ihrem Satz in die Aufrichtung und zum Stehen kommen.

Wenn Sie irgendwann stehen, natürlich wieder im bioenergetischen Stand, sagen Sie sich Ihren Satz nun auch im Stehen etliche Male, entweder weiterhin nach innen oder auch äußerlich hörbar, und nehmen Sie dabei wahr, wie Sie dazu stehen, wie Ihr Stand, Ihr Körperempfinden, Ihre Gefühle und Gedanken sind, während Sie mit Ihrem Satz jetzt stehen, ihn im Stehen vertreten.

3. Übungen im Stehen: Sich als Frau bzw. Mann erleben (15 min.)

Wenn Sie zu zweit sind, steht jetzt wieder A hinter B, beide im bioenergetischen Stand, und B sagt sich wieder ihren Satz: »Ich bin eine ... Frau« mit dem für sie jetzt stimmigen Adjektiv, immer wieder innerlich wiederholend. Dann legt A seine Hände auf das Becken, die Hüften von B, während diese weiter ihren Satz repetiert und dann wieder beginnt, dabei ihr Becken, ihre Hüften zu bewegen, zu schwingen. A unterstützt sie in ihren Beckenbewegungen mit den Händen, geht mit den Händen klar und spürbar in Bs Beckenbewegungen mit, zuerst in der Stille, ohne Musik, um das tiefe Spüren zu intensivieren, für ein, zwei Minuten, und dann auch wieder mit begleitender, zusätzlich unterstützender Musik, zum Beispiel von Harry Belafonte – abschließend je für sich gut nachspüren.

Danach wechseln Sie: B steht hinter A, der nun seinen Satz: »Ich bin ein ... Mann« mit entsprechendem Adjektiv innerlich memoriert. B legt ihre Hände auf die Hüften von A und geht in dessen Beckenbewegungen unterstützend mit, zuerst ohne, dann mit Musik, jeweils ein, zwei Minuten, am Ende wieder jede und jeder gut nachspüren und sich kurz über die gemachten Erfahrungen austauschen.

Wenn Sie dieses Programm ohne PartnerIn absolvieren, können Sie diese Übung ebenso gut auch allein durchführen, indem Sie sich selbst Ihre Hände auf Ihre Hüftknochen legen und sich damit in Ihren Beckenbewegungen begleiten, unterstützen, während Sie Ihren inneren Satz repetieren, zuerst ohne, dann mit Musik, je zwei, drei Minuten.

4. Eigenarbeit (15 min.)

Jetzt schließen Sie Ihre Übungen für heute ab bzw., wenn Sie im Halb- oder Viertelstundenrhythmus pro Tag üben, gehen Sie weiter mit fünfzehn Minuten Eigenarbeit zur Förderung Ihrer Selbstständigkeit und Selbstbestimmung. Dafür wählen Sie wieder einige Körperübungen, die Ihnen und Ihrem Körper besonders guttun, aus diesem Übungsprogramm aus oder praktizieren auch andere, die Sie mögen, im Stehen, Gehen, Sitzen und/oder Liegen – eigenständig, für sich selbst kompetent und selbstwirksam.

Zum Abschluss wieder gut nachspüren: Wie geht es mir jetzt? Wie nehme ich mich wahr in meinem Körper? Wie fühle ich mich emotional? Und welche Gedanken bewegen mich mental? Wie geht's, wie steht's mit mir heute? Dann recken, strecken, dehnen und räkeln Sie sich, nehmen tiefe, bewusste Ausatemzüge mit Ton und stellen sich innerlich darauf ein, jetzt den weiteren Dingen, Aufgaben, Freuden des Alltags nachzugehen.

Tag 11
Eigene Ressourcen fördern

1. Trommeltanz (15 min.)

Heute gehen Sie mit einer sehr guten und intensiven Übung zur hervorragenden Unterstützung Ihrer eigenen Ressourcen in den Tag hinein: mit dem bereits bekannten Trommeltanz und der Begleitung von Trommelmusik wie der von Mustapha Tettey Addy: *Come and drum*, Stück Nr. 5, 8 oder ein anderes. So werden Sie sich auf einfache und tiefe Weise erden, können sich auf unterschiedlichste Weise bewegen und in den Ausdruck bringen und sich so mit Ihrer eigenen Energie und Lebendigkeit verbinden, sie unmittelbar erfahren und genießen. Wie das geht, wurde bereits ausführlich an Tag 7 und in Kurzfassung an Tag 9 beschrieben, hier nur zur Erinnerung ein paar Stichworte: Der Grundschritt, Grundrhythmus ist ein Stampfen mit den Füßen auf der vollen Sohle – abwechselnd, vor und zurück.

Nun nacheinander Schultern, Ellenbogen, ganze Arme und Hände hinzunehmen – mit abgrenzenden, boxenden, greifenden Bewegungen, abwechselnd und vor und zurück. Dann mit beiden Armen zugleich integrierende Bewegungen durchführen.

Dann führen Sie abwechselnd die Hände und Arme zuerst zu den Seiten, dann hoch, schließlich hinunter zum Boden, machen abschließend wieder eine integrierende Bewegung. Dabei nun im selben Rhythmus die Füße mit der vollen Fußsohle zu den Seiten rechts und links auftreten, am Ende geht der rechte Fuß nach links hinten und zurück, der linke Fuß nach rechts hinten und zurück. Dabei öffnen Sie beide Arme entsprechend zu den Seiten und machen schließlich wieder die integrierende Bewegung.

Zum Abschluss wählen Sie noch ein oder zwei der vorangegangen praktizierten Bewegungsarten aus, die Sie jetzt weiter im Grundrhythmus stampfend ausüben wollen, so lange, wie die Trommelmusik noch läuft oder Sie möchten. Am Ende wieder gut nachspüren: Wie nehme ich mich jetzt wahr in meinem Körper? In welcher Stimmung befinde ich mich? Und welche Gedanken gehen mir durch Kopf, Herz und Sinne?

2. Übung im Sitzen: Positives Fokussieren (15 min.)

Sie sitzen gut geerdet auf dem Stuhl im bioenergetischen Sitz: die Füße auf dem Boden, parallel zueinander und etwa beckenbreit, aufgerichtet direkt über Ihren Sitzbeinhöckern. Das sind die Knochen in Ihrem Po, die Sie spitz spüren, wenn Sie für einen Moment Ihre Hände unter den Po legen. Häufig haben wir die Tendenz, vor den Sitzbeinhöckern zu sitzen, wodurch der untere Rücken in ein Hohlkreuz und in Anspannung kommt, oder dahinter zu sitzen, wodurch der gesamte Rücken und Oberkörper leicht oder auch stärker zusammensackt und nicht natürlich aufgerichtet sein kann. Deshalb ist es so wichtig, dass Sie genau über Ihren Sitzbeinhöckern sitzen und diesen Punkt mit Ihren Händen jetzt finden und innerlich erspüren, wo das genau ist.

Um diese ganz natürliche Aufrichtung Ihrer Wirbelsäule und das Sitzen genau über den Sitzbeinhöckern, in Ihrer Mitte zu fördern, wandern Sie jetzt mit Ihrem Einatem vor Ihre Sitzbeinhöcker. Sie kommen so ins Hohlkreuz, das Becken kippt nach hinten und mit Ihrem Ausatem wandern Sie hinter Ihre Sitzbeinhöcker, der Rücken sackt etwas zusammen, das Becken kippt nach vorn. Praktizieren Sie diese Bewegung eine ganze Zeit lang im eigenen Atemrhythmus. Dann lassen Sie diese Kippbewegung Ihres Beckens vor und hinter die Sitzbeinhöcker immer kleiner und kleiner werden, sodass Sie zum Schluss genau in der Mitte über ihnen aufgerichtet sitzen.

Und wenn Sie so gut geerdet und zentriert in Ihrer natürlichen Aufrichtung sitzen, dann lassen Sie jetzt in der Erinnerung, in Gedanken, vor Ihrem inneren Auge alles das auftauchen, was Sie in diesem Übungsprogramm an guten Erfahrungen mit sich selbst und Ihrem Körper gemacht haben, alle positiven körperlichen, seelischen und geistigen Erlebnisse während dieser Zeit: Was war das? Was hat Ihnen gutgetan? Was fanden Sie ganz besonders angenehm zu erleben in diesen Tagen des Übens und der Erfahrungen mit dem Körperübungsprogramm? Welche Übungen waren besonders wohltuend, unterstützend, förderlich für Sie? Welche positiven Wahrnehmungen zu sich selbst kommen Ihnen noch in den Sinn? Und welche noch? Lassen Sie sich immer mehr gute, angenehme Erinnerungen einfallen, körperliche, emotionale und mentale. Nehmen Sie wahr, wie Ihr Körper jetzt reagiert, während Sie all das erinnern, und wie Ihre Seele und Ihr Geist reagieren. Wie fühlt sich das an, diese vielen guten Erfahrungen und positiven Erinnerungen mit sich selbst aus den vergangenen Tagen? Und dann schauen Sie, ob Ihnen noch mehr Gutes einfällt, was Sie erlebt haben, damit Sie wirklich nichts vergessen, möglichst alles an positiv Erfahrenem wieder erinnern. Und wenn Ihnen alles jetzt wieder präsent ist, dann schreiben Sie sich all diese vielen guten Erfahrungen, die Sie gemacht haben, mit sich und Ihrem Körper, auf ein Blatt Papier oder in Ihrem Tagebuch auf.

Natürlich kann es sein, dass Sie zwischendurch bei dieser Übung abgelenkt werden, Ihre Gedanken zu anderen Dingen wandern. Das ist ganz normal, vielleicht tauchen auch negative Erfahrungen auf. Dann nehmen Sie das wahr, ohne jegliche Wertung, vielmehr als natürliche menschliche Verhaltensweise, und wenn Sie es bewusst wahrgenommen und damit erkannt und auch gestoppt haben, kehren Sie wieder zurück zu dieser Übung des positiven Fokussierens, für insgesamt fünf Minuten, und lenken Sie Ihre Gedanken, Gefühle, Körpererinnerungen wieder konsequent und ausschließlich hin zu den guten Erfahrungen, die Sie während der Zeit, seit der Sie mit diesem Übungsprogramm arbeiten, gemacht haben, und schreiben Sie sie hinterher auf.

Wenn Sie zu zweit oder mehreren zusammen üben, sitzt zuerst eine von Ihnen in ihrer guten Erdung und natürlichen Aufrichtung in der

Mitte über ihren Sitzbeinhöckern auf dem Stuhl mit dem Rücken zu den anderen und der oder die anderen geben Rückmeldungen unter dem positiven Fokus: Was habe ich Gutes mit Dir erlebt? Welche angenehmen Erinnerungen mit Dir kommen mir jetzt in den Sinn? Welche guten, gemeinsamen Körperübungserfahrungen habe ich mit Dir in dieser Zeit gemacht? Was an Kraftgebendem, Positivem habe ich mit Dir erlebt? Und was an Gutem fällt mir noch zu Dir ein? Und was noch? Was gefällt mir, finde ich gut an Dir?

All dieses Gute wird von den anderen verbal ausgesprochen: viele positive Rückmeldungen, fünf Minuten lang, nonstop, immer noch mehr gute Wahrnehmungen erinnern, benennen und während die, die mit dem Rücken zu den anderen sitzt und zuhört, die positiven Rückmeldungen bekommt, schreibt sie sich alles auf: Schnell und konzentriert, kommentarlos und unzensiert notiert sie das Gehörte.

Dann wechseln Sie und ein anderer bekommt für fünf Minuten ausschließlich positive Rückmeldungen, gute Wahrnehmungen und Erinnerungen zu hören und zu notieren.

Am Ende der Übung nicht darüber sprechen, in den Austausch gehen, vielmehr wieder einen Moment bewusst nachspüren: Wie geht es mir jetzt? Während ich nur Gutes über mich gehört, gesammelt, aufgeschrieben habe? Welche Gedanken kommen mir dazu? Und wie geht mein Körper in Resonanz zu dieser Übung des positiven Fokussierens? Und auch: Wie geht es mir, wenn ich zu anderen ausschließlich positive Wahrnehmungen von mir gebe?

Wenn Sie allein üben, geben Sie sich selbst die positiven Rückmeldungen zu dem, was Sie mit sich erlebt haben, wie oben beschrieben.

Theorie 11: Zum Hintergrund des positiven Wahrnehmungsfokus

Positive Wahrnehmungen, gute Rückmeldungen, angenehme Erinnerungen und positives Fokussieren sind gute Ressourcen für uns! Wenn wir uns innerlich damit verbinden, reagiert unser ganzes System darauf: Im Körper werden Serotonin und positive Botenstoffe ausgeschüttet, die Seele fühlt sich wohl und kann sich auf diesem guten Nährboden weiter entfalten, der Geist wird inspiriert und beflügelt (s. Marx, 2012).

Es ist gut und hilfreich, diese positiven Wahrnehmungen und Erinnerungen wirklich aufzuschreiben, zum Nachlesen, Nicht-Vergessen, Erinnern, denn Gutes geht sehr schnell verloren, ist energetisch leicht und damit flüchtig, während belastende, schwere Gedanken und Erinnerungen schwer wiegen, anhaltend sind, nachhaltig andauern. Sie kennen das gut aus eigenen Erfahrungen.

Besonders für Zeiten, die eher belastend, anstrengend, stressig sind, in denen Gutes eher schwierig ist, gar verloren geht, können Sie die aufgeschriebenen guten Wahrnehmungen zu sich selbst, die vielen positiven Erfahrungen und Erinnerungen als eine Art Ressourcen- oder auch Notfallkoffer zur Aktivierung Ihrer eigenen Kräfte und Ressourcen nutzen, indem Sie nachlesen, was da aufgeschrieben steht, was Sie an Gutem, Positivem erlebt haben. Es ist da, in Ihrem Körper abgespeichert, in Gedanken und Gefühlen reaktivierbar. Es geht nicht verloren, nur weil es vergangen ist, Sie können es durch das Lesen, Erinnern wieder erleben, wieder aktivieren und damit lebendig werden, auferstehen lassen, es direkt körperlich, seelisch und geistig in dem Moment wiedererleben, in dem Sie es lesen und sich wieder bewusst damit verbinden.

3. Übungen im Liegen: Inneres Lächeln (15 min.)

Nun liegen Sie auf dem Rücken auf dem Boden mit beckenbreit aufgestellten Füßen, spüren einen Moment der vorangegangenen Übung des positiven Fokussierens nach und lassen die guten Rückmeldungen bzw. positiven Eigenwahrnehmungen und Erinnerungen in sich nachwirken: Wie fühlt sich das viele Gute in meinem Körper an? Und wo besonders nehme ich es wahr? Wie reagieren meine Gefühle darauf? Wie meine Gedanken?

Dann gehen Sie mit Ihrer Achtsamkeit und freundlichen Wahrnehmung durch Ihren gesamten Körper: Sie schicken drei bis fünf Atemzüge und Ihr Lächeln in jeden Körperbereich hinein, von oben nach unten, vom Kopf bis zu Ihren Füßen. Sie lassen ein Lächeln in Ihren Mundwinkeln entstehen und sind für drei bis fünf Atemzüge mit Ihrer Wahrnehmung in Ihrem Kopf, dann schicken Sie Ihr Lächeln in Ihrer inneren Vorstellung hin zu Ihrem Hals und

Nacken und bleiben dort für drei bis fünf Atemzüge. Lächeln Sie weiter und atmen Sie nun in den oberen, mittleren und unteren Rücken, in die Unterarme, Hände, in den Po, die Oberschenkel, Knie, Unterschenkel und Füße. Abschließend noch für sieben gute tiefe Aus- und Einatemzüge in den ganzen Körper hinein lächeln, dann pausieren und einen Moment nachspüren.

Jetzt legen Sie eine Hand auf Ihren Brustkorb, die andere auf den Unterleib. Nehmen Sie durch Ihre Hände die Wärme in diesen Körperbereichen wahr und die kleine Bewegung Ihres Atems unter Ihren Händen, wie sich mit dem Einatem Brustkorb und Bauch dehnen und weiten und wie sie mit dem Ausatem zurück schwingen. Und dann beginnen Sie, für eine Weile mit Ihrem Ausatem zuerst ein »A« zu tönen, den Vokalton für den vertieften Atem im Brustraum, und dann ein »O«, den Vokalton, der die Atmung im Bauchraum unterstützt und verbessert. Im dritten Durchgang lassen Sie das Tönen der Vokale mit dem Ausatem von »A« zu »O« oder von »O« zu »A« gehen: »Aohh« tönen oder »Oahh« – insgesamt etwa drei Minuten lang, dann wieder gut nachspüren und nachklingen lassen.

Und dann legen Sie sich so, wie Sie es wollen, auf den Rücken, Bauch, auf die Seite, zusammengerollt, ausgestreckt – wie Sie möchten, sodass Sie in den nächsten fünf Minuten so bequem und entspannt wie möglich liegen können, und beginnen Sie dann, Ihren Ressourcenort zu imaginieren: Sie lassen vor Ihrem inneren Auge jetzt einen Ort auftauchen, an dem Sie sich wohlfühlen, wo es Ihnen richtig gut geht, wo Sie mit sich selbst und Ihrem Leben in Einklang sind. Das kann ein Ort in der Natur, im Urlaub, in Ihrem Zuhause, bei der Arbeit oder wo auch immer sein. Schauen Sie, seien Sie offen dafür, welcher Ort, an dem Sie sich wohlfühlen, nun vor Ihrem inneren Auge Gestalt annimmt. Und dann nehmen Sie ihn wahr mit allen Ihren Sinnen: Was sehen Sie genau? Welchen Ort? Schauen Sie sich alle Details mit den Augen an. Was hören Sie? Welche Geräusche nehmen Ihre Ohren wahr – oder Stille? Und was riechen Sie? Was nimmt die Nase an diesem Ort wahr, an dem es Ihnen gut geht? Vielleicht nehmen Sie sogar einen Geschmack wahr? Versuchen Sie, mit Lippen, Mund und Zunge wahrzunehmen, wie es an diesem guten Ort schmeckt. Und schließlich mit dem Tastsinn, mit der gesamten Hautoberfläche erspüren, ertasten, was Sie wahrnehmen an Ihrem Wohlfühlort. Abschließend bleiben Sie noch für sieben tiefe, gute Aus- und Einatemzüge bei Ihrem Ort, an dem es Ihnen gut geht, an dem Sie sich wohlfühlen, wo Sie auftanken können, neue Energie und Lebendigkeit bekommen. Dann verabschieden Sie sich von Ihrem guten Ort, in dem Bewusstsein, dass Sie jederzeit zwischendurch, wenn Sie es wollen, für ein paar Atemzüge dorthin zurückkehren und es sich gut gehen lassen können.

Diese Imagination kann als tägliche kleine Übung von nur ein paar bewussten Atemzügen für zwei Minuten eine große Kraftquelle und Ressource für Sie werden, durch die Sie auftanken, sich mit guten Erinnerungen, Orten, Situationen und Gefühlen verbinden und so einen guten Beitrag für Ihr eigenes körperliches und seelisches Wohlergehen leisten.

4. Transformation von Problemen (15 min.)

In der nächsten Bewusstseins- und Imaginationsübung werfen wir einen Blick auf unseren Alltag und unseren Beruf unter der Perspektive des positiven, ressourcenorientierten Fokus und eines guten, freundlichen Umgangs mit sich selbst. Dafür nehmen Sie jetzt eine mögliche Alltags- und/oder Berufssituation in den Blick, die Sie in der Zukunft erwarten könnte und die eher schwierig, kraftzehrend werden könnte, in der Sie Ihre Ressourcen brauchen werden, in der es Ihnen voraussichtlich nicht besonders gut geht. Lassen Sie sie vor Ihrem inneren Auge auftauchen: Welche Situation sehen Sie da in Ihrer Vorstellung? Was taucht auf? Nehmen Sie diese vorgestellte Situation jetzt mit allen Sinnen wahr, mit Augen, Ohren, Nase, Mund und über die gesamte Hautoberfläche. Was sehen, hören, riechen, schmecken, empfinden Sie in dieser imaginierten, eher schwierigen Situation?

Nun beginnen Sie zuerst Ihren unteren und dann Ihren oberen Rücken am Boden zu klopfen, mit Tönen, kräftig und schnell oder auch etwas sanfter – zur Unterbrechung dieser Imagination der negativen Situation – und versuchen dann eine positive Wandlung: Dafür lassen Sie jetzt ein positives Bild dieser Situation auftauchen, stellen sich vor, wie diese Situation für Sie gut verlaufen könnte, wenn Sie Ihre Ressourcen zur Verfügung haben und sich die Situation so gestaltet, wie sie gut für Sie ist: Was für ein Bild stellt sich ein? Was sehen, hören, riechen, schmecken, fühlen Sie, wenn die Situation gut, gar optimal verläuft? Wie sieht das dann aus? Wie sind Sie selbst? Wie sehen, fühlen Sie sich? Was für eine Frau, was für ein Mann sind Sie, wenn Sie alle Ihre Ressourcen und Kompetenzen zur Verfügung haben? Wie nehmen Sie sich dann wahr – körperlich, emotional, mental? Wie ist es, wenn die Situation gut für Sie verläuft? Sie sich Ihrer Fähigkeiten, Kraftquellen, Ressourcen voll und ganz bewusst sind und sie auch leben können?

Wenn Sie dem innerlich eine Zeit lang nachgegangen sind, verabschieden Sie sich jetzt von dem Bild der in der Imagination vorgestellten, gut verlaufenen Situation und spüren noch einen Moment nach: im Körper, im Gefühl und im Geist.

Dann recken, strecken, räkeln Sie sich und kommen wieder auf Ihre Füße, Beine, um weiter gut in Ihren Alltag gehen zu können – mit Ihren Ihnen zur Verfügung stehenden Ressourcen und Kompetenzen, als die Frau, die sie sind, bzw. als der Mann, der Sie sind.

Tag 12
Den eigenen Körper als Ressource erleben

1. Eigenarbeit (15 min.)

Heute beginnen Sie Ihre Übungen wieder – bzw. wenn Sie im Halb- oder Viertelstundenrhythmus pro Tag üben, gehen Sie einfach weiter – mit fünfzehn Minuten Eigenarbeit zur Förderung Ihrer Selbstständigkeit und Selbstbestimmung generell und beim Üben speziell: Dafür wählen Sie sich wieder einige Körperübungen, die Ihnen und Ihrem Körper besonders guttun, aus diesem Übungsprogramm aus oder auch andere, die Sie mögen, und praktizieren sie im Stehen, Gehen, Sitzen und/oder Liegen, eigenständig, selbstkompetent und selbstwirksam.

Und zum Abschluss wieder gut nachspüren: Wie geht es mir jetzt? Wie nehme ich mich wahr in meinem Körper? Wie fühle ich mich emotional? Und welche Gedanken bewegen mich mental?

2. Übungen im Sitzen für die Gelenke, für Dehnung und Atmung (15 min.)

Sie sitzen im bioenergetischen Sitz auf einem Stuhl: die Füße parallel zueinander aufgestellt, die Beine beckenbreit auseinander, direkt über den Sitzbeinhöckern aufgerichtet. Sie erinnern sich: Sitzen Sie nicht vor den

Sitzhöckern und damit im Hohlkreuz und auch nicht dahinter und damit zusammengesackt, sondern aufgerichtet in der eigenen Mitte; die Schultern können frei hängen, mit der Tendenz leicht nach hinten unten, der Kopf ist über dem ersten Halswirbel aufgerichtet, nicht leicht oder gar stärker nach vorn geschoben und auch nicht nach hinten gezogen, sondern in seiner Mitte. Und in dieser gut geerdeten, anatomisch optimalen Sitzhaltung nehmen Sie sich einen Moment lang wahr: Wie und wo spüre ich mich jetzt in meinem Körper? Wie fühle ich mich gerade? Und welche Gedanken bewegen und beschäftigen mich?

Dann beginnen Sie, Ihre Gelenke zu kreisen, rechts und links herum, in alle Richtungen, hin und her, hoch und runter, jeweils für sieben bis zehn gute, bewusste, tiefe Aus- und Einatemzüge: zuerst die Fußgelenke, dann die Knie-, Hüft- und Schultergelenke und am Ende den Kopf einige Male beugen und heben und von einer Schulter zur anderen hin und her kreisen; abschließend wieder nachspüren.

Dann bewegen Sie Ihren ganzen Rücken in Verbindung mit Ihrer Atmung: Sie beugen die Wirbelsäule, den Rücken, während Sie ausatmen und wandern dabei soweit wie möglich hinter Ihre Sitzbeinhöcker; dann wandern Sie mit Ihrem Einatem über Ihre Sitzbeinhöcker ganz nach vorn, bringen damit den Rücken in eine überdehnte Aufrichtung mit Hohlkreuz im unteren Rücken. Auf diese Weise etwa ein, zwei Minuten den Rücken extrem aufrichten und ganz zusammenrunden, beugen lassen und am Ende wieder, wie immer, ein paar Atemzüge nachspüren.

Dann heben Sie Ihre beiden Arme mit Ihrem Einatem gestreckt hoch über Ihren Kopf nach hinten und dehnen sich und Ihren Rücken, weit nach hinten über den Stuhl, so weit, wie es Ihnen angenehm ist, bleiben für einige Atemzüge in dieser gut und stark gedehnten, gestreckten Haltung, lassen zu Ihrem Ausatem Töne kommen. Mit einem Ihrer nächsten Ausatemzüge bringen Sie Ihren ganzen Oberkörper nach vorn und unten, sodass er über Ihren Oberschenkeln liegt, Kopf und Arme lassen Sie hängen, lassen Sie komplett los, sodass Sie sich entspannen. Auch in dieser hängenden Haltung bleiben Sie für einige Atemzüge, lassen den Ausatem wieder mit Ton kommen. Mit einem Ihrer nächsten Einatemzüge bringen Sie sich dann Wirbel für Wirbel vom unteren Rücken her wieder in die Aufrichtung und dehnen sich mit hoch über den Kopf erhobenen Armen wieder weit über die Stuhllehne nach hinten und so fort, sodass Sie noch zwei, drei Mal auf diese Weise zwischen oben und unten wechseln. Abschließend gut nachspüren: Wie und wo nehme ich meinen Körper jetzt wahr? In welcher Stimmung erlebe ich mich? Welche Gedanken gehen mir durch Kopf, Herz und Sinne?

3. Übungen im Liegen: Der innere Kraft- und Wohlfühlort (15 min.)

Nun legen Sie sich in eine bequeme Haltung Ihrer Wahl auf den Boden, ob auf dem Rücken, auf der Seite, dem Bauch, zusammengerollt, mit angezogenen, gestreckten oder aufgestellten Beinen und Füßen – ganz wie es Ihnen jetzt für die nächsten etwa zehn Minuten angenehm ist.

Dann stellen Sie sich auf eine innere Imagination ein: Dafür lassen Sie in sich das Bild eines Kraftortes vor Ihrem inneren Auge auftauchen. Schauen Sie, seien Sie offen und interessiert, welches innere Bild sich jetzt heute zeigen will von einem Ort, an dem Sie Kraft, Energie, Lebendigkeit erleben. Das kann ein ganz realer Ort sein, den Sie kennen, oder es kann auch ein Ihnen noch nicht bekannter, fantasierter Ort sein, der sich Ihnen jetzt zeigen will. Warten Sie in Ihrer offenen, präsenten und achtsamen Haltung auf das Bild Ihrer Kraftortes und nehmen Sie ihn dann mit allen Sinnen wahr und in sich auf – zuerst mit Ihren Augen: Was sehen Sie? Welche Farben, Gegenstände, Landschaften, Menschen? Mit Ihren Ohren: Was hören Sie? Welche Geräusche, Töne, Stille? Nun die Wahrnehmung auf Ihrer Nase richten: Was riechen Sie? An diesem Ort, wo Sie Kraft, Energie, Lebendigkeit erfahren? Welcher besondere Geruch ist damit verbunden? Mit Ihrem Mund, Lippen, Zunge wahrnehmen: Welchen besonderen Geschmack verbinden Sie mit Ihrem Kraft- und Wohlfühlort? Wie schmeckt es dort? Und schließlich mit Ihrer gesamten Hautoberfläche: Was nehmen Sie wahr über diesen, Ihren Tastsinn, was erspüren Sie mit Ihrer Haut an Ihrem Kraftort?

Und nun bleiben Sie noch sieben gute, tiefe Aus- und Einatemzüge an Ihrem Kraft- und Wohlfühlort und nehmen ihn weiterhin ganz bewusst mit allen Sinnen, über die Augen, Ohren, Nase, Mund und Haut in sich auf.

Dann schauen Sie von diesem Ihrem Kraft- und Wohlfühlort aus auf die vergangenen elf Tage bzw. die Zeit, seit der Sie mit Ihrem Übungsprogramm arbeiten, zurück: auf die vielen praktizierten Übungen, die kleineren Theorie-Inputs und Anregungen zum Arbeiten für Körper und

Psyche, die Fallbeispiele, auf die eigene innere Weiterentwicklung, die Sie mit sich erlebt haben, die kleinen oder auch größeren Veränderungen in Ihrem Alltag, Ihrem Beruf, die seitdem geschehen sind, die Übungen, Erfahrungen, Gespräche mit Ihren PartnerInnen, wenn Sie dieses Übungsprogramm zu zweit oder mehreren absolvieren. Wie ist es Ihnen ergangen? Was haben Sie mit sich erlebt – Körperliches, Seelisches, Geistiges? Und vor allen Dingen: Was hat Ihnen Kraft, Energie gegeben? Welche Ressourcen, Kraftquellen haben Sie für sich erschlossen? Für Ihren Körper? Für Ihre Seele? Für sich ganz persönlich? Für Ihr privates und Ihr Berufsleben? Schauen Sie noch etwa drei Minuten lang ganz bewusst und ausschließlich unter diesem ressourcenorientierten Fokus auf die hinter Ihnen liegende Zeit des Übens: Was hat Ihnen Kraft gegeben? Womit haben Sie sich besonders wohl gefühlt? Was hat Ihnen gutgetan? Welche Ressourcen haben Sie sich mit diesem Übungsprogramm erschlossen – ganz neu oder auch wiederentdeckt?

Und jetzt notieren Sie die in dieser Zeit erfahrenen Kraftquellen und Ressourcen in der folgenden Liste.

10 bis 20 Punkte, Ressourcen, die mir körperlich guttun:

1. ______________________________

2. ______________________________

3. ______________________________

4. ______________________________

5. ______________________________

6. ______________________________

7. ______________________________

8. ______________________________

9. ____________________________________

10. ____________________________________

11. ____________________________________

12. ____________________________________

13. ____________________________________

14. ____________________________________

15. ____________________________________

16. ____________________________________

17. ____________________________________

18. ____________________________________

19. ____________________________________

20. ____________________________________

Nachdem Sie sich aufgeschrieben haben, was Ihnen und besonders Ihrem Körper während des Übungsprogramms gutgetan hat, legen Sie sich jetzt wieder hin und nehmen Ihren imaginierten Kraft- und Wohlfühlort wieder wahr: Sehen, hören, riechen, schmecken, empfinden Sie ihn mit allen Ihren Sinnen, verbinden Sie sich innerlich wieder gut mit ihm und fragen Sie sich dann von dort aus: Sind Sie bereit, in den nächsten sieben Wochen täglich eine kleine Übung zusätzlich zu den hier weiterhin angeleiteten zu praktizieren? Und dazu einen kleinen Vertrag mit sich selbst zu schließen? Zur Unterstützung, um sich Gutes zu tun? Und wenn ja, welche Übung könnte das sein? Zur Unterstützung für Körper, Seele und Geist und für die eigenen Ressourcen und das Gute im eigenen Leben? Und wenn Sie sie gefunden haben, dann schreiben Sie sie auf:

Positiver Selbstvertrag:

Ich ______________________________ [Name] tue mir Gutes, indem

ich folgende Übung ab dem ____________ bis zum ____________

[Datum in 7 Wochen] täglich _____ Minuten/_____ Mal durchführe:

____.

____

Ort, Datum Unterschrift

Wenn Sie diesen positiven Vertrag mit sich selbst eingegangen sind und unterschrieben haben, spüren Sie jetzt wieder einen Moment nach: Wie geht es mir? Wie fühle ich mich? Wie nehme ich meinen Körper wahr? Und wie reagiert er auf mein geplantes und unterzeichnetes Vorhaben? Welche Gedanken gehen mir dazu durch den Sinn?

Und dann umfassen Sie Ihre Knie mit Ihren Händen, ziehen die Oberschenkel mit Ihrem Ausatem an Ihren Oberkörper heran, so weit wie möglich, und lassen sie mit dem Einatem wieder zurück schwingen, für etwa eine Minute. Schaukeln Sie sich dann mit den herangezogenen Knien, Oberschenkeln von einer Seite zur anderen – hin und her, für etwa eine weitere Minute, dabei den Atem gut fließen lassen und so Körper, Seele und Geist in dieser Schaukelbewegung integrieren. Am Ende alle viere von sich strecken, die Fuß- und Handgelenke kreisen, sich recken, strecken, dehnen, räkeln, Töne dabei kommen lassen und sich langsam darauf einstellen, auf die Beine zu kommen und den mit sich selbst geschlossenen Vertrag, die kleine, selbst gewählte Übung in den nächsten sieben Wochen täglich zu praktizieren.

Wenn Sie zu zweit arbeiten, können Sie sich jetzt noch fünf Minuten austauschen über die Fragen: Welche Ressourcen, Kraftquellen habe ich mir mit diesem Übungsprogramm bisher erschlossen? Wo stehe ich mit meinem positiven Selbstvertrag von Tag 2? Welchen Vertrag mit mir selbst habe ich für die nächsten sieben Wochen geschlossen? Welche tägliche Übung werde ich praktizieren? Wie können wir uns wechselseitig dabei unterstützen? Und dann verabreden Sie sich zur gegenseitigen Unterstützung zu einem Telefon-, Mail- oder zu direktem Kontakt von nur fünf Minuten wöchentlich.

4. Übungen im Stehen, um den Körper als Ressource zu erleben (15 min.)

Im Stehen im gewohnten bioenergetischen Stand spüren Sie jetzt einen Moment der vorangegangenen Übung und Ihrem eingegangenen Selbstvertrag nach: Wie nehmen Sie sich jetzt wahr? Körperlich, emotional, mental? Wie ist das, wenn Sie stehen, zu dem stehen, was Sie vorhaben?

Dann beginnen Sie, in dieser körperlichen, seelischen und geistigen Befindlichkeit, Ihr Becken hin und her zu bewegen, zu kreiseln, in die eine und die andere Richtung, liegende Achten mit dem Becken zu beschreiben und alle Bewegungen mit Ihrem Becken auszuführen, die Ihnen in den Sinn und Körper kommen. Der Atem fließt dabei frei mit; abschließend wieder gut nachspüren.

Dann kippen Sie Ihr Becken in Verbindung mit Ihrer Atmung: Einatmend kippen Sie es nach hinten, sodass ein kleines Hohlkreuz im unteren Rücken entsteht, ausatmend kippen Sie es nach vorn und oben, sodass der ganze untere Rücken lang wird. Auf diese Weise etwa zwei, drei Minuten weiter verfahren.

Während Sie Ihr Becken in Verbindung mit Ihrem Atem vor und zurück bewegen, sagen Sie sich innerlich den Ich-Satz: »Ich bin eine … Frau« bzw. »Ich bin ein … Mann« und lassen Sie dazu das für Sie heute und jetzt passende, stimmige Adjektiv entstehen, hinzukommen. Und wenn Sie es gefunden haben, dann repetieren, memorieren, murmeln Sie diesen vollständigen Satz etwa eine Minute lang, sagen ihn sich immer wieder innerlich oder auch äußerlich hörbar, sprechen sich diesen Satz zu.

Wenn Sie zu zweit üben, können Sie jetzt noch zwei, drei Minuten im Rückenkontakt miteinander Ihre Becken schwingen, sich innerlich Ihren Satz sagen und sich dafür und für Ihr Vorhaben mit Ihrem positiven Selbstvertrag Rückenstärkung geben. Wenn Sie allein üben, können Sie dasselbe wieder an einer aufgestellten Matratze praktizieren, sich auf diese Weise Rückenstärkung verschaffen.

Und dann gehen Sie weiter mit der Übung, lassen sich im bioenergetischen Stand mit dem Ausatem noch tiefer in den Knien nieder und kehren mit dem Einatem in die Aufrichtung zurück – für etwa ein, zwei Minuten – und spüren Ihrer Erfahrung mit Ihrem Satz »Ich bin eine … Frau« bzw. »Ich bin ein …Mann« nach.

Für die weitere Entfaltung Ihrer Ressourcen, Ihrer Beckenenergie, Ihres Frau- bzw. Mann-Seins und besonders für die weiteren Erfahrungen mit Ihrem eigenen Körper als Ressource – für sich selbst, für andere, im Beruf, im Alltag – können Sie in den nächsten sieben Wochen als ein Unterstützungssymbol zum Beispiel einen größeren Holz-Marienkäfer, einen Handschmeichler, ein Herz, einen Stein oder ein anderes Symbol Ihrer Wahl täglich in Ihrer Jacken- oder Hosentasche bei sich tragen. Damit haben Sie eine Erinnerung an die tägliche, im Selbstvertrag abgeschlossene etwa fünfminütige Übung und Sie können sich, wenn Sie Ihr Symbol in Ihrer Tasche spüren, wahrnehmen, für ein paar bewusste und tiefe Aus- und Einatemzüge innerlich verbinden mit Ihrem »Ich bin«-Satz mit dem heute dazu gefundenen Adjektiv oder einem anderen, das Sie an dem jeweiligen Tag als stimmig empfinden. Mit dieser kleinen Atem- und Bewusstseinsübung stärken Sie kontinuierlich Ihr lebendiges Frau-Sein bzw. Mann-Sein, ohne auch nur eine Minute zusätzliche Zeit dafür investieren zu müssen – denn atmen werden Sie ohnehin und nun machen Sie es für etwa sieben Atemzüge ganz bewusst, in Verbindung mit Ihrem inneren Satz, am besten dreimal täglich. Sie werden sich wundern über die vielen positiven Auswirkungen dieser kleinen Übung. Viel Freude damit in den nächsten sieben Wochen!

Zum Abschluss können Sie, wenn Sie möchten, noch für ein paar Minuten im Becken schwingen und es bewegen, während Sie Ihren inneren Satz zu Ihrem Frau- bzw. Mann-Sein in die Bewegungen einbeziehen und sich begleiten, unterstützen lassen von meditativer oder Belafonte-Musik oder anderen Rhythmen, auf die Sie Lust haben. Abschließend wieder gut nachspüren: Wie geht es mir jetzt? Wie nehme ich mich wahr? Körperlich, emotional, mental? Und dann stellen Sie sich darauf ein, sich auf den Weg in den Alltag und die Arbeit zu begeben, mit dem, was Sie vorhaben!

Tag 13
Selbst gewählte Körperübungen

Heute suchen Sie sich selbst Körperübungen aus den bisherigen aus oder wählen auch ganz andere, die Sie kennen oder jetzt selber für sich erfinden, entwickeln. Diese praktizieren Sie für eine Stunde bzw. in zwei Tagen für je eine halbe Stunde oder – wenn Sie sich für fünfzehn Minuten Übung pro Tag entschieden hatten – für je eine Viertelstunde in den nächsten vier Tagen.

Aus den vergangenen Tagen mit den fünfzehnminütigen Sequenzen der Eigenarbeit kennen Sie das selbstbestimmte Arbeiten mit Körperübungen schon gut und Sie erinnern sich, wie wichtig und wertvoll diese Eigenarbeit ist: Sie fördert weiterhin Ihre Selbstständigkeit und Selbstbestimmung, Ihre Eigenkompetenz, Ihre Ressourcen, Kraftquellen und Lebendigkeit und Ihre körperliche, seelische und geistige Weiterentwicklung und sie lässt Ihre positive Beziehung zu Ihrem Körper weiter anwachsen, wird Sie sich selbst erleben lassen als die Fachfrau bzw. der Fachmann für den eigenen Körper und für das, was ihm guttut.

Genießen Sie Ihre selbst bestimmten Übungen für Ihren Körper und spüren Sie am Ende wieder gut nach: Wie geht es mir jetzt? Wie nehme ich mich wahr – körperlich, emotional, mental?

Tag 14
Sich freinehmen und feiern

Heute ist ein ganz besonderer Tag: Sie können sich freinehmen, eine ganze Stunde!

Nichts tun müssen, keine Übungen praktizieren, eine Stunde an diesem Tag frei haben, für etwas, das Ihnen guttut, was angenehm für Sie ist, was Sie gern möchten, wozu Sie immer schon Lust, aber keine Zeit hatten – eine ganze Stunde, ganz bewusst! Oder an zwei Tagen eine halbe Stunde oder an vier Tagen eine Viertelstunde, je nach dem täglichem Rhythmus, den Sie für dieses Übungsprogramm gewählt haben: Nehmen Sie sich einfach nur Zeit für sich, für etwas, was gut ist für Sie, was Sie erfreut, Ihnen Kraft, Energie gibt. Es ist eine reine Ressourcen- und Erholungszeit, wie ein Sonntag, ein Feier- und Festtag, ein »freier Arbeitstag«, frei von Übungsarbeit, ein Sonnen- und bewusster »Feier-Tag« für Ihren Körper! Ein Geschenk für sich selbst! Feiern Sie sich und das Leben, den eigenen Körper, Seele und Geist! Eine pure Erholungszeit vom Übungsprogramm! Genießen Sie diese Erholung ganz bewusst und achtsam – im Einklang von Körper, Seele und Geist!

Und danach geht es dann weiter mit Teil 2 dieses Übungsprogramms: »Neue Lebensenergie entfalten – Mit Leib und Seele leben und arbeiten«. Sie können sich schon darauf freuen, auf all die vielen weiteren Energie gebenden Übungen für Ihre Lebendigkeit und Gesundheit! Doch nun erst einmal Pause, Nichtstun, das bisher Erreichte feiern. Viel Freude!

Teil 2
Neue Lebensenergie entfalten

Mit Leib und Seele leben und arbeiten

Herzlichen Glückwunsch! Sie haben es geschafft und Ihr Übungsprogramm schon zur Hälfte absolviert. Das dürfte Ihnen bereits ein deutlich höheres Maß an Lebensenergie, Lebenskraft und Lebendigkeit in allen Bereichen Ihres Lebens verschafft haben. Hoffentlich freuen Sie sich richtig darüber, denn das erhöht die gesamte körperliche Energie noch einmal mehr, regt die Ausschüttung von Glückshormonen an und wirkt sich weiterhin positiv auf Ihre ganze körperliche, seelische und geistige Weiterentwicklung aus.

Und hoffentlich feiern Sie sich und Ihren Körper so richtig dafür, dass Sie die Hälfte Ihres Übungsprogramms, also bereits 14 Tage – oder 28, wenn Sie eine halbe Stunde üben, oder 56 Tage, wenn Sie täglich in Viertelstundenintervallen praktizieren –, abgeschlossen und damit wahrscheinlich zum größten Teil viele gute, neue, intensive, gesundheitsfördernde Erfahrungen mit Ihrem Körper und sich selbst gemacht haben. Das ist wirklich eine Feier wert, für sich selbst, allein, oder vielleicht mit anderen, Freundinnen, Freunden, Verwandten gemeinsam, für Ihren Körper und seine positive Wertschätzung. Schauen Sie gleich in Ihren Kalender und legen Sie einen Termin fest, an dem Sie feiern wollen, sich und Ihren Körper, und an dem Sie sich ganz bewusst freuen und dankbar sein wollen, weil Sie so viel Gutes für sich und Ihr eigenes Selbstbewusstsein getan haben in der vergangenen Zeit seit Beginn Ihres Übungsprogramms, sich Ihrer selbst mehr bewusst geworden sind. Feiern Sie so, als hätten Sie Geburtstag, ein rauschendes, großes Fest oder im kleinen, vertrauten Kreis oder nur mit sich selbst – ein besonderer Tag, den Sie würdig begehen und feiern, die Geburt eines neuen, ressourcenorientierten Umgangs mit sich, mit Ihrem Körper, Ihrer Seele, Ihrem Geist, die sich in diesen Tagen des Praktizierens des Übungsprogramms weiter entfaltet, weiterentwickelt haben und deren Schritte ins Leben, wie die Entwicklungsschritte eines Kindes, Sie gerade unmittelbar miterlebt und begleitet haben, sozusagen leibhaftig, am eigenen Leibe. Wenn das nicht eine gebührende Feier wert ist! Ein Körper-Geburtstag!

Alle guten Glück- und Segenswünsche dafür und viel Freude und Erfüllung auch für die zweite Hälfte Ihres Körperübungsprogramms – die kommenden 14, 28 oder 56 Tage, je nachdem, wie Sie vorgehen und üben wollen! Vielleicht ändern Sie jetzt auch noch einmal Ihren täglichen Rhythmus, sodass es noch besser zu Ihnen passt, wie viel Sie üben. Und wenn Sie es wirklich mal an dem einen oder anderen Tag nicht geschafft haben, Ihre Übungen zu machen, bestrafen Sie sich nicht dafür, ärgern Sie sich auch nicht oder geben gar ganz auf, weil es sowieso alles keinen Zweck hat und Sie ohnehin keine Selbstdisziplin haben. Versuchen Sie auch nicht, am nächsten Tag das doppelte Pensum zu absolvieren; das wäre verkehrt, viel zu viel und auf Dauer nicht zu schaffen. Vielmehr registrieren Sie es einfach, ohne jegliche Wertung, nehmen es bewusst wahr und nutzen es als Chance, am nächsten Tag einfach dort mit den Übungen weiterzumachen, wo Sie unterbrochen, aufgehört hatten. Das ist doch überhaupt kein Problem: Dann hängen Sie die ausgefallenen Tage einfach hinten an und Ihr Übungsprogramm verlängert sich entsprechend. Es sind doch alle Körperübungen da, in 15-Minuten-Portionen und tageweise eingeteilt. Sie machen sie einfach, so wie sie beschrieben stehen. Viel Freude, Glück für die weiteren Entwicklungsschritte mit den nächsten Tagen und folgenden Übungen! Und natürlich viel Gesundheit und ein langes, erfülltes, gutes und glückliches Leben, im Einklang mit Körper, Seele und Geist für Sie!

Tag 15
Körperwahrnehmung

1. Übungen im Sitzen (15 min.)

Um wieder in Ihrem Körper und der Körperwahrnehmung anzukommen, sitzen Sie wieder auf einem Stuhl, wie schon vertraut, im bioenergetischen Sitz mit parallel und beckenbreit aufgestellten Füßen, direkt über Ihren

Sitzbeinhöckern aufgerichtet, also nicht davor im Hohlkreuz und auch nicht dahinter versackt, vielmehr in der eigenen Mitte aufgerichtet, frei auf dem Stuhl oder mit Rückenanlehnung. Nehmen Sie jetzt in dieser Haltung die eigenen Füße und Beine wahr.

Zuerst betrachten Sie Ihre Beine und Füße äußerlich, wie sie aussehen und da stehen: Was sehe ich? Wie sehen meine Beine und Füße aus? Was nehmen meine Augen wahr? Welchen Eindruck bekomme ich beim Betrachten? Welche Auswirkungen hat das auf mich? Auf meinen Körper als Ganzes? Wenn ich diese Teile davon besonders in die Wahrnehmung und Achtsamkeit nehme?

Dann erspüren Sie weiter, nun innerlich: Wie fühle ich meine Beine und Füße? Was nehme ich in ihnen wahr? Wie fühlen sie sich an? Und während Sie weiterhin Ihre Achtsamkeit auf Ihre Füße und Beine richten, lenken Sie nun auch Ihren Atem dorthin: Dafür schicken Sie Ihren Ausatem in Ihrer Vorstellung bis hinunter in Ihre Füße und Beine und atmen vom Boden, von der Erde her ein bis in Ihre Füße und Beine, sodass sie gut mit neuem Sauerstoff und frischer Lebensenergie versorgt werden – etwa ein, zwei Minuten lang auf diese Weise atmen und sich wahrnehmen, die Füße und Beine beatmen.

Wenn Sie zu zweit oder mehreren üben, können Sie jetzt auch noch einen Moment die Füße und Beine der anderen betrachten und auf sich wirken lassen: Was sehe ich? Wie sehe ich die Füße und Beine der anderen? Wie wirken sie auf mich? Was nehme ich wahr? Wen erkenne ich? Welche Empfindungen habe ich dabei? Welche Gedanken? Welche Körperresonanz? Und gelingt es mir gleichzeitig in Kontakt und Wahrnehmung der eigenen Füße und Beine zu bleiben, während ich die der anderen betrachte?

Dies ist erst einmal eine ungewöhnliche Betrachtungsweise anderer Menschen, gezielt auf Ihre Füße und Beine zu schauen, sie also so am Boden anzusehen. Normalerweise schauen wir anderen Menschen natürlich ins Gesicht, in die Augen, sehen sie also oben, wissen teilweise gar nicht, wie ihre Füße und Beine aussehen, wie sie auf dem Boden stehen, wie ihre Verwurzelung auf der Erde, ihr Bodenkontakt ist, wie sie also ganz realiter und rein körperlich – und auch symbolisch zu verstehen – im Leben stehen. Meistens machen wir dabei ganz neue Entdeckungen, selbst bei Menschen, die uns sehr vertraut sind. Und wir wechseln im wahrsten Sinne des Wortes unsere Perspektive, von oben nach unten, kommen mit unserer Energie und Wahrnehmung vom

Fokus her mehr nach unten, werden besser geerdet und gegründet, verwurzelt auf dem Boden der Tatsachen und im eigenen Körperselbst – allein durch den Wechsel des Blickwinkels und der Wahrnehmung von oben nach unten. Dieser Perspektivwechsel lässt sich auch im Alltag immer wieder umsetzen und führt Sie meist zu interessanten, erstaunlichen Erfahrungen, auf jeden Fall bewirkt er eine tiefere Erdung im eigenen Körper und auf dem Boden, auf dem Sie stehen und sich bewegen. Seien Sie offen dafür!

Dann beginnen Sie, mit Ihren Fäusten Ihre Füße und Beine abzuklopfen und abzureiben, von unten nach oben, und sie dann mit den gesamten flachen Handflächen auszustreichen, mit kräftigen Bewegungen von oben nach unten, so als wollten Sie alle Verspannungen, Schlacken- und Giftstoffe aus ihnen herausstreichen – dabei gern auch den Ausatem mit lauten, kräftigen Tönen begleitend hinzunehmen. Suf diese Weise »be-greifen« Sie im wahrsten Sinne des Wortes Ihre Beine und Füße mehr, die Sie tagein tagaus durch Ihr Leben tragen und Sie bereits mit unendlich vielen Schritten durch so viele Wege Ihres Lebens geführt haben, ganz »selbst-verständ-lich«: Sie ermöglichen Ihnen Ihren Stand, Ihr Stehen, Gehen, Vorangehen und auch Zurückgehen und diverse andere Bewegungen – zur Seite treten, hüpfen, springen, treten, stampfen, tanzen, krabbeln und welche Bewegungen Ihnen noch in den Sinn, in die Beine und Füße kommen. Sie garantieren Ihnen Ihr Sich-Fortbewegen durchs Leben! Am Ende wieder gut nachspüren: Wie nehme ich mich, meinen Körper, besonders meine Beine und Füße, jetzt wahr? Wie fühle ich mich? Welche Gedanken gehen mir durch Kopf und Herz, durch Füße und Beine?

Jetzt gehen Sie weiter, immer noch im Sitzen, mit Bewegungen mit Ihren Füßen. Dafür bewegen Sie zuerst Ihre Zehen in alle Richtungen und auf unterschiedlichste Weise: Sie spreizen, krallen, heben und senken sie, zupfen damit Flusen, während Sie gut weiter atmen und bei keiner Bewegung den Atem anhalten. Dann heben Sie für etwa eine Minute Ihre Zehen hoch und halten sie in dieser Position, während Sie gut weiter ein und aus atmen und Ihre Fußsohle die ganze Zeit am Boden stehen bleibt. Schließlich die Zehen wieder absenken und im Sitzen auf der ganzen Fußsohle stehen, danach einen Moment pausieren und das schließlich noch einmal durchführen – die Zehen für etwa sieben tiefe gute Atemzüge hochhalten und sie dann ausatmend ganz, ganz langsam senken und auf den Boden zurückstellen, zwei-, dreimal wiederholen, nachspüren.

Dann reiben Sie Ihre Fußsohlen kräftig am Boden, hin und her, drücken die Fußkanten in den Boden hinein, abwechselnd außen und innen, drücken dann auch die Fersen und anschließend die Zehen, den Vorderfuß eine Weile kräftig mit Druck auf den Boden. Nun lassen Sie Ihre Füße sich gegenseitig zuerst aneinander reiben, dann klopfen, sich wach machen, wobei Sie sich daran erinnern, immer wieder zwischendurch auch betont auszuatmen, und gerade bei diesen kräftigen Bewegungen mit den Füßen beim Ausatmen Töne von sich geben.

Jetzt beginnen Sie, für eine Zeit lang, zwischen Ihren Zehen und Fersen hin- und her zu pendeln: zuerst mit beiden Füßen gleichzeitig, von den Fersen bis zur Fußspitze mit den vollen Fußsohlen vor und zurück, dann mit den Füßen abwechselnd, der eine rollt von der Ferse zu den Zehen nach vorn, der andere gleichzeitig von den Zehenspitzen zur Ferse und so weiter, als ob Sie ganz bewusst auf der Stelle gehen, Ihre Füße abrollen – etwa eine Minute lang, abschließend wieder einen Moment nachspüren.

Und dann fangen Sie an, zuerst auf der Stelle zu gehen, dann zu trappeln, mit schnellen, kräftigen Bewegungen der ganzen Fußsohlen quasi den Boden zu klopfen, danach zu marschieren und zu stampfen. Nehmen Sie auch die entsprechenden Bewegungen der Arme und Hände hinzu und verleihen Sie damit dem Trappeln und Stampfen noch mehr Ausdruck – und benutzen Sie auch Ihre Stimme, Töne, um diese ausdrucksstarken Bewegungen der Füße zu begleiten. Diese Übung wirkt wie eine »Energiedusche« von unten, vertieft ganz wunderbar Ihre Erdung, Ihren Stand und erhöht Ihre Lebendigkeit und Ausdruckskraft ganz immens.

Schließlich gehen Sie weiter mit einer Fußmeditation: Dafür schauen Sie Ihre Füße zunächst wieder eine Weile an, atmen dabei gut und bewusst weiter ein und aus. Dann die Füße anfassen, in Ihre Hände nehmen, erst den einen, dann den anderen, für jeweils etwa eine Minute: den Fuß berühren, streichen, streicheln, betasten, massieren, alles, was die Hände mit ihm machen möchten und ihn so auf diese Weise im wahrsten Sinne des Wortes begreifen, ihn auch beatmen, indem Sie versuchen, Ihren Ausatem bis hin zu dem Fuß zu schicken, den Sie gerade behandeln. Lassen Sie dabei gern auch wieder zwischendurch Ihren Ton klingen – bis hinunter in Ihren Fuß, dem Sie gerade Ihre volle Aufmerksamkeit, Wahrnehmung, Zuwendung, Präsenz und Behandlung schenken. Den Fuß zum Abschluss kräftig mit den Händen reiben und ausstreichen, dann zum zweiten wechseln und auch diesen etwa eine Minute auf dieselbe Weise behandeln.

Dabei nehmen Sie beim ersten Fuß innerlich die folgenden Fragen mit in Ihre Gedanken: Wie ist meine Beziehung zu meinen Füßen? Wie nehme ich meine Füße wahr? Wie fühlen sie sich an? Wie fühle ich mich mit meinen Füßen? Welche Gedanken kommen mir zu ihnen in den Sinn? Was habe ich meinen Füßen alles zu verdanken? Welche Erinnerungen fallen mir zu ihnen ein? Wie ist die Geschichte meiner Füße?

Und beim zweiten Fuß beschäftigen Sie sich mit diesen Fragen: Wie war der Weg meiner Füße und Beine heute: Mit welchem Fuß bin ich heute Morgen aufgestanden? Wie gern, schwungvoll habe ich das getan? Welche Schuhe habe ich angezogen? Durch welche Räume, zu welchen Menschen, welchen Aufgaben haben mich meine Füße getragen? Wie haben sich meine Füße auf dem Weg hierher zu den Übungen heute gefühlt? Wie war der Gang beim Start in die zweite Hälfte Ihres Übungsprogramms? In den zweiten Teil des Buchs mit dem verheißungsvollen Titel: »Neue Lebensenergie entfalten – mit Leib und Seele leben und arbeiten«? Mit welcher Erwartung sind die Füße losgegangen? Wie sind sie jetzt hier zum weiteren Üben angekommen? Und in welcher Stimmung und Verfassung sind meine Füße jetzt?

Zum Abschluss reiben Sie beide Füße wieder kräftig mit den Händen, streichen sie aus und spüren nach der Fußmeditation mit aufgestellten Füßen wieder einen Moment nach.

Schließlich schütteln Sie Ihre beiden Hände in den Gelenken aus und klopfen dann mit lockeren Fäusten Ihren gesamten Körper von unten, von den Füßen her nach oben, über die Beine, den Po, Oberkörper, Vorderseite, Rückseite, Schultern, Arme, Hände, bis hoch zum Hals, Kopf und Gesicht, dem Sie noch gesondert eine kleine »Streicheleinheit«, Massage gönnen können, wenn Sie möchten. Und zum Abschluss können Sie mit kräftigen, reibenden, streichenden Bewegungen Ihrer Handinnenflächen noch einmal den ganzen Körper von oben nach unten abstreichen, bis zu den Füßen, die Sie dann bewusst noch für drei, vier tiefe Aus- und Einatemzüge umfassen, mit Ihren Händen halten. Danach wieder gut in Ruhe einen Moment nachspüren: Wie nehme ich mich jetzt wahr? Wie ist mein Körperempfinden? Wie sind meine Stimmung, meine Gefühle? Und welche Gedanken bewegen und beschäftigen mich, gehen mir durch den Kopf?

2. Übungen im Stehen und Gehen (15 min.)

Für die folgenden Übungen stellen Sie sich ganz bewusst auf Ihre Füße, mit denen Sie sich bisher im Sitzen so intensiv beschäftigt haben, wie immer im bioenergetischen Stand, die Füße parallel zueinander, die Beine beckenbreit, mit durchlässigen Knien. Nun nehmen Sie Ihre Füße im Stehen ganz bewusst am Boden wahr, für einige, gute, tiefe Aus- und Einatemzüge, bei denen Sie Ihren Ausatem wieder mit Ton bis hinunter in die Beine, Füße, den Boden schicken und sich in der Vorstellung mit dem Einatem vom Boden, von unten her aufrichten lassen.

Dann erweitern Sie Ihre Vorstellung so, dass Sie mit Ihrem Ausatem und Ton noch mehr Ihres Gewichtes an die Füße und den Boden abgeben, sich noch mehr der Schwerkraft überlassen, vom Boden, von der Erde tragen lassen, mit jedem Ausatemzug noch ein wenig mehr. Versuchen Sie dabei auch, Anstrengung, Belastendes, Schweres, Zurückliegendes, Vergangenes auszuatmen, mit jedem Ausatemzug etwas mehr davon loszulassen, es der Erde übergeben, anvertrauen, es aus sich heraus atmen.

Und während Sie weiter auf diese Weise mit Bewusstsein ausatmen, nehmen Sie nun mit Ihrem Einatem die Vorstellung hinzu, dass Sie bewusst Kraft, Energie, »Unter-stützung« im wahrsten Sinne des Wortes über die Füße aus dem Boden, von unten in sich aufnehmen, aus der Erde, Ihren Wurzeln in sich hineinströmen lassen: bei jedem Einatemzug frischer Sauerstoff, neue Lebensenergie, noch mehr Kraft und Lebendigkeit.

Dann bringen Sie sich in Bewegung und gehen nun ganz bewusst, im Kontakt mit Ihren Füßen und dem Boden, der Sie trägt, und lassen bei jedem einzelnen Schritt ganz bewusst Ihre vollen Fußsohlen von den Fersen bis zu den Zehenspitzen abrollen. Fünf Minuten auf diese bewusste, konzentrierte Weise durch den Raum gehen – meditativ, sich seiner selbst, seiner Füße, seines Körpers bewusst – und dabei innerlich die Fragen mit auf den Weg nehmen: Wie geht es mir, während ich gehe? Wie gehe ich? Wie nehme ich mich und meinen Körper dabei wahr? Welche Gefühle und Gedanken bewegen mich? Kann ich, während ich meine Achtsamkeit jetzt auf meine Gefühle und Gedanken lenke, auch weiter bewusst meine Füße am Boden wahrnehmen, mit ihnen in Kontakt bleiben, während meine Aufmerksamkeit auch zu meinem ganzen Körper, zu meinen Gefühlen und Gedanken geht? Wann nehme ich wahr, wird mir bewusst, dass ich meine

Füße nicht mehr spüre, in Gedanken weggehe, mich anderen Themen zuwende? Dann richten Sie den Fokus wieder ganz konzentriert auf die eigenen Füße, spüren ihr Abrollen auf dem Boden von den Fersen hinten bis nach vorn zu den Zehenspitzen. Seien Sie in den nächsten etwa fünf Minuten mit Achtsamkeit innerlich in den Füßen bzw. kehren Sie, wenn Sie gedanklich abschweifen, immer wieder zu ihnen zurück.

Während Sie so innerlich mit Ihren Füßen in Kontakt sind, richten Sie jetzt auch Ihre Wahrnehmung nach außen, hin zu dem Raum, in dem Sie gehen, in dem Sie diese Übung praktizieren und vielleicht auch schon viele andere Übungen Ihres Übungsprogramms ausgeführt haben: Wie nehmen Sie diesen Raum wahr? Was sehen Sie alles darin? Was gefällt Ihnen, zieht Sie, Ihre Blicke an? Worauf reagiert Ihr Körper eher mit unangenehmem Empfinden? Und während Sie mit Ihrer Wahrnehmung nach außen gehen, ist es gleichwohl möglich, mit Ihren Füßen und dem Boden, der Sie trägt, in Verbindung zu bleiben? Die Wahrnehmung Ihrer Füße, die Erdung nicht zu verlieren? Wenn das doch geschieht, Sie Ihre Füße nicht mehr spüren, was völlig normal ist, dann freuen Sie sich, wenn Sie es merken, und kehren Sie mit Ihrer Wahrnehmung, Zuwendung, Achtsamkeit, Präsenz einfach wieder zu Ihren Füßen zurück.

Wenn Sie zu zweit oder mehreren üben, können Sie jetzt, während Sie im Kontakt mit Ihren Füßen ganz bewusst weiter gehen, auch noch mit Ihrer Wahrnehmung, Ihren Augen in Blickkontakt mit den anderen gehen – eine noch größere Herausforderung, mit der Wahrnehmung im Außen, bei anderen Menschen zu sein und zugleich im Innen bei sich selbst und Ihren Füßen auf dem Boden. Wie ist das mit den Augen-Blicken, den Momenten des Blickkontaktes und mit dem Bodenkontakt, dem Kontakt zu Ihren Füßen? Und dann schauen Sie dem oder den anderen, während Sie gehen, immer wieder auch auf die Füße: Wie fühlt sich das an? Wie geht Ihr Körper damit in Resonanz, wenn Sie auf die Füße, statt in die Augen des anderen schauen? Was ist daran anders? Wie funktioniert es da mit dem gleichzeitigen Halten des Kontaktes zu den eigenen Füßen und zum Boden. Und wenn Sie möchten, können Sie sich auch mit den Füßen begrüßen, Kontakt aufnehmen und wahrnehmen, wie sich das anfühlt: Körperkontakt, Begrüßungsgesten mit den Füßen statt wie üblich mit den Händen, ein Fußdialog miteinander, füßeln. Hinterher den Fußbegegnungen wieder im Gehen, jeweils für sich selbst, nachspüren, »nach-gehen«.

3. Übungen im Sitzen und Liegen (15 min.)

Dann gehen die Übungen mit den Füßen im Sitzen auf dem Boden auf einer Decke weiter, entweder in Kontakt mit Ihrem Partner bzw. Ihrer Partnerin oder auch allein: Dafür legen Sie, wenn Sie zu zweit sind, zuerst Ihre Fußsohlen aneinander, mit ausgestreckten Beinen voreinander sitzend – für etwa sieben tiefe Atemzüge; wenn Sie allein üben, dann im Schneidersitz, sodass Ihre vollen Fußsohlen aneinander liegen. Nehmen Sie sich, Ihre Füße, einander über die Füße wahr.

Dann stellt der eine seine Füße auf die Füße des anderen, der sie am Boden parallel und beckenbreit aufgestellt hat, und Sie teilen wieder etwa sieben Atemzüge miteinander, wechseln dann und spüren jeweils kurz nach. Wenn Sie allein üben, stellen Sie zuerst für sieben Atemzüge Ihren einen Fuß auf den aufgestellten anderen, dann wechseln sie die Füße und spüren jeweils nach.

Und schließlich gehen Sie zu zweit oder genauso gut auch allein, mit Ihren Füßen aneinander in einen Dialog und probieren alle möglichen Fußberührungen und Bewegungen der Füße miteinander aus, die Ihnen in den Sinn kommen, die sich miteinander entwickeln, ergeben – ohne Worte, alles, was Ihnen und Ihren Füßen guttut. Dabei bewusst weiter atmen, nicht die Luft anhalten und für etwa vier, fünf Minuten mit den Füßen im Kontakt zueinander kommunizieren, allein oder zu zweit: ein sanfter, spürsamer Fußdialog oder auch ein kräftiger, ausdrucksstarker, leidenschaftlicher. Anschließend mit auf dem Boden aufgestellten Füßen wieder gut nachspüren: Wie nehme ich mich jetzt wahr? Körperlich, emotional, mental?

Dann legen Sie sich auf dem Boden auf den Rücken, mit aufgestellten, beckenbreiten Füßen, und nehmen sich, Ihren Körper, Ihre Füße in dieser Lage einen Moment wahr: Wie fühlen Sie sich jetzt gerade? Welches Körperempfinden ist im Vordergrund Ihrer Wahrnehmung? Und welche Gedanken gehen Ihnen durch den Kopf und die Sinne?

Schließlich gehen Sie für weitere etwa fünf Minuten in einen inneren Dialog mit Ihren Füßen. Dabei sind Sie in einer offenen, präsenten, zugewandten inneren Haltung, schicken Ihren Ausatem zum Einstieg für ein paar tiefe, bewusste Atemzüge mit Ton bis hinunter in die Beine und Füße. Und wenn Sie das eine Zeit lang so getan haben, nehmen Sie jetzt beim Einatmen die Vorstellung hinzu, dass Ihr Einatem vom Boden, von der Erde, auf der Ihre beckenbreit aufgestellten Füße im Liegen stehen, in Sie hineinströmt, von unten durch den ganzen Körper hindurch bis oben. Dann wieder bis in die Füße betont ausatmen und von der Erde durch die Füße hoch einatmen, sodass der ganze Körper von neuem Sauerstoff, frischem Lebensatem, neuer Lebensenergie durchströmt wird.

Dann hören Sie auf Ihre Füße, öffnen sich dafür, was sie Ihnen zu sagen haben: über sich, Ihren Körper, Ihre Seele, Ihren Geist, Ihre momentane Lebenssituation, was die Füße Ihnen jetzt mitteilen möchten, was wichtig ist, was Sie vielleicht noch gar nicht wussten, welche Botschaft, Nachricht von den Füßen Sie empfangen. Vielleicht hören Sie zunächst gar nichts, vielleicht denkt Ihr Verstand: »Was für ein Quatsch! Wie sollen denn meine Füße sprechen können?« Alles okay, Sie nehmen es wahr und atmen wieder aus bis in die Füße – zwischendurch bewusst mit Ton – und atmen vom Boden her durch Ihre Füße ein bis in den ganzen Körper und versuchen wieder, Ihren Füßen zuzuhören, was sie Ihnen zu sagen haben. Seien Sie interessiert, so, als ob Sie ein neues, sympathisches Gegenüber kennenlernen wollen, dessen Sprache Sie vielleicht nicht auf Anhieb verstehen, das es nicht ganz leicht hat, sich in Ihrer Sprache auszudrücken und verständlich zu machen. Versuchen Sie in einer einladenden Haltung auf dieses noch fremde, wenig vertraute Gegenüber, auf Ihre Füße, innerlich zuzugehen und in einen freundlichen, ansprechenden, verständnisvollen Kommunikationsstil mit ihnen einzutreten, ihnen zuzuhören, nachzufragen, mit ihnen zu sprechen: Was hören Sie von Ihren Füßen? Was sagen Sie zu Ihnen? Welche Kommunikation entwickelt sich zwischen Ihnen? Bleiben Sie fünf Minuten im Kontakt, im Dialog miteinander, auch wenn Sprechpausen entstehen, Sie sich vielleicht wenig zu sagen haben, es Mühe bereitet, Worte zu finden. Lassen Sie sich Zeit, sich kennenzulernen, sich miteinander vertraut zu machen, eine neue Sprache und Kommunikationsform miteinander zu finden.

Abschließend bedanken Sie sich für das Gespräch, ziehen Ihre Beine im Liegen heran, sodass Sie Ihre Füße mit Ihren Händen erreichen können, berühren, begreifen sie, nehmen Ihre Füße in Ihre Hände, tun ihnen mit den Händen Gutes: massieren, streichen, streicheln, kräftig reiben, was Ihnen in den Sinn kommt. Nach etwa zwei, drei Minuten verabschieden Sie sich mit Ihren Händen von Ihren Füßen, stellen die Füße wieder beckenbreit auf den Boden zurück und spüren wieder sehr gut nach: Wie nehmen Sie sich, Ihren Körper, besonders Ihre Füße jetzt wahr? Wie fühlen Sie sich? Und welche Gedanken gehen Ihnen durch den Kopf und die Füße? Hören, spüren, fühlen Sie vielleicht jetzt noch eine Mitteilung Ihrer Füße? Alles wahrnehmen!

4. Übungen im Stehen und Gehen (15 min.)

Dann kommen Sie auf die Füße, in den bioenergetischen Stand und spüren wieder kurz nach, wobei Sie besonders die Füße wahrnehmen: Wie ist jetzt mein Stand? Wie stehe ich? Auf meinen Füßen? Auf der Erde? Wie bin ich verwurzelt, gegründet? Nun gehen Sie langsam und bewusst noch ein paar Schritte durch den Raum, wobei sie besonders auf Ihre Füße achten, wie sie abrollen, mit der vollen Fußsohle, von den Fersen bis zu den Zehen, wie Sie gehen, wie es Ihnen ergeht, während Sie gehen.

Jetzt werden Sie in den nächsten etwa fünf bis sieben Minuten verschiedene Gangarten ausprobieren: Sie hüpfen, springen, stampfen, trampeln, marschieren, schleichen, laufen, schlendern, gehen auf den Zehenspitzen, ganz tief in der Hocke, mal breitbeinig, mal eng, mal tief, mal hoch und welche Fortbewegungsmöglichkeiten Ihnen noch in den Sinn kommen. Zwischendurch immer wieder pausieren, normal weitergehen, bevor Sie wieder in eine andere Gangart wechseln. Wenn Sie die unterschiedlichsten Gehweisen ausprobiert haben, gehen Sie weiter in Ihrer jetzt stimmigen Gangart und nehmen sich Zeit, gut nachzuspüren, den gemachten Erfahrungen nachzugehen: Wie nehme ich mich jetzt wahr? Wie geht es mir, während ich gehe? Wie bin ich gestimmt? Welche Gedanken bewegen und beschäftigen mich?

Und schließlich gehen Sie noch weitere etwa fünf Minuten im sogenannten meditativen Gehen: ganz verlangsamt und bewusst einen Fuß nach dem anderen von den Fersen bis zur Spitze abrollen, so langsam wie nur irgend möglich gehen und dabei bewusst auf die eigenen Körperempfindungen, Gefühle und Gedanken achten.

Anschließend setzen Sie sich wieder auf einen Stuhl und spüren gut nach: besonders die beckenbreit und parallel zueinander am Boden aufgestellten Füße nun im Sitzen wahrnehmen und dabei innerlich den Fragen nachgehen: Was sind meine Wünsche, Erwartungen, Hoffnungen,

Befürchtungen, Ziele mit dem Körperübungsprogramm für die zweite Hälfte? Wie möchte ich gern damit weitergehen, wohin gelangen? Und während Sie das bedenken, nehmen Sie auch weiterhin Ihre Füße wahr, verbinden sich mit ihnen, geben ihnen Ihre besondere Aufmerksamkeit und Zuwendung.

Theorie 12: Die bioenergetischen Grundprinzipien Erdung und Atmung

Während ich Ihnen nun wieder einige theoretische Hintergrundinformationen zur Bioenergetischen Analyse gebe, sodass Sie besser verstehen, warum Sie hier in diesem Übungsprogramm was tun und wofür Sie welche Übungen praktizieren, also die Grundlage kennenlernen, auf der die BA steht, können Sie diesen Theorie-Input auch wieder als Körper- und Selbsterfahrungsübung nutzen. Deshalb setzen Sie sich nun bequem, bioenergetisch, körperorientiert hin – Sie können auch stehen, gehen oder liegen – und praktizieren das Lesen, die Beschäftigung mit der Theorie und die gedankliche, mentale Arbeit auch in Verbindung mit Ihrer Körper- und Selbstwahrnehmung.

Die Bioenergetische Analyse basiert auf vier Grundprinzipien: Erdung, Atmung, Bewegung und Ausdruck. Die beiden ersten möchte ich Ihnen jetzt zur geistigen Anregung und inneren Auseinandersetzung damit kurz vorstellen, die beiden anderen später.

1. Grundprinzip: Erdung

Im Unterschied zu allen anderen Psychotherapieformen arbeitet die BA auch im Stehen. Während die klassische Psychoanalyse im Liegen und die Gesprächspsychotherapien im Sitzen mit ihren Klienten verbal psychotherapeutisch arbeiten, war es bahnbrechend neu, in der BA auch im Stehen und bewusst mit dem Körper zu arbeiten. Lowen war es wichtig, den Klienten auch im wahrsten Sinne des Wortes auf die eigenen Beine zu verhelfen, sie im therapeutischen Prozess »selbst-ständig« werden zu lassen und sie so mit dem Boden der Realität in Kontakt zu bringen, auf die eigenen Füße zu stellen.

Darum entwickelte er sein Konzept des Grounding, der Erdung: Erdung meint, sicher auf der Erde zu stehen, einen Stand(punkt) zu haben, auf dem Boden der Realität, auf beiden Beinen zu stehen, Sicherheit und Verwurzelung zu spüren. Dies wird in der Therapie zum einen durch Stehen und das Spüren des eigenen Standes erreicht und zum anderen durch gezielte Übungen zur Wahrnehmung des Bodens, zur Erdung und iher Verbesserung.

Die Übungen zum Grounding dienen dazu, dass mehr Gespür und Energie in die Beine kommt, diese anfangen zu vibrieren und sich der dadurch in Gang kommende Energiefluss in den Beinen über den Boden entladen kann. Grounding hat die weitere Bedeutung, dass, wer sich gegründet weiß, sich auch getragen fühlt und somit ein Gefühl dafür bekommt, mit der Umwelt in Kontakt zu sein, auf dem Boden der Realität und der Tatsachen zu stehen.

Grounding senkt den Schwerkraftmittelpunkt des Körpers und erleichtert das Finden der eigenen Mitte auch auf der körperlichen Ebene. Die meisten Menschen haben ihren Körperschwerkraftpunkt eher in der oberen Hälfte des Körpers, was dazu führt, dass Becken und Beine nicht genügend energetisch geladen sind und die eigene Mitte auch auf der psychischen Ebene nicht richtig gefunden wird. Übungen zum Grounding helfen, eine ausgewogene Balance zu erreichen und energetisch einen freieren Energiefluss auch in die untere Körperhälfte zu ermöglichen. Wer gut gegroundet, geerdet ist, befindet sich in direkter Fühlung zur eigenen Lebensbasis und Lebensmitte.

2. Grundprinzip: Atmung

Die Atmung ist in der BA das zweite Grundprinzip und ein ganz wichtiger Wahrnehmungsfaktor und Bestandteil ihrer therapeutischen Arbeit. Der Atem ist eine wesentliche Möglichkeit, die Aufnahme von Energie zu erhöhen, indem er den Körper mit mehr Sauerstoff versorgt, die Stoffwechselvorgänge anregt und dadurch insgesamt die Energieversorgung steigert. Atem ist Leben, Atem ist Lebensgeist. Die Verbindung von Atem und Seele kommt im hebräischen Wort *ruach*, was übersetzt zugleich »Atem« und »Seele« heißt, noch direkt zum Ausdruck. Im Atem wird also die Einheit des Menschen von Körper und Seele unmittelbar erfahren.

Tief atmen heißt tief fühlen. Wer den Atem anhält, stellt die Gefühle ab. Wer lernt, wieder mehr und tiefer zu atmen, findet auch wieder mehr Zugang zu den eigenen Gefühlen. Die immense Bedeutung der Atmung wird in der BA direkt zum Gegenstand ihres körperlichen und psychischen Arbeitens gemacht.

Chronische Muskelverspannungen durch nicht gelöste emotionale Konflikte aus der Kindheit verhindern eine natürliche und tiefe Atmung und sorgen gleichzeitig dafür, dass die als bedrohlich erlebten Gefühle nicht an die Oberfläche kommen.

Ziel der Atemübungen und der therapeutischen Arbeit mit dem Atem ist es, die Verspannungen dauerhaft zu lösen und damit die Energie zu steigern. Durch tieferes Atmen wird mehr Energie aufgenommen und Muskelverspannungen können sich lockern. Durch die gelösten Verspannungen und die erhöhte Energieaufnahme bekommt der Mensch wieder mehr Möglichkeiten für kreativere und befriedigendere Formen des Selbstausdrucks und der Lebensgestaltung.

Ganz praktisch werden Sie diese beiden Grundprinzipien der Bioenergetischen Analyse – und auch die beiden weiteren von Bewegung und Ausdruck – durch die zahlreichen Körperübungen in diesem Übungsprogramm kennenlernen bzw. haben es schon in Teil 1 dieses Buches getan, ohne dass Ihnen bewusst war, dass die Körperübungen auf Erdung, Atmung, Bewegung und Ausdruck abzielen und warum es so wichtig ist, genau damit zu üben und zu arbeiten. Sie werden also am eigenen Leib erfahren, wie die Erdung auf Sie und Ihren Körper wirkt, wie Sie dadurch Ihren eigenen Stand im Leben verbessern, Ihre Atmung vertiefen und wesentlich mehr Lebensenergie entwickeln und zur Verfügung haben, wie es Ihrem Körper und auch Ihrer Seele und Ihrem Geist wohltut, sich mehr zu bewegen, beweglich zu sein im Leben und es auch zu bleiben, und sich selbst, die eigene Persönlichkeit und Wesensart auch angemessen und stimmig in den Ausdruck zu bringen.

So erleben Sie, wie die bioenergetischen Grundprinzipien von Erdung, Atmung, Bewegung und Ausdruck Ressourcen für Körper, Seele und Geist sind, wie sie die eigene Lebensenergie erhöhen und dazu beitragen, dass Sie besser und gesünder mit Leib und Seele leben und arbeiten können.

Tag 16
Boden- und Körperkontakt

1. Übungen für die Erdung (15 min.)

Zur Vertiefung Ihrer Erdung und Ihres Körperkontaktes stehen Sie wieder ganz bewusst im bioenergetischen Stand, die Füße parallel zueinander, die Beine beckenbreit, mit durchlässigen Knien, Hüft- und Schultergelenken und auch in Mund und Kiefer gelöst. Dann gehen Sie für eine Zeit lang mit dem Ausatem tiefer in die Knie nach unten und verwurzeln sich so noch mehr und mit dem Einatem richten Sie sich wieder in den Knien auf, aber nur so weit, dass sie nicht einrasten, ganz durchgedrückt werden, vielmehr durchlässig bleiben – am Ende wieder gut nachspüren.

Nun stellen Sie sich mit Ihren Füßen etwas breiter als beckenbreit hin, mit durchlässigen Knien, also wie immer, in den Beinen nicht durchgedrückt, und legen Ihre Handinnenflächen oder auch Ihre lockeren Fäuste, je nachdem, was sich für Sie besser anfühlt, in Ihren unteren Rücken, in die Kreuzbeinregion, und schieben so Ihr Becken nach vorn, wobei sich der gesamte Oberkörper leicht nach hinten legt, wie in einer Bogenhaltung, sich über Ihre Hände dehnt. In dieser Bogenhaltung, die die gesamte Körpervorderseite dehnt und öffnet, besonders den Brustkorb, bleiben Sie für einige tiefe, gute Aus- und Einatemzüge und lassen dabei gern auch den Ausatem wieder mit Ton kommen. Wollen Sie Ihren Brustkorb noch mehr dehnen und den Atem noch mehr vertiefen, können Sie Ihre beiden Ellenbogen hinter Ihrem Rücken näher zueinander bringen, dabei gut und bewusst weiter atmen.

Wenn Sie die Übung abschließen wollen, lösen Sie diese Haltung auf, indem Sie Ihre Wirbelsäule Wirbel für Wirbel abrollen und sich so vornüber hängen, ausbaumeln lassen; der ganze Oberkörper, Kopf und Arme hängen vornüber, so weit wie möglich in Richtung Boden.

Anschließend kommen Sie wieder von unten her Wirbel für Wirbel in die Aufrichtung und wiederholen die Bogenhaltung und das anschließende Vornüber-Hängen noch ein, zwei Mal. Am Ende wieder im bioenergetischen Stand gut nachspüren: Wie nehme ich mich, meinen Körper, meine Stimmung und Gedanken jetzt wahr?

Dann hängen Sie sich noch ein weiteres Mal vornüber, indem Sie Wirbel für Wirbel abrollen, vom Kopf an beginnend, ihn beugen und dann der Nacken-, Brust- und Lendenwirbelsäule folgen, sodass Sie schließlich, so weit, wie es Ihnen möglich und angenehm ist, vornüber zum Boden hin hängen, mit baumelndem Kopf, Schultern, Armen. In dieser Position schütteln Sie Ihre Hände in den Handgelenken locker und klopfen mit lockeren Fäusten oder auch mit den Handinnenflächen Ihre Beine ab, kräftig und deutlich, von unten, von den Füßen an nach oben – etwa zwei, drei Minuten – und wenn Sie oben angelangt sind, klopfen Sie auch noch Ihren Po und streichen dann mit kräftigen Bewegungen von oben nach unten mit Ihren Handinnenflächen die Beine ab, bis hin zu den Füßen. Dabei nehmen Sie zum Ausatem unbedingt Ton, Töne, hinzu, gern auch laut: »Hach«, »Puh«, »Oh«, »Ah« und ähnliche.

Wenn Sie noch weiter in dieser vornüber hängenden Position bleiben können, gehen Sie so gleich zur nächsten Übung weiter; wenn Sie eine kurze Pause brauchen, gehen Sie erst einmal Wirbel für Wirbel in die Aufrichtung und spüren einen Moment nach.

Sie hängen jetzt noch oder wieder vornüber und beginnen, mit Ihrem Ausatem tiefer hinunter in die Knie zu gehen, Ihre Beine zu senken, als ob Sie sich setzen wollten, und mit dem Einatem die Beine wieder zu strecken, den Po hoch in Richtung Decke zu schieben – aber nur so weit, dass Sie nicht in den Knien einrasten, vielmehr durchlässig bleiben. Dies wiederholen Sie etwa zwanzig, dreißig Mal auf diese Weise und lassen dabei mit Ihrem Ausatem wieder gut Töne kommen, ächzen, stöhnen, seufzen, pusten. Am Ende wieder einen Moment pausieren und in dieser Position nachspüren, bevor Sie dann wieder Wirbel für Wirbel in die Aufrichtung zurück kommen und sich dann im Stehen wahrnehmen: Wie stehe ich jetzt? Wie nehme ich meinen Körper wahr? Meine Gefühle? Meine Gedanken? Wie geht's, wie steht's mit mir?

Nun heben Sie mit Ihrem nächsten Einatem Ihre Arme hoch über den Kopf, dehnen, recken, strecken sich in dieser weit geöffneten Position nach oben und hinten, wobei Sie gut weiter aus- und einatmen, gern auch mit Ton. Wenn Sie das für eine Ihnen angenehme Zeit getan haben, bringen Sie sich mit einem Ihrer nächsten Ausatemzüge mit Schwung und Ton in die vornüber hängende Position und baumeln dort für ein paar Atemzüge gut aus. Wiederholen Sie diese ganze Übung zwischen dem Dehnen weit oben und dem Aushängen ganz unten noch zwei, drei Mal in Ihrem Rhythmus. Wenn Sie am Ende wieder ganz normal im bioenergetischen Stand stehen, spüren Sie wieder nach: Ihrem Körperempfinden, Ihren Gefühlen und Gedanken.

Schließlich stehen Sie noch für weitere etwa fünf Minuten gut bioenergetisch geerdet, verwurzelt, gegründet, mit durchlässigen Gelenken, besonders in den Knien, und imaginieren vor Ihrem inneren Auge das Bild von Ihrem Lieblingsbaum: Welchen Baum sehen Sie? Wie sieht Ihr Baum aus? Welche Form, Farbe, Größe, welches Alter hat er? Wo steht dieser Baum? In welcher Gegend, Landschaft? Welche Erinnerungen kommen Ihnen zu diesem Baum und dem Ort, der Gegend, in der er steht? Nehmen Sie ihn nun mit allen Sinnen etwa drei Minuten lang wahr: mit den Augen ansehen, den Ohren hören, der Nase riechen, dem Mund schmecken, über die gesamte Hautoberfläche Ihren Baum erspüren. Wenn Sie wollen und Ihnen das angenehm ist, stimmig erscheint, können Sie während Ihrer Baum-Imaginationsübung auch mit Ihren Armen hoch über den Kopf gedehnt und weit ausgestreckt stehen, wie ein Baum – entweder die ganze Zeit oder zwischendurch immer wieder einmal in diese Position gehen, je nachdem, wie lange Sie Ihre Arme so hoch und weit halten können und möchten. Am Ende verabschieden Sie sich von Ihrem imaginierten Baum, lösen auch Ihre Körperhaltung auf und spüren im gut vertrauten bioenergetischen Stand nach: Wie war das für mich? Wie geht es mir jetzt? Wie nehme ich meinen Stand wahr? Wie meinen gesamten Körper? Wie fühle ich mich, in welcher Stimmung bin ich? Und welche Gedanken gehen mir durch Kopf, Herz und Sinne? Wie heißt mein Lieblingsbaum? Und kann ich ihn vielleicht irgendwie mit dem Thema dieses zweiten Teils des Buchs – »Neue Lebensenergie entfalten« – in Verbindung bringen? »Mit Leib und Seele leben und arbeiten«, so wie ein Baum?

2. Übungen für die Atmung (15 min.)

Wenn Sie gut nachgespürt haben und für die nächsten Übungen bereit sind, stehen Sie wieder ganz bewusst im bioenergetischen Stand, die Füße parallel zueinander, die Beine beckenbreit, mit durchlässigen Knien, gut geerdet und verwurzelt mit dem Boden und dadurch in Ihrem Oberkörper gut aufgerichtet, von unten her getragen, so aufrecht, stabil und zugleich beweglich und durchlässig wie ein Baum.

Nun breiten Sie mit Ihrem Einatem Ihre beiden Arme zu den Seiten aus, etwa in Schulterhöhe, so wie ein Baum seine Äste ausbreitet, und mit Ihrem Ausatem bewegen Sie Ihre Arme wieder zur Mitte zurück – einatmend die Arme dehnen, weiten, zu den Seiten ausbreiten, ausatmend – gern immer wieder zwischendurch auch mit Ton – in die Mitte zurück. Auf diese Weise bewegen Sie etwa vier, fünf Minuten lang die Arme in Verbindung mit Ihrem Atem. Dabei legen Sie ausatmend beim Zurückführen Ihrer Arme die Hände entweder auf Ihren Brustkorb und führen die Arme von da aus einatmend wieder weit zu den Seiten oder Sie legen Ihre Hände mit dem Ausatem vor Ihrem Körper aneinander, mit gestreckten oder angewinkelten Armen. Probieren Sie alle Varianten aus und entscheiden Sie im Tun und Erleben, welche sich für Sie am stimmigsten anfühlt. Am Ende wieder gut nachspüren.

Nun heben Sie mit Ihrem Einatem Ihre Arme hoch über den Kopf und führen sie mit dem Ausatem wieder zurück, sodass sie wieder an den Seiten des Körpers herunterhängen. Auch auf diese Weise bewegen Sie Ihre Arme in Verbindung mit Ihrem Atem für etwa vier, fünf Minuten, betonen dabei zwischendurch den Ausatem, lassen ihn hörbar werden, wobei Sie sich in dieser meditativen, immer gleichen Bewegung über diesen längeren Zeitraum hinweg gut wahrnehmen – auf den drei Ebenen Ihres Seins: Wie erlebe ich mich körperlich in dieser Übung? Wie fühle ich mich, während ich so bewusst meine Arme bewege und atme? Und welche Gedanken gehen mir durch den Kopf, während ich das tue? Und durch Herz und Sinne? Abschließend wieder pausieren und gut nachspüren.

Dann gehen Sie in den nächsten fünf Minuten weiter, indem Sie meditativ gehen: Das bedeutet, dass Sie nichts anderes tun, als ganz bewusst zu gehen, dabei die Füße gut abzurollen, von den Fersen bis zu den Zehen. Wenn Ihre Gedanken abschweifen, sich mit Anderem beschäftigen, was normal ist, nehmen Sie es war und kommen ganz bewusst zum Vorgang des

Gehens zurück, nehmen ihn ganz achtsam und präsent wahr, konzentrieren sich nur auf das pure Gehen: die Füße von den Fersen an abrollen, die Füße, den Boden, die Erde, die Sie trägt und von unten im wahrsten Sinne des Wortes unterstützt, wahrnehmen, mit dem Boden, den Füßen, dem Gehen innerlich verbunden bleiben – fünf Minuten lang. Wenn Sie eine Zeit lang so gegangen sind, bewusst, meditativ, und den für Sie jetzt stimmigen Gangrhythmus gefunden haben, können Sie, wenn Sie wollen und das angenehm für Sie ist, auch noch Ihre Arme zu den Seiten ausbreiten, sich mit den Armen Raum nehmen, während des Gehens auch Raum abstecken, abgrenzen und mit den Armen in einer gerundeten Haltung gehen, so als ob Sie einen ganz großen Ball umfassen, oder auch die Arme, Hände hoch über den Kopf dehnen, strecken, sie in V-Form halten, während Sie gehen. Probieren Sie diese unterschiedlichen Armhaltungen für etwa zwei Minuten aus und wählen Sie dann, in welcher Haltung Sie mit Ihren Armen für eine Minute verbleiben.

Nach insgesamt etwa fünf, sechs Minuten des meditativen Gehens auf diese Weise gehen Sie der Erfahrung mit dieser Übung noch für ein paar Schritte nach und nehmen sich bei diesem Nachspüren und Nachgehen wieder kognitiv, emotional und körperlich wahr: Ihre Gedanken, Gefühle und Ihr Körperempfinden. Und bewegen Sie während des Gehens auch noch für ein paar Atemzüge und Schritte das Thema dieses zweiten Teils Ihres gesamten Übungsprogramms in sich: »Neue Lebensenergie entfalten – mit Leib und Seele leben und arbeiten« – im Kontext Ihres Gesamtvorhabens, in 28 Tagen neue Lebensenergie zu gewinnen: Wie geht es Ihnen damit jetzt? In etwa der Mitte der Zeit Ihres Körperübungsprogramms? Wie fühlen Sie sich jetzt? In Ihrem Körper? Psychisch? In Ihrem persönlichen Leben und beruflichen Arbeiten? Nach dem, was hinter Ihnen liegt, an Erfahrungen mit diesem Programm, an körperlichen, seelischen und geistigen Wahrnehmungen? Welchen Weg sind Sie mit den Übungen jetzt bereits gegangen? In den vergangenen Tagen und Wochen? Was haben Sie bisher erreicht? Was hat sich – hoffentlich positiv – verändert? In Ihrem Leben? Ihrem Beruf? In der Beziehung zu sich selbst, zu Ihrem Körper und zu anderen Menschen? Wo stehen Sie jetzt? Und wie stehen Sie? Wie stehen Sie da in Ihrem persönlichen und in Ihrem Arbeitsalltag? Und am Ende im bioenergetischen Stand für ein paar bewusste, tiefe Aus- und Einatemzüge nachspüren.

3. Übungen zur weiteren guten Verwurzelung im Stehen und Liegen (15 min.)

Wenn Sie zu zweit üben, können Sie die drei folgenden Übungen miteinander praktizieren; wenn Sie allein üben, führen Sie die daran anschließenden drei Übungsvarianten aus.

Übungen zu zweit

Der eine des Paares, A, steht im bioenergetischen Stand, die andere, B, steht hinter A, hinter dessen Rücken, und gibt mit ihren Handinnenflächen an den Schultern von A Unterstützung. Dabei steht auch B selbst gut gegründet im bioenergetischen Stand, sodass beide für etwa vier, fünf Minuten gemeinsam so stehen, mit der Erfahrung, Unterstützung im Rücken, Rückenstärkung zu bekommen und zu geben. Dabei kann A innerlich noch die Vorstellung hinzunehmen, mit dem Ausatem Anspannung im Körper, Anstrengungen, Stress, Belastendes abzugeben und in Gedanken bewusst davon loslassen; und wenn A davon abgelenkt wird, andere Gedanken kommen, was völlig natürlich ist, geht er wieder zu dieser gedanklichen Vorstellung des Abgebens von Schwierigem, Stressigem mit dem Ausatem zurück, gern immer wieder auch mit Ton. Mit der Zeit, weiterhin so bewusst ausatmend, kann A zum Einatem dann auch die Vorstellung hinzunehmen, wie er durch den Einatem mit neuem Sauerstoff, frischem Lebensatem, neuer Energie und Lebendigkeit erfüllt und im ganzen Körper durchströmt wird: Bis in jeden Körperbereich hinein, in jede einzelne Zelle fließt neue Lebensenergie, mit jedem einzelnen Einatemzug, immer wieder neu. Um diese Imaginationsübung des Ausatmens von Altem, Belastenden und des Einatmens von neuer Lebensenergie noch zu intensivieren, kann A dabei mit dem Ausatem noch etwas tiefer in den Knien gehen, sich noch mehr verwurzeln, erden und sich mit dem Einatem bewusst von unten aufrichten lassen, in den Knien wieder hoch gehen – jedoch nur so weit, dass sie nicht einrasten, durchgedrückt werden, vielmehr durchlässig im Gelenk bleiben –, während der gesamten Zeit von etwa fünf Minuten. B bleibt die ganze Zeit im bioenergetischen Stand und mit den Händen hinten auf dem Rücken, den Schultern von A anwesend, präsent, achtsam zugewendet und gibt Unterstützung, Rückenstärkung, geht möglicherweise im Atemrhythmus von A mit und auch im Senken und Anheben in den Knien mit dem

Aus- und Einatem. Anschließend jede und jeder für sich einen Moment nachspüren und dann wechseln.

Nun gehen Sie zu zweit weiter: B steht wieder hinter A, beide im bioenergetischen Stand, und gibt A eine kräftige Klopfmassage für den Rücken und die Beine: B klopft mit den Handinnenflächen oder auch Fäusten den oberen Rücken von A ab, richtig fest, kräftig, natürlich abgestimmt mit dem Bedürfnis von A – schön den oberen Rücken, die Schultern von A massieren, klopfen, trommeln, um die dort häufig gehaltenen Anspannungen zu lockern und zu lösen. Selbstverständlich kann A dabei mit dem Ausatem Töne machen und so die Lösung, Entspannung, Klopfmassage noch unterstützen. Beim mittleren und unteren Rücken sollte B mit der Dosierung des Klopfens etwas aufpassen, besonders im Bereich der Nieren, während Po und die gesamten Beine von oben bis unten wieder eine kräftige, mit den Händen, Fäusten klopfende, klatschende Massage gebrauchen können. Zum Abschluss mit starken, kräftigen, ausstreichenden Handbewegungen von oben nach unten, von den Schultern bis hinunter zu den Beinen und Füßen die Rückseite von A mit den Handinnenflächen abstreifen, ausstreichen, etwa fünf bis sieben Mal. Danach spüren beide wieder einen Moment nach und wechseln dann. Wenn Sie möchten, können Sie sich anschließend einen Moment kurz austauschen.

Als dritte Übung legen Sie sich zu zweit auf dem Boden auf den Rücken – und zwar so, dass Sie Ihre Fußsohlen aneinander legen, die Beine angehoben und Ihre Knie dabei jeweils im 90-Grad-Winkel. Gemeinsam geben Sie sich auf diese Weise Unterstützung unter den Füßen, erfahren einen lebendigen Boden, erleben Erdung durch einen anderen Menschen unter Ihren Füßen. Nehmen Sie sich für eine Weile in dieser Haltung, in dieser Lage mit lebendigem menschlichen Boden unter den Füßen wahr. Dann lassen Sie beide mit Ihren Füßen einen Dialog entstehen, indem Sie zuerst beginnen, Ihre Füße zu bewegen, einander mit den Füßen zu erkunden, und dann auch Ihre Beine bewegen: Führen Sie alle möglichen Bewegungen, die Ihnen in den Sinn, in die Füße und Beine kommen, zusammen aus, während Ihre Fußsohlen die ganze Zeit miteinander verbunden bleiben. Sie können zum Beispiel gemeinsam »Fahrrad fahren«, die Beine strecken, anziehen, heben, senken, zu den Seiten, drehen usw. Wichtig ist dabei, wie Sie sich in diesem Fußdialog miteinander abstimmen: Mal wird mehr die eine bestimmen und die Richtung, Gangart vorgeben und der andere lässt sich darauf ein, macht mit, mal wird mehr der andere die Marschrichtung bestimmen und die eine geht mit, mal wird gar nicht mehr bewusst erkennbar sein, wer die Aktivere und wer der Angepasstere von beiden ist – so wie in jedem ganz normalen Dialog. Es ist immer ein Hin und Her, ein Geben und Nehmen: reden und zuhören, sagen, wo es langgeht und sich auf den »Tonangebenden« einlassen, zuhören und auch selber mitmischen und bestimmen, agieren und reagieren. Während Sie anfangs sicher eher vorsichtig miteinander umgehen, zartere Gangarten anschlagen, können Sie allmählich auch immer mutiger, forscher werden, alles ausprobieren, was geht – im wahrsten Sinne des Wortes –, während Sie auf den Höhepunkt Ihres Fußdialogs zusteuern, sich zum Abschluss mit den Füßen und Beinen noch einmal alles »sagen«, was Sie noch zu sagen hätten, und dann allmählich wieder ruhigere Gangarten anschlagen, das Gespräch der Füße und Beine langsam ausklingen lassen, einen gemeinsamen Abschluss, Abschied finden. Schließlich lösen Sie die Füße voneinander, stellen sie parallel zueinander und beckenbreit auf den Boden und nehmen sich Zeit, ausführlich nachzuspüren: Wie geht es mir jetzt nach dieser Übung? Wie nehme ich mich wahr? In meinem Körper? Besonders in meinen Füßen und Beinen? Wie nehme ich mich psychisch wahr? Welche Gefühle, welche Stimmung erlebe ich gerade? Und welche Gedanken gehen mir durch Kopf, Herz, Sinne und Füße?

Übungen für eine Person
Hier nun die drei Übungen, die geeignet sind, wenn Sie dieses Übungsprogramm allein absolvieren:

Zuerst stellen Sie sich im bioenergetischen Stand an eine Matratze, die Sie an die Wand gelehnt haben, sodass Sie mit Ihrem Rücken in gutem Kontakt mit der angenehm weichen Matratze sind, von Ihr Rückenstärkung, Halt, Erdung im Rücken erfahren, während Sie zugleich ganz selbstständig auf Ihren eigenen Füßen und Beinen stehen. Hierbei erfordert es etwas Abstimmung, um gut bioenergetisch gegründet auf den eigenen Füßen zu stehen, durchlässig in den großen Gelenken – Knien, Hüften, Schultern und Kiefer – und zugleich mit dem Rücken im Kontakt mit der Matratze zu bleiben, ohne sich an ihr anzulehnen. Üben Sie dies etwa fünf Minuten lang. Dabei können Sie innerlich noch die Vorstellung hinzunehmen, mit dem Ausatem Anspannung im Körper, Anstrengungen, Stress,

Belastendes abzugeben und in Gedanken bewusst loslassen; und wenn Sie davon abgelenkt werden, andere Gedanken kommen, was völlig natürlich ist, dann gehen Sie wieder zu dieser gedanklichen Vorstellung des Abgebens von Schwierigem, Stressigen mit dem Ausatem, gern immer wieder auch mit Ton, zurück. Mit der Zeit, weiterhin so bewusst ausatmend, können Sie zum Einatem dann auch die Vorstellung hinzunehmen, wie Sie dadurch mit neuem Sauerstoff, frischem Lebensatem, neuer Energie und Lebendigkeit erfüllt und im ganzen Körper durchströmt werden: Bis in jeden Körperbereich hinein, in jede einzelne Zelle fließt neue Lebensenergie, mit jedem einzelnen Einatemzug, immer wieder neu. Um diese Imaginationsübung des Ausatmens von Altem, Belastendem und des Einatmens von neuer Lebensenergie noch zu intensivieren, können Sie dabei mit dem Ausatem noch etwas tiefer in den Knien gehen, sich noch mehr verwurzeln, erden und sich mit dem Einatem bewusst von unten aufrichten lassen, in den Knien wieder hoch gehen, jedoch nur so weit, dass sie nicht einrasten, durchgedrückt werden, vielmehr durchlässig im Gelenk bleiben. Dabei stehen Sie während der gesamten Zeit von etwa fünf Minuten auf Ihren eigenen Füßen und Beinen und erfahren zugleich Rückenstärkung von der Matratze, ohne sich an sie anzulehnen, in gutem, klaren Kontakt mit ihr. Anschließend wieder einen Moment nachspüren.

Die zweite Übung ist eine Massage an der Matratze an der Wand: Dafür lehnen Sie sich zuerst kräftig mit Ihrem Rücken hinten an, drücken sich mit Ihrem ganzen Rücken und Kopf richtig in die Matratze hinein, atmen gut dabei weiter und beginnen dann, Ihren ganzen Rücken an der Wand zu reiben, zu rubbeln, sich so mit ihm an der Matratze zu bewegen, wie es Ihnen angenehm ist und wohltut, sodass Ihr Rücken eine schöne Massage durch Ihre Bewegungen an der Matratze erfährt. Dann schieben, stoßen, klopfen Sie Ihr Becken, Ihren unteren Rücken nach hinten gegen die Matratze – kräftig, schwungvoll, mit all Ihrer Energie und Leidenschaft, so als könnten Sie sie wegschieben. Dadurch laden Sie Ihr Becken, Ihren unteren Rücken energetisch auf und erfahren sich in Ihrer Lebendigkeit in der Körpermitte. Für diese zweite Übung nehmen Sie sich insgesamt etwa fünf Minuten Zeit und spüren dann wieder gut nach: Wie erlebe ich mich jetzt? Körperlich, emotional, mental?

Für die dritte Übung legen Sie sich auf auf dem Boden auf den Rücken – und zwar so, dass Sie Ihre Fußsohlen auf die an der Wand stehende Matratze stellen. Dafür sind die Beine angehoben und Ihre Knie im 90-Grad-Winkel. Sie erfahren auf diese Weise Unterstützung unter den Füßen, Erdung durch die weiche, nachgiebige Matratze. Nehmen Sie sich eine Weile so in dieser Haltung, Lage wahr. Und dann lassen Sie Ihre Füße in einen Dialog mit der Matratze gehen, indem Sie beginnen, zuerst Ihre Füße zu bewegen, mit ihnen die Matratze und ihre Beschaffenheit zu erkunden, und dann anfangen, auch Ihre Beine zu bewegen. Führen Sie alle möglichen Bewegungen, die Ihnen in den Sinn, in die Füße und Beine kommen, aus. Sie können zum Beispiel auf der Matratze gehen, treten, laufen, trappeln, trampeln, »Fahrrad fahren«, die Beine strecken, anziehen, heben, senken, zu den Seiten wandern, drehen usw.

Nach etwa fünf Minuten finden Sie einen Abschluss, Abschied mit Ihren Füßen an der Matratze, lösen Ihre Füße von der Matratze, stellen sie auf den Boden parallel zueinander und beckenbreit auf und nehmen sich Zeit, ausführlich nachzuspüren: Wie geht es mir jetzt nach dieser Übung? Wie nehme ich mich wahr? In meinem Körper? Besonders in meinen Füßen und Beinen? Wie nehme ich mich psychisch wahr? Welche Gefühle, welche Stimmung erlebe ich gerade? Und welche Gedanken gehen mir durch Kopf, Herz, Sinne und Füße?

4. Übungen im Sitzen oder Liegen (15 min.)

Für die folgende Übung können Sie im bioenergetischen Sitz sitzen, mit beckenbreit aufgestellten Füßen und in der eigenen Mitte über den Sitzbeinhöckern aufgerichtet, mit oder ohne Anlehnen an der Stuhllehne, oder Sie können liegen – je nachdem, was Ihnen jetzt angenehmer und stimmiger erscheint –, auf dem Boden auf einer Decke oder Matte auf dem Rücken mit beckenbreit aufgestellten Füßen, sodass Sie auch im Liegen bzw. Sitzen gut geerdet und mit dem Boden unter den Füßen verbunden sind.

Dann schicken Sie wieder tiefe, gute Ausatemzüge, gern auch mit Ton, bis hinunter in Ihre Füße – vier, fünf Ausatemzüge mit Präsenz und Achtsamkeit, Wahrnehmung und Zuwendung hin zu Ihren Füßen und zum Boden –, dann weitere je vier, fünf betonte Ausatemzüge zu Ihren Unterschenkeln, Ihren Knien, Ihren Oberschenkeln und so fort durch den ganzen Körper von unten nach oben. So schicken Sie Ihren Ausatem mit achtsamer Aufmerksamkeit in alle einzelnen Körperbereiche, während Sie dabei ganz normal weiter einatmen, den Einatem von ganz allein in sich einströmen lassen und dabei, wenn Sie wollen, wieder die Vorstellung hinzunehmen, wie Sie jeder einzelne Einatemzug mit frischem Sauerstoff, mit neuer Lebensenergie erfüllt – ganz von allein, ohne dass Sie irgendetwas dafür tun müssen, der lebendige Atem, der uns geschenkt ist, solange wir leben. Dabei schicken Sie weiter jeweils vier, fünf Ausatemzüge hin zu Ihren Beinen und Füßen, zu Ihrem Po, Becken, zu unterem, mittlerem und oberem Rücken, zu Schultern, Bauch, Zwerchfell, Brustkorb, zu Ihrem ganzen Oberkörper, bewusst und achtsam, hin zu Ihren Oberarmen, Ellenbogen, Unterarmen, Händen, bis in jeden einzelnen Finger hinein – immer wieder auch mit Ton ausatmen. Beatmen Sie mit vier, fünf Atemzügen auch Ihren Nacken und Hals, den Hinterkopf, die Schädeldecke, das Gesicht, Stirn, Augen, Wangen, Ohren, Nase und Mund. Zum Abschluss noch einmal tief und bewusst durch den gesamten Körper ausatmen: von oben nach unten, vom Kopf bis zu den Füßen. Und am Ende – die ganze Übung dauert etwa zehn Minuten – wieder einen Moment pausieren und gut nachspüren.

Dann recken, strecken, räkeln und dehnen Sie sich, ob im Sitzen oder Liegen, und bringen sich in eine Position, in der Sie in den nächsten etwa fünf Minuten gut und bequem, entspannt und gelöst liegen oder sitzen können. In dieser Lage oder Sitzhaltung bewegen Sie innerlich für eine Zeit lang in sich die folgenden Fragen: Was sind meine Wünsche und Erwartungen für diesen zweiten Teil des Körperübungsprogramms? Welche Hoffnungen und Ziele verbinde ich damit? Vielleicht auch: welche Befürchtungen? Was möchte ich mit dem Praktizieren von Teil 2 dieses Programms – »Neue Lebensenergie entfalten – mit Leib und Seele leben und arbeiten« – im besten Fall erreichen? Was wünsche ich mir, dass am Ende, wenn ich es abgeschlossen habe, dabei herauskommt, erreicht ist?

Wenn Sie wollen, können Sie sich die Antworten zu diesen Fragen, die jetzt in Ihren Gedanken, Gefühlen und Körperempfindungen entstehen, gern auch aufschreiben, sie festhalten, dokumentieren. Dann können Sie am Ende, am letzten Tag des Programms nachlesen, was Sie gewünscht haben und was dann tatsächlich geschehen, dabei herausgekommen ist, was sich entwickelt hat an hoffentlich Gutem in Ihrem Leben.

Tag 17
Übungen für neue Lebensenergie

1. Übungen im Stehen und Baum-Imagination (15 min.)

Sie stehen im bioenergetischer Stand: Mit dem Aus- und Einatem verwurzeln Sie sich noch mehr, indem Sie ausatmend tiefer in die Knie gehen und einatmend wieder in die Aufrichtung, jedoch nur so weit, dass die Knie nicht einrasten, durchgedrückt werden. Und während Sie sich etwa vier, fünf Minuten lang in Verbindung mit Ihrem Atem in den Knien senken und heben, lassen Sie jetzt in Ihrer inneren Vorstellung das Bild von Ihrem Lieblingsbaum entstehen: das kann derselbe sein, den Sie gestern genannt haben und es kann sich heute auch ein anderes Bild Ihres Baumes vor Ihrem inneren Auge zeigen: Was sehen Sie? Welcher Baum zeichnet sich ab? Wie sieht er aus? Wo steht er? Allein, mit anderen Bäumen? Groß, klein, weit ausladend, schmal? Wie sieht Ihr Baum aus? Und dann imaginieren Sie, dass Sie, wie dieser Baum, Kraft von unten, vom Boden bekommen und Sie diese Kraft, Verwurzelung, diesen Halt mit jedem Einatemzug in sich hineinströmen und mit jedem Ausatemzug sich im ganzen Körper ausbreiten lassen – etwa zwei Minuten lang. Dann stellen Sie sich vor, wie Sie, so wie der Baum, Licht, Sonne, Lebensenergie von oben, vom Himmel in sich hinein einatmen und wie sich dieses Licht, diese Energie mit Ihrem Ausatem durch den ganzen Körper verteilt, bis in jeden Bereich, in jede einzelne Zelle hinein. Auf diese Weise atmen und imaginieren Sie wieder für etwa zwei Minuten.

Dann setzen Sie sich auf den Boden, auf Ihre Decke oder Matte, und lehnen sich mit Ihrem Rücken und Kopf an eine Wand oder eine aufgestellte Matratze an der Wand an, mit der Vorstellung, sich unter den vorgestellten Baum zu setzen, sich an seinen Stamm anzulehnen, seine Stärke, Kraft und Lebensenergie zu spüren und diese mit dem Einatem in sich aufzunehmen und mit dem Ausatem durch den ganzen Körper zu verteilen.

Gehen Sie in diese Imagination hinein, unter Ihrem Baum zu sitzen, angelehnt, vielleicht auch zu liegen, unter seinen Ästen, neben seinem Stamm und seine Kraft, Stärke, Lebendigkeit zu spüren, mit dem Einatem in sich aufzunehmen, mit dem Ausatem Kraft, Stärke, Lebendigkeit im ganzen Körper sich ausbreiten zu lassen – wieder etwa fünf, sechs Minuten lang.

2. Fußmassage mit Duftöl (15 min.)

Nun setzen Sie sich bequem auf den Boden, angelehnt an die Wand, die Matratze oder auch nicht, und gehen innerlich der Frage nach: Was gibt mir Kraft? Energie? In meinem Leben und meinem Arbeiten? Und während Sie in Gedanken, Sinnen, Herz, Seele und Körper diesen Frage nachgehen, sie mitschwingen lassen, massieren Sie Ihre Füße, etwa zweimal fünf Minuten, wobei Sie gern, wenn Sie das möchten, ein für Sie angenehmes Massage-Duftöl benutzen können, wie zum Beispiel mit Lavendel oder Rosenholz.

Sie beginnen mit dem einen Fuß: kneten, reiben, streichen, massieren, klopfen, streicheln ihn, zupfen, ziehen an den Zehen und tun alles mit ihm mit Ihren Händen, was sich gut für Sie und diesen Fuß anfühlt und bewegen dabei diese Fragen in sich, gehen ihnen nach. Dann wenden Sie sich dem anderen Fuß zu und behandeln auch ihn auf dieselbe Weise und stellen sich weiterhin die Fragen: Was alles, in meinem privaten Alltag, in meiner beruflichen Arbeit gibt mir Kraft? Energie? Fällt mir leicht? Ist motivierend, angenehm, kraft- und energiespendend für mich? Macht mir Freude, lässt mich lebendig sein? Und wieder lassen Sie innere Bilder, Erinnerungen, Situationen, Gefühle, Gedanken, Menschen und Ereignisse auftauchen, die Ihnen Kraft, Energie geben, so viel, wie nur möglich und noch immer mehr.

Nun notieren Sie alle Kraftgeber, Energiespender stichpunktartig auf der folgenden Liste »Was mir Kraft, Energie gibt« und nehmen sich dafür etwa fünf Minuten Zeit. Schreiben Sie mindestens sechs, besser zehn Punkte auf, die Ihnen Kraft und Energie geben.

Was mir Energie, Kraft gibt:

1. ________________________________

2. ________________________________

3. ____

4. ____

5. ____

6. ____

7. ____

8. ____

9. ____

10. ____

Danach wieder gut nachspüren, sich wahrnehmen – körperlich, emotional und mental – im Sitzen oder auch im Liegen, alle viere von sich strecken, entspannen, sich erholen.

3. Krafträuber und -geber (15 min.)

Nun können Sie sich wieder im Sitzen anlehnen, an die Matratze an der Wand, oder sich hinlegen und dabei innerlich den Frage nachgehen: Was kostet mich Kraft? Was raubt mir Energie? In meinem Leben und Arbeiten? In Gedanken lassen Sie diese Fragen mitgehen, lassen sie in sich mitschwingen: Was alles, in meinem privaten Alltag, in meiner beruflichen Arbeit strengt mich an? Nimmt mir Energie? Ist mühselig, ermüdend, kraftzehrend? Schränkt mich ein? Kostet mich Lebensfreude? Nervt, ärgert mich? Ist mir zu viel? Raubt mir meine Lebenskraft, Lebensenergie? Gehen Sie dem für etwa drei Minuten nach und notieren Sie dann die gefundenen Punkte in etwa zwei Minuten in der folgenden Liste.

Was mir Energie, Kraft nimmt:

1. ______________________________

2. ______________________________

3. ______________________________

4. ______________________________

5. ______________________________

Dann legen Sie sich hin, spüren nach und verbinden sich wieder mit dem inneren Bild Ihres Baumes, nehmen seine Lebenskraft und Ausstrahlung in sich wahr, verbinden sich mit ihr, indem Sie Energie und Kraft in sich einatmen und aufnehmen und indem Sie mit Ihrem Ausatem diese Energie und Kraft sich im ganzen Körper ausbreiten und verteilen lassen – etwa zwei, drei Minuten lang.

Dann setzen Sie sich wieder auf und beschäftigen sich weiter mit diesen beiden Listen, etwa zehn Minuten lang: Sie erstellen jetzt eine Rangfolge und gehen zuerst die Liste mit Ihren Krafträubern durch und nehmen dabei wahr, wo und wie Sie bei den einzelnen aufgeschriebenen Punkten körperlich am stärksten reagieren. Dann gehen Sie die Punkte ein zweites Mal innerlich durch, nummerieren die Krafträuber in der Reihenfolge ihrer Wichtigkeit und heben den Hauptpunkt hervor, indem Sie ihn unterstreichen. Ebenso verfahren Sie mit der anderen Liste: Sie gehen Ihre Kraftgeber durch und nehmen wieder wahr, wo und wie Sie auf die einzelnen notierten Punkte, die Ihnen Kraft geben, körperlich reagieren. Beim zweiten Durchgehen nummerieren Sie sie wieder in der Reihenfolge ihrer Wichtigkeit, entscheiden sich für Ihre momentane Hauptkraftquelle und unterstreichen sie.

Wenn Sie zu zweit praktizieren, können Sie sich jetzt noch einen Moment austauschen und einander – in jeweils etwa drei Minuten – mitteilen, was Ihnen Kraft nimmt und was Ihnen Kraft gibt.

Wenn Sie allein üben, nehmen Sie sich drei Minuten Zeit, den eben gemachten Erfahrungen mit Ihren Krafträubern und Energiequellen ganz in Ruhe nachzuspüren. Dabei können Sie, wenn Sie möchten, Ihren ganzen Körper von oben nach unten abreiben, ausstreichen, berühren und behandeln, wobei Sie darauf achten, gut weiter aus- und einzuatmen.

4. Übungen im Liegen und im Stehen (15 min.)

Nun legen Sie im Liegen auf dem Rücken mit aufgestellten Füßen Ihre Hände auf Ihren Unterleib und atmen sieben Mal durch die Nase ein und durch den leicht geöffneten Mund tief, mit Ton aus. Dann verbinden Sie sich in Gedanken, Gefühl und körperlich mit dem, was Ihnen Kraft, Energie gibt – die eigene unterstrichene Hauptkraftquelle. Diese Kraftquelle atmen Sie bewusst und tief ein und lassen sie sich mit dem Ausatem durch den ganzen Körper ausbreiten, bis in jeden einzelnen Körperbereich, in jede einzelne Körperzelle hinein. Auf diese Weise atmen Sie etwa drei Minuten.

Schauen Sie von dort aus – innerlich und mit dem Atem gut mit Ihrer Hauptkraftquelle, Ihrem momentan wichtigsten Energiegeber verbunden – auf das, was Sie unterstrichen haben, was Sie derzeit am meisten Energie, Kraft kostet: Versuchen Sie, dies als zu lösendes Projekt anzusehen, wofür Sie genügend Ressourcen, Energie, Kraftquellen haben, um damit umzugehen, und sehen Sie es weniger nur als unlösbares Problem an!

Und jetzt lassen Sie Ideen entstehen, wie sich damit umgehen lässt, welche Lösungsmöglichkeiten Ihnen dazu einfallen, was es gibt, was Sie unterstützen kann bei dem, was Energie kostet: Was entwickelt sich dazu in Ihrem Inneren? Als Idee, Bild, Affirmation, Satz, Wort? Versuchen Sie dabei, Ihre Antwort im Präsens zu formulieren, positiv und ganz konkret. Wenn Sie eine Antwort gefunden haben, nehmen Sie sich eine kleine Karteikarte und schreiben sich die folgenden drei Sätze auf, die Sie vervollständigen:

1. Derzeit kostet mich am meisten Kraft: ...
2. Mein positiver Lösungs-, Affirmationssatz dazu lautet: ...
3. Am meisten Kraft gibt mir: ...

Diese kleine Karteikarte tragen Sie bitte in der nächsten Zeit, etwa drei, vier Wochen lang, permanent in Ihrer Jacken- oder Hosentasche bei sich, um sich zu erinnern, was Sie tun können, welche Lösung Ihnen eingefallen ist bei dem, was Ihnen Kraft nimmt – wie einen »Spickzettel«. Memorieren Sie diesen Satz zu Ihrer Lösung bitte täglich dreimal für einige Atemzüge: So können Sie ihn morgens, mittags und abends »inhalieren«, wie eine Vitamintablette »einnehmen«. Das wird Sie sehr unterstützen und dazu beitragen, dass Sie noch mehr Energie und Lebenskraft entwickeln.

Nehmen Sie Ihre Erfahrungen heute und diesen Satz auch mit in den weiteren Tagesverlauf und in die Nacht hinein und schauen Sie, was geschieht, was Sie vielleicht träumen, was sich entwickelt.

Fallbeispiel 5: Neue Lebensenergie durch Erdung und Atmung für eine depressive Klientin

Während Sie nun das folgende Fallbeispiel lesen und auf sich wirken lassen, versuchen Sie Ihre Wahrnehmung, besonders die Körperwahrnehmung, weiter zu üben: (1) Was sehe, fühle ich körperlich? Während ich das Fallbeispiel lese? Was nehme ich auf der Körperebene wahr? Was nimmt der Klientin im Beispiel meiner Ansicht nach Kraft? Wo fehlt ihr Energie – körperlich, seelisch? Und vielleicht auch: (2) Was könnte ihr Energie geben? Auf der körperlichen und seelischen Ebene? Welche Ideen, Impulse, körperlichen Handlungsmöglichkeiten sehe ich? Für die Klientin? Oder auch für mich selbst, wenn ich in einer ähnlichen Situation wäre? Was könnte zu Ihrer »Energieunterstützung« und »Problemlösung« beitragen?

Wenn Sie möchten, können Sie auch ein Feedback geben und in einem wesentlichen Satz auf einem Karteikärtchen aufschreiben, was Sie zur Unterstützung als Idee, als Wunsch für die Klientin formulieren, was ihr Kraft, Energie geben kann.

Frau R., 36 Jahre, Managerin, kam wegen häufiger Depressionen zu mir in die Praxis und wollte besonders auch körperlich an ihrer Thematik arbeiten. Dies ist nicht immer so, weil es häufig auch Widerstände gegen die ungewohnte Form der körperpsychotherapeutischen Arbeit gibt und das »normale« verbale Gespräch das vertraute ist, wobei sich diese Zurückhaltung meist bereits nach den ersten kleineren Spür- und Körperübungen und den darin gewonnenen Erfahrungen sehr leicht überwinden lässt und dann ein ausgesprochenes Bedürfnis nach der Einbeziehung des Körpers in die therapeutische Arbeit entsteht.

In den ersten Sitzungen und Wochen arbeiteten wir auf der Körperebene fast ausschließlich mit Interventionen zur Erdung. Die depressive Grundproblematik von R. ließ sie im Gespräch jeweils sehr schnell wegsacken und in ihren Gefühlen von Antriebslosigkeit, Müdigkeit, Apathie, Interesse- und Lustlosigkeit untergehen. Allein immer wieder zu stehen und nicht weiter sitzen oder gar liegen zu können, fiel ihr schwer. Die Beine waren sehr verspannt und gleichzeitig schwach, die Fühlung zu ihren Füßen und dem Boden konnte sie anfangs überhaupt nicht wahrnehmen. Ihr Rückzug aus der Realität mit ihren täglichen Anforderungen war auch körperlich sichtbar, es fehlte die Energie, sich überhaupt wieder auf die eigenen Beine zu stellen. Dies im Stehen immer wieder bewusst wahrzunehmen und mit den psychischen Konflikten in der Partnerschaft und am Arbeitsplatz in Verbindung zu bringen, war die wesentliche Aufgabe der therapeutischen Begleitung in der Anfangszeit und zog sich auch durch den gesamten weiteren Prozess hindurch.

Durch die Unterstützung vom Boden und die verschiedensten Erdungsübungen in permanenter Verbindung mit ihrem psychischen Erleben konnte R. im Laufe der Zeit nicht nur ihre inneren Konflikte und depressiven Grundtendenzen zunehmend mehr lösen, sondern sie bekam dafür auch die nötige Energie und körperliche Stärke, wieder auf den eigenen Beinen zu stehen, das Leben wieder selbst in die Hand zu nehmen, die eigene Position zu finden und zu halten, den eigenen Standpunkt für sich, dem Partner gegenüber und im Beruf zu vertreten und nicht mehr in depressives Verhalten abzuwandern. Zwar trat dies auch nach drei Jahren therapeutischer Begleitung immer wieder einmal auf, besonders in Stresssituationen, doch das körperliche und seelische Energieniveau hatten sich mittlerweile durch kontinuierliche analytische und körperliche Arbeit, auch in regelmäßigen Übungen zuhause, so stabilisiert, dass sie selber damit umzugehen vermochte und es ihr gelang, nicht mehr ganz in die Depression wegzusacken, sondern sich immer wieder daraus zu befreien und genügend Energie dagegen aufzubieten, sodass sie ihr Leben immer häufiger auch in Freude und Erfüllung verbringen konnte – gegründet, geerdet in sich, in der Realität dessen, was ihr Leben ausmacht, mit allen Hochs und Tiefs und Stimmungs- und Gefühlsschwankungen.

Frau R. konnte im weiteren Verlauf der körperpsychotherapeutischen Arbeit, nachdem sie mehr Erdung erfahren hatte, gerade auch durch die Arbeit mit ihrer Atmung deutliche Unterstützung für ihre körperlich sichtbare Depression und die psychische Niedergedrücktheit erfahren.

Bei den vielen Erdungsübungen, in Verbindung mit ihrer aktuellen Problematik und Analyse ihrer Lebensgeschichte gab ich ihr auch immer wieder den Hinweis, bewusst auf ihre Atmung zu achten. Erst ganz allmählich wurde ihr dabei bewusst, wie flach sie atmete bzw. wie häufig sie ihren Atem sogar anhielt, ganz besonders, wenn sie körperliche Bewegungen ausführte oder Gefühle in ihr aufsteigen wollten, die sie nicht kannte oder vor denen sie sich fürchtete.

Dieses Zurückhalten der Atmung stand in direktem Zusammenhang mit ihrer Unterdrückung von Gefühlen, ihrer niedergedrückten, depressiven Grundstimmung. Solange sie nicht tiefer atmen konnte, aufgrund körperlicher Blockierungen und seelischer Blockaden infolge ihrer persönlichen Geschichte, konnte sie auch nicht tiefer fühlen und die Depression lösen. Die ganz allmähliche Vertiefung der Atmung durch bioenergetische Übungen – im Wesentlichen zur Erdung und damit Vertiefung ihres Bodenkontaktes und zur vertieften Atmung und damit Erhöhung ihrer Energie – ließ nach und nach auch mehr Gefühl, Lebendigkeit und Lebenskraft in ihr entstehen, die die wesentliche Grundlage dafür sind und dazu beitragen, die Depression zu überwinden bzw. ausreichend energetisches Potenzial aufzubauen, um mit depressiven Stimmungen umgehen zu können.

Und nun spüren Sie im bioenergetischen Stand dem gelesenen Fallbeispiel und Ihrem Übungstag heute noch einmal nach: Wie stehen Sie jetzt mit Ihren Kraft- und Energiegebern und -nehmern? Was haben Sie von den bioenergetischen Prinzipien von Erdung und Atmung, den Charakterstrukturen und dem förderlichen Umgang mit der eigenen Erdung und Atmung für sich persönlich »ver-stand-en«? Wo in Ihrem Leben, Ihrer Arbeit sind Sie gut, wo schlecht geerdet? Wo haben Sie viel, wo wenig Atem? Und wie können Sie die Prinzipien von Erdung und Atmung für Ihr Leben und Arbeiten nutzen?

Tag 18
Erdung und Atmung

1. Übungen im Stehen und Trommeltanz (15 min.)

Sie beginnen und stehen wieder im bioenergetischen Stand und nehmen sich wahr: Wie bin ich heute hier? Wie fühle ich mich in meinem Körper?

Bleiben Sie für etwa drei Minuten bei dieser kurzen Körperbilanz: Ihren Körper von unten nach oben bewusst wahrnehmen – Füße, Beine, Po, Becken, Rücken, Schultern, Körpervorderseite: Bauch, Brustkorb, Arme, Hände, Hals, Nacken, Kopf. Danach schicken Sie sieben tiefe Ausatemzüge, mit Ton, von oben nach unten durch den ganzen Körper hindurch, bis in die Füße hinein und lassen den Einatem jeweils von ganz allein in sich einströmen.

Wie stehen Sie heute da – körperlich, emotional, mental? Welche Themen, Gedanken beschäftigen Sie? Welche Gefühle, Emotionen bewegen Sie? Welches Körperempfinden nehmen Sie wahr?

Dann gehen Sie weiter mit dem mittlerweile schon bekannten Trommeltanz, mit dem Sie sich in besonders guter Weise erden und in jede Richtung in den Ausdruck bringen können – eine sehr gute Möglichkeit zur Unterstützung und Förderung Ihrer Lebensenergie.

Wie das geht, wurde bereits ausführlich an Tag 7 und in Kurzfassung an den Tagen 9 und 11 beschrieben. Sie können es dort, wenn Sie wollen, noch einmal nachlesen – hier nur zur Erinnerung in Stichworten: Der Grundschritt, Grundrhythmus ist ein abwechselndes Stampfen mit den Füßen auf der vollen Sohle, vor und zurück. Nacheinander Schultern, Ellenbogen, ganze Arme und Hände hinzunehmen, diese dabei abgrenzend, boxend, greifend bewegen, abwechselnd und vor und zurück, zugleich mit beiden Armen integrierende Bewegungen ausführen. Dann abwechselnd die Hände, Arme zuerst zu den Seiten bewegen, dann hoch, schließlich hinunter zum Boden. Abschließend wieder integrierende Bewegungen ausführen. Im selben Rhythmus die Füße mit der vollen Fußsohle zu den Seiten nach rechts und links bewegen, schließlich den rechten Fuß nach links hinten und zurück, den linken Fuß nach rechts hinten und zurück bewegen und dabei beide Arme weit zu den Seiten öffnen; schließlich wieder die integrierende Bewegung ausführen. Zum Abschluss wählen Sie noch ein oder zwei der vorangegangenen Bewegungsarten aus, die Sie jetzt weiter im Grundrhythmus stampfend ausüben wollen, so lange, wie die Trommelmusik noch läuft oder Sie Lust haben. Schließlich wieder gut nachspüren: Wie nehme ich mich jetzt wahr in meinem Körper? Wie und wo spüre ich Energie, Lebendigkeit?

2. Flummi-Arbeit (15 min.)

Nun nehmen Sie sich einen Flummi und legen ihn sich unter einen Fuß. Rollen Sie den Ball unter Ihrer Fußsohle hin und her, zu allen Bereichen Ihres Fußes – Vorderfuß, Ferse, Zehen, Mittelfuß, Außen- und Innenkanten –, sodass der gesamte Fuß durch das Rollen des Flummis gut massiert wird, wobei Sie so viel Gewicht, so viel Druck auf den rollenden Ball geben, wie es Ihnen noch angenehm ist bzw. wie viel noch akzeptablen Schmerz Sie vertragen können. Dabei stehen Sie am besten auf einem Teppich oder einer rutschfesten Matte, damit der Flummi nicht wegrollt.

Wenn Sie Ihren einen Fuß für etwa zwei, drei Minuten rollend massiert haben, stellen Sie ihn wieder im bioenergetischen Stand am Boden auf und spüren gut nach: Wie nehmen Sie sich und Ihren Fuß jetzt wahr? Wie fühlt er sich an? Wie ist Ihr Stand? Was nehmen Sie bei diesem Fuß im Unterschied zum anderen wahr?

Nun legen Sie den Flummi ein zweites Mal unter diesen Fuß und beginnen, mit Ihrem Ausatem Gewicht und Druck auf die eine Stelle zu legen, wo der Flummi jetzt liegt. Mit dem Einatem nehmen Sie Ihr Gewicht, den Druck von dieser Stelle wieder weg, gehen zu einer anderen Stelle Ihres Fußes und geben nun dort mit Ihrem Ausatem und mit Ton Druck und Gewicht auf diese Stelle des Fußes, wandern dann mit dem Einatem zu einer anderen Stelle. So verfahren Sie immer weiter, sodass Sie schließlich mit dem Flummi und Ihrem Druck und Gewicht ausatmend und tönend möglichst in alle Bereiche Ihres Fußes hineingegangen sind und sie kräftig massiert und stimuliert haben – eine intensive Möglichkeit der Erdung und der Fußreflexzonenmassage. Sie werden merken, dass Sie an unterschiedlichen Stellen Ihrer Fußsohle unterschiedlich schmerzempfindlich sind. Natürlich dosieren Sie selbst, wie viel Gewicht und Druck Sie jeweils auf die entsprechende Stelle geben wollen und welches Maß an Schmerz Ihnen noch zuträglich und in der Wirkung lösend, schmerzentspannend ist.

In einem weiteren Durchgang nehmen Sie nun, während Sie ausatmen und Gewicht auf die Fußsohle geben, die Vorstellung hinzu, dass Sie die eigenen Hauptkrafträuber, Energiekiller ausatmen, sie loslassen, wegstöhnen, sie mit der Stimme laut tönend herausseufzen. Dann wieder gut nachspüren und zum anderen Fuß wechseln.

3. TRE-Übungen 1, 2 und 7 (15 min.)

Theorie 13: Die TRE – Trauma/Tension Releasing Exercises

Die TRE – Trauma/Tension Releasing Exercises – wurden von Dr. David Berceli, Bioenergetischer Analytiker und Traumatherapeut, entwickelt. Es handelt sich dabei um eine Übungssequenz von sieben Übungen (siehe ausführlich in Berceli, 2007), die sämtlich dem Stressabbau dienen, der Entladung gehaltener negativer Energie im Körper und der Regulierung der körperlichen und psychischen Übererregung durch belastende, anstrengende, stressige, gar überflutende und traumatische Erfahrungen. Die Übungen wurden von Berceli ursprünglich für die Traumaarbeit konzipiert und speziell bei Menschen in Krisengebieten eingesetzt. Doch auch für Menschen in helfenden Berufen, die nicht selten durch Sekundärtraumatisierungen belastet sind, auf jeden Fall durch enormen emotionalen und psychischen Stress infolge der Fülle der angehörten und mitempfundenen, belastenden, gar traumatischen Erfahrungen ihrer Klientel, und bei besonders anspruchsvollen, stressenden Berufen, die ein enormes Maß an Aufgaben unter Zeitdruck und selbstverständlichem Stress täglich zu bewältigen haben – und in welchem Arbeitsbereich gibt es das heute nicht? –, wirken diese Übungen ganz besonders hilfreich. Sie lösen tiefsitzende körperliche Verspannungen, besonders in der Psoasmuskulatur im Bauchraum, und dienen allgemein der Entstressung, sind also eine Psychohygiene-Maßnahme, die am besten drei bis vier Mal wöchentlich praktiziert werden sollte, damit der dem Körper eigene Selbstheilungsmechanismus des neurogenen Zitterns aktiviert werden kann, um sowohl zur Entlastung und Gesunderhaltung des Körpers als auch zur Prophylaxe gegen Stress und Belastungen beizutragen und so psychosomatisch wirk- und heilsam zu sein. Das von Berceli sogenannte »neurogene Zittern« ist der natürliche Mechanismus des Körpers, sich durch Zittern, Schütteln von hoher Spannung, Stress zu entladen (Berceli, 2007, S. 32ff.)

Damit zielen die TRE voll in unser Thema und können uns neue Lebensenergie verschaffen, indem sie Anspannungen lösen, entstressen und von Altlasten auf körperlicher und psychischer Ebene befreien, sodass wir unser Leben und Arbeiten wieder mit Leib und Seele gestalten und genießen können.

Heute beginnen Sie mit einer Auswahl dieser Übungen, die zwar muskulär aufeinander aufbauen und in ihrer Reihenfolge von 1 bis 7 ausgeübt werden können, aber auch in anderer, selbst gewählter Abfolge oder als einzelne Übungen praktiziert werden können. Wichtig ist, dass dem Körper regelmäßig die Möglichkeit des neurogenen Zitterns verschafft wird. Heute lernen Sie also die Übungen 1, 2 und 7 und morgen die Übungen 3, 4, 5 und 6 kennen.

(1) Sie stehen im bioenergetischen Stand als Grundposition und stellen sich dann für etwa 30 Sekunden auf die Fußaußenkante des rechten und die Fußinnenkante des linken Fußes; dann wechseln Sie über Ihre vollen Fußsohlen auf die andere Seite, also auf die Fußaußenkante des linken und die Fußinnenkante des rechten Fußes, ebenfalls wieder für etwa 30 Sekunden. Wiederholen Sie das Ganze zu beiden Seiten noch vier Mal, sodass Sie fünf Mal pro Seite in der jeweiligen Position stehen. Anschließend gut nachspüren.

(2) Nun stehen Sie auf einem Bein, Fuß; der andere Fuß kann entweder hoch in die Luft gehalten werden, sodass Sie sicher sind, dass Sie wirklich kein Gewicht auf ihn geben, oder auch auf eine Stuhlsitzfläche aufgelegt oder neben sich mit den Zehen auf den Boden aufgestellt werden. Gehen Sie dann mit dem Fuß, auf dem das ganze Körpergewicht ruht, auf die Zehen hoch und wieder runter, etwa 1 bis 20 Mal bzw. so häufig, wie Sie das Gefühl haben, auf einer Skala von 1 bis 10 – wobei 1 die niedrigste und 10 die höchste Belastbarkeitsstufe ist –, dass Sie Ihre persönliche 7 erreicht haben. Wenn Sie dort angekommen sind, können Sie noch, wenn Sie möchten, für etwa 30 bis 60 Sekunden auf Ihren Zehen stehen bleiben und möglicherweise stellt sich schon ein Zittern, Vibrieren, Schütteln in diesem muskulär beanspruchten Bein ein. Versuchen Sie einfach, es zuzulassen. Dann wechseln Sie auf das andere Bein und wiederholen die Übung auf diesem Bein.

(7) Gehen Sie im Liegen auf dem Rücken – auf Ihrer Decke auf dem Boden – in die sogenannte »Schmetterlingshaltung«: Dazu legen Sie Ihre ganzen Fußsohlen aneinander, wobei die Knie weit zu den Seiten auseinander fallen. Ihre Hände können Sie unter Ihrem Kopf gefaltet oder Ihre

Arme an den Seiten neben Ihrem Körper ausgestreckt halten. Dann heben Sie Ihr Becken, Ihren unteren Rücken für eine Zeit lang an und halten ihn hoch – so lange, bis Sie wieder Ihre persönliche 7 auf der Skala von 1 bis 10 erreicht haben. Wahrscheinlich werden Beine und Becken dabei vibrieren. Dann senken Sie ihr Becken, Ihren unteren Rücken wieder ab, legen ihn auf den Boden zurück; die Beine, Knie bleiben weit auseinander, die Fußsohlen aneinander. Alles, was an Vibrieren, Zittern und Schütteln kommt, zulassen, wenn es Ihnen angenehm ist. Dann gehen Sie mit Ihren Knien drei, vier Zentimeter in Richtung Mitte – dort pausieren, wahrnehmen – und wieder drei vier Zentimeter weiter – wahrnehmen, wie sich das Zittern und Vibrieren dort anfühlt. So verfahren Sie weiter, sodass Sie in den nächsten etwa zehn Minuten mit Ihren Knien, Beinen in diesen Zentimeterschritten weiter in Richtung Mitte wandern, sodass die Beine irgendwann wieder parallel zueinander und beckenbreit stehen und die Füße, deren Sohlen sich auf diesem Weg automatisch voneinander lösen, wieder beckenbreit auf dem Boden aufgestellt werden. In diesen zehn Minuten werden Sie die unterschiedlichsten Erfahrungen mit dem neurogenen Zittern machen. Seien Sie offen und durchlässig dafür, mit der Gewissheit, dass Sie Ihrem Körper damit etwas Gutes tun, dass Sie ihn wieder mit seinem ureigenen Selbsthilfe- und Selbstheilungsmechanismus verbinden, sich von tiefen Verspannungen, gehaltenen Stressoren, gar eingefleischten Traumatisierungen zu lösen und zu befreien. Wenn die Erfahrung Ihnen zu stark oder unangenehm wird, können Sie jederzeit unterbrechen und das neurogene Zittern beenden, indem Sie die Beine ausstrecken, an den Oberkörper heranziehen, aufstehen oder was immer Ihnen in den Sinn kommt und was Ihr Körper tun möchte. Es geht um Selbstregulation und Sie bestimmen selbst, wie viel, wie lange und ob Sie sich dem neurogenen Zittern überhaupt überlassen wollen. Sie selbst wissen und fühlen am besten, was Ihnen und Ihrem Körper guttut. Sie sind die Chefin bzw. der Chef im eigenen Haus, in Ihrem Körper-Zuhause!

4. Übungen im Liegen (15 min.)

Sie legen sich auf dem Boden auf Ihrer Decke oder Matte auf den Rücken und stellen die Füße parallel zueinander und beckenbreit auf den Boden, sodass Sie auch im Liegen wieder gut verwurzelt sind. Dann schicken Sie

Ihren Ausatem etwa zwei, drei Minuten lang durch Ihren ganzen Körper bis hinunter in die Beine und Füße, in den Boden, die Erde – zwischendurch immer wieder auch mit Ton, laut, seufzend ausatmen. Wenn Sie das so getan haben, lenken Sie jetzt weitere zwei, drei Minuten Ihren Fokus auf Ihren Einatem und nehmen die Vorstellung hinzu, dass Sie bewusst von unten, von der Erde, durch Ihre Füße und Beine einatmen, dass mit Ihrem Einatem frischer Sauerstoff, unverbrauchte Luft, neue Lebensenergie und Lebendigkeit in Sie einströmen, mit jedem Einatemzug, immer wieder neu, durch Ihren ganzen Körper hindurch, von unten nach oben, und dass Sie, während Sie von oben nach unten ausatmen, bis in die Füße, dabei Altes, verbrauchte Luft, Kohlenmonoxid, Anstrengung, Anspannung, Stress ausatmen, durch die Beine und Füße abatmen.

Wenn Sie insgesamt etwa fünf Minuten auf diese Weise aus- und eingeatmet haben, gehen Sie nun weiter mit einer Imaginationsübung zu Ihrem Kraftbaum, Lieblingsbaum: Sie lassen das Bild Ihres Lieblingsbaums in sich auftauchen, der Ihnen Kraft und Stärke gibt, der Ihnen gefällt, den Sie besonders mögen. Das kann derselbe Baum sein, den Sie neulich schon imaginiert haben, das kann heute aber auch ein anderer Baum sein. Seien Sie offen und interessiert, welcher Baum sich heute vor Ihrem inneren Auge zeigt. Nehmen Sie ihn ganz wahr, in seinen Farben und Formen, seiner Größe und Gestalt, in seiner Umgebung. Vielleicht können Sie ihn nicht nur sehen, sondern auch riechen, hören, schmecken, über Ihre gesamte Hautoberfläche wahrnehmen, mit allen Ihren Sinnen. Und dann gehen Sie in die Vorstellung, wie Sie jetzt darunter liegen: wie Sie die Wurzeln des Baums unter sich spüren, die Erde, den Stamm, das Blätterdach, den Himmel über sich. Gehen Sie ganz in diese intensive Vorstellung hinein.

Und nun verbinden Sie sich mit dem Hauptpunkt Ihrer Liste »Was mir Energie, Kraft gibt«, die Sie neulich ausgefüllt haben, und mit Ihrem Affirmationssatz, Affirmationswort dazu. Erinnern Sie sich daran und schauen Sie auf Ihre wesentliche Energiequelle und Ihre Affirmation. Und nun gehen Sie damit so weiter, dass Sie mit dem Einatem diese Ihre Kraftquelle in sich einatmen, einströmen lassen, in sich hinein nehmen und dass Sie sie mit dem Ausatem in Ihren ganzen Körper ausströmen, ausbreiten, sich verteilen lassen – etwa fünf Minuten lang.

Wenn Sie zwischendurch von anderen Gedanken abgelenkt werden, nehmen Sie das wahr und wenden sich dann wieder bewusst Ihrem Einatem zu, mit dem Ihre wesentliche Energie- und Kraftquelle in Sie hineinströmt und sich mit dem Ausatem in Ihrem ganzen Körper ausbreitet, immer wieder neu.

Theorie 14: Körperliche Wahrnehmungsfokussierung und Körperarbeit als Ressourcen

Um die eigene Körperwahrnehmung zu vertiefen, besonders die Fokussierung auf den Körper zu fördern und so auch zur körperlichen, nicht nur kognitiven Einsicht im eigenen Leben und Arbeiten beizutragen, sind die vier bioenergetischen Grundprinzipien von Erdung, Atmung, Bewegung und Ausdruck in ihren jeweiligen weiterentwickelten und modifizierten Konzeptionen hilfreich – als Wahrnehmungskriterien und als Unterstützungshilfen für einen besseren Umgang mit dem eigenen Körper und sich selbst (s. Liebau, 2013).

Die körperlichen Übungen, die Sie hier praktizieren, basieren also besonders auf diesen bioenergetischen Grundprinzipien und in den nächsten Tagen vor allem auf dem der Erdung und der Atmung, die Sie mittlerweile kennengelernt haben. Diese erdungs- und atmungsorientierten Übungen haben ganz besonders das Ziel, dass Sie neue Lebensenergie gewinnen bzw. entwickeln, dass Sie gesundheitsförderlicher und bewusster mit Ihrem eigenen Körper umgehen.

Geerdeter Umgang mit dem Körper

Das bioenergetische Grundprinzip des Grounding, der Erdung, kann im Umgang mit sich selbst und dem eigenen Körper eine große Bereicherung sein. Grounding meint im Lowen'schen Verständnis im Wesentlichen, dass der Mensch mit der Grundlage seines Seins, nämlich mit seinem Körper und der Erde verbunden ist, seinen Körper und den Boden wahrnimmt und sich damit verwurzelt. Im weiterentwickelten Sinn meint Erdung das feste Stehen auf dem Boden, die Verwurzelung im Körper-Selbst, die Erdung in der Biografie, im sozialen Leben und in Beziehungen. Und weiterentwickelt und pointiert in Hinblick auf die Erdung in der menschlichen Beziehung entsteht Grounding auch durch »den Halt, den eine Person durch die Stimme, den Blick, Berührung, Körperkontakt in der Beziehung zu einer anderen Person erfährt« (Clauer, 2009, S. 81) Im eigenen Leben und durch dieses Übungsprogramm schafft Erdung mehr Realitätsbezug, Verwurzelung auf dem Boden der Tatsachen, in der eigenen Position und inneren Mitte, Verwurzelung im Körper und in der eigenen Lebensgeschichte, in Beziehungen mit anderen Menschen.

Das kann bedeuten, sich im Alltag immer wieder einmal bewusst hinzustellen, so zum Beispiel jetzt beim Lesen dieses theoretischen Textes, wodurch Sie auf Ihre eigenen Füße kommen und in die Wahrnehmung Ihres Körpers. Sie können spüren, wie Sie auf Ihren Beinen stehen, ob und wie der Boden Sie trägt, wie sicher oder wackelig Sie stehen, wie es sich anfühlt, zu dem, was Sie lesen oder worüber Sie nachdenken, zu stehen. Dadurch werden die Theorie, das Denken geerdet, im Körper verwurzelt und um die Wahrnehmung und Einbeziehung des Körpers bereichert. Sie kommen vom Kopf auf die Füße, können sich im ganzen Körper erfahren und besonders im eigenen Stand.

Bewusster Umgang mit der Atmung

Die körperliche Wahrnehmungsperspektive fokussiert auf den Atem zu richten und bewusst mit der eigenen Atmung umgehen zu lernen, führt zur Förderung von Einsicht und tieferem Verstehen. Der Atem ist nicht nur ein körperliches Geschehen, sondern er reagiert auch unmittelbar auf Gefühle und Ereignisse im Leben des Menschen, auch auf Gedanken, auf Worte. Im Gesprächskontakt kann die Atmung bewusst gemacht werden, als nicht unabhängig von den Gesprächsinhalten, vielmehr als das Gespräch wesentlich mitbestimmend. Die Achtsamkeit für den Atem erhöht auch die Achtsamkeit für die Gesprächsthemen, die damit verbundenen Gefühle und eine mögliche Lösung bestehender Konflikte. Die Wahrnehmung und Bewusstwerdung des Atems und Atemübungen können dazu beitragen, dass der Atem weniger angehalten und mehr vertieft wird und Sie damit ein wesentliches Mittel bei der Bewältigung Ihrer Lebensthemen und Lebensaufgaben zur Verfügung haben. Das können Sie bei jeder Atem- und Körperübung, bei jedem bewussten Atemzug am eigenen Leib erfahren.

Während Sie dem Gelesenen nachspüren – für einen Moment ganz bewusst im bioenergetischen Stand oder Sitz –, nehmen Sie folgende innere Fragen mit in Ihre Gedanken: (1) Was habe ich jetzt über die bioenergetischen Prinzipien von Erdung und Atmung als Unterstützer, Kraftgeber, Ressourcen für meine Energie und Lebendigkeit verstanden? (2) Wo in meinem Leben, in meiner Arbeit erlebe ich mich gut geerdet, habe ich einen guten Stand? Habe ich viel Atem, kann ich gelöst und gut durchatmen? Wo eher wenig? (3) Wie kann ich die bioenergetischen Grundprinzipien von Erdung und Atmung für mein Leben und meine berufliche Arbeit nutzen?

Tag 19
Erdung und Atmung als Grundlage für neue Lebensenergie

1. Übungen im Stehen (15 min.)

Sie stehen in der bioenergetischen Grundposition, lassen sich mit Ihrem Ausatem noch etwas tiefer in den Knien nieder und richten sich mit dem Einatem in den Knien wieder auf, jedoch nur so weit, dass sie nicht einrasten, gestreckt durchdrücken, vielmehr durchlässig bleiben. Auf diese Weise verwurzeln, erden Sie sich mit dem Ausatem noch tiefer und lassen sich mit dem Einatem mit der Unterstützung von unten, vom Boden her aufrichten – für etwa fünf Minuten. Während Sie dies körperlich tun, bewegen Sie innerlich die Fragen mit: Wie geht es mir gerade? Wie geht's, wie steht's mit mir heute, jetzt? Und mit meinem Leben, meinem Arbeiten generell? Welche Gedanken kommen mir dazu in den Sinn? Welche Gefühle ins Gespür?

Dann recken, strecken, dehnen Sie sich und Ihren ganzen Körper, heben die Arme hoch über den Kopf und bleiben für ein paar Atemzüge in dieser stark gedehnten, gestreckten Haltung. Mit einem Ihrer nächsten Ausatemzüge lassen Sie sich mit Schwung und Ton vornüber baumeln, sodass Kopf, Arme, der gesamte Oberkörper nach vorne und unten hängen. Auch in dieser Haltung bleiben Sie für ein paar bewusste, tiefe Atemzüge, wobei Sie den Ausatem seufzend, tönend, stöhnend kommen lassen. Dabei schieben Sie in dieser hängenden Position den Po in Richtung Decke, strecken so die Beine und gehen mit dem Einatem wieder in die Knie, mit dem Po wieder runter – ein paar Mal auf diese Weise verfahren, bevor Sie dann vom unteren Rücken, Kreuzbein her ausatmend Wirbel für Wirbel in die Aufrichtung zurück kommen. Wenn Sie wollen, können Sie diese Übung, die Arme hoch über den Kopf zu strecken und dann vornüber zu hängen, noch einmal wiederholen.

Dann stehen Sie wieder in der bioenergetischen Grundposition und gehen für weitere etwa fünf Minuten bewusst in Ihre Körperwahrnehmung, machen jetzt für den Moment eine körperliche Bestandsaufnahme – von den Füßen unten bis hoch zum Kopf, von unten nach oben – und sind dabei jeweils für drei, vier Atemzüge bewusst, präsent, achtsam in den jeweiligen Körperbereichen: Wie stehe ich, jetzt? Wie nehme ich meine Füße wahr? Meine Unterschenkel, Knie, Oberschenkel, meine ganzen Beine? Becken, Po, unteren, mittleren, oberen Rücken, Schultern? Meinen Unterleib, Bauch, Zwerchfell, Brustkorb, meinen gesamten Oberkörper? Schultern, Oberarme, Ellenbogen, Unterarme, Hände, jeden einzelnen Finger? Meinen Hals, Nacken, Kopf, Hinterkopf, Schädeldecke, Stirn, Augen, Wangen, Ohren, Nase, Mund, meinen ganzen Kopf? Und abschließend noch für etwa sieben tiefe Aus- und Einatemzüge im ganzen Körper bewusst und anwesend sein.

Wenn Sie möchten, können Sie sich jetzt noch einmal recken, dehnen, strecken und dann nachspüren mit der Frage: Wie viel und wo spüre ich jetzt, in diesem Moment Kraft, Energie und Lebendigkeit in meinem Körper? Vielleicht auch: Wo fühle ich wenig Kraft, empfinde ich mich kraftlos im Körper? Wo könnte ich mehr Energie und Kraft gebrauchen?

Und dann – Sie können dafür weiter stehen oder auch liegen, wie es Ihnen jetzt angenehmer ist – lassen Sie wieder das Bild Ihres Lieblingsbaums in sich auftauchen, der Ihnen Kraft und Stärke gibt, der Ihnen gefällt, den Sie besonders mögen. Das kann derselbe Baum sein, den Sie neulich schon imaginiert haben, das kann heute aber auch wieder ein anderer

Baum sein. Welcher Baum zeigt sich jetzt vor Ihrem inneren Auge? Was nehmen Sie wahr, welche Farben und Formen, welche Größe und Gestalt hat der Baum? Wie sieht seine Umgebung aus? Was sehen, riechen, hören, schmecken Sie und nehmen Sie über Ihre gesamte Hautoberfläche wahr? Nehmen Sie Ihren Baum mit allen Sinnen wahr.

Und nun verbinden Sie sich mit Ihrer heute wesentlichen Kraftquelle: Das kann der unterstrichene Hauptpunkt oder auch ein anderer von Ihrer neulich ausgefüllten Liste sein oder auch eine andere, Ihnen wichtige Energiequelle, die Ihnen jetzt in den Sinn kommt, die Ihnen jetzt Kraft gibt. Und wenn Sie sich innerlich mit Ihrer wesentlichen Energiequelle verbunden haben, dann gehen Sie damit so weiter, dass Sie diese Ihre Kraftquelle mit dem Einatem in sich einatmen, einströmen lassen, in sich hinein nehmen und dass Sie sie mit dem Ausatem in Ihren ganzen Körper ausströmen, ausbreiten, sich verteilen lassen – etwa fünf Minuten lang.

Wenn Sie zwischendurch andere Gedanken davon ablenken wollen, wenden Sie sich einfach wieder bewusst, achtsam und liebevoll Ihrem Einatem zu, der Ihre wesentliche Energie- und Kraftquelle in Sie hineinströmen lässt, und Ihrem Ausatem, der diese Energie sich in Ihrem ganzen Körper ausbreiten lässt – mit jedem Ein- und Ausatem immer wieder neu.

Am Ende recken und strecken Sie sich wieder, folgen einen Moment den eigenen Körper- und Bewegungsimpulsen und spüren gut nach: körperlich, emotional und mental.

2. TRE-Übungen 3 und 4 (15 min.)

Nun üben Sie weiter mit den TRE-Übungen, die Sie gestern noch nicht praktiziert haben, zunächst mit den Übungen 3 und 4.

(3) Sie beugen sich und Ihren gesamten Oberkörper vornüber, sodass Kopf, Schultern, Arme, der ganze Oberkörper gut aushängen können, stellen sich dann auf einen Fuß und geben Ihr ganzes Gewicht auf dieses Bein; der andere Fuß hängt in der Luft. Dann beugen und strecken Sie dieses Bein, auf dem Sie stehen, mehrmals nach unten und wieder hoch, fast so, als wollten Sie sich setzen, wenn Sie nach unten gehen. Beim Hochgehen bringen Sie das Bein wieder in die gestreckte Haltung. So verfahren Sie wieder mehrere Male, so lange, bis Sie die 7 auf Ihrer persönlichen Be-

lastbarkeitsskala von 1 bis 10 erreicht haben. Zum Abschluss können Sie das Bein noch eine halbe bis ganze Minute gedehnt halten – vielleicht stellt sich wieder ein muskuläres Zittern ein. Danach wechseln Sie auf den anderen Fuß und machen mit diesem Bein dasselbe. Am Ende kommen Sie wieder Wirbel für Wirbel aus der vornüber hängenden Haltung in die Aufrichtung zurück.

(4) Jetzt gehen Sie in einen leichten Bogen: Dabei stehen Sie mit Ihren Beinen etwas breiter als beckenbreit, schieben mit Ihren Fäusten Ihren unteren Rücken, das Becken nach vorn, sodass Sie sich mit Ihrem Oberkörper leicht nach hinten lehnen können. Dann drehen Sie sich aus der Hüfte heraus zur einen Seite, wobei der Kopf mitgeht und leicht gedreht nach hinten über die Schulter schaut, mit den Augen parallel zum Boden, also nicht nach oben, nicht nach unten schauen. Auf dieser Seite bleiben Sie für etwa drei bis vier gute, tiefe Aus- und Einatemzüge und drehen dann aus der Hüfte heraus Oberkörper und Kopf zur anderen Seite, wo Sie in der entsprechenden Haltung für ein paar bewusste Atemzüge bleiben. Wenn Sie möchten, wiederholen Sie dies auf jeder Seite noch einmal. Am Ende können Sie sich gern noch für einen Moment vornüber aushängen lassen, wenn das angenehm für Sie ist und Ihren Rücken entlastet.

3. TRE-Übungen 5 und 6 (15 min.)

(5) Für die nächste Übung stehen Sie mit ganz breit gestellten Beinen, so weit, wie es Ihnen möglich ist, sodass eine gute Dehnung in die Adduktorenmuskeln in der Innenseite Ihrer Oberschenkel kommt. Ganz wichtig ist es dabei, dass Sie mit den Füßen sicher stehen können, nicht wegrutschen, entweder barfuß, mit rutschfesten Socken oder auf einer rutschfesten Matte oder Ähnlichem. Dann hängen Sie mit Kopf, Schultern, Armen und dem ganzen Oberkörper vornüber. Dort hängen Sie in der Mitte für ein paar tiefe Atemzüge gut aus, gern auch mit betontem Ausatem, lösen und lockern alles. Dann wandern Sie mit Ihren Händen am Boden entlang oder in der Luft – je nachdem, wie weit Sie nach unten kommen – zur einen Seite und zum Fuß, um ihn herum, so weit, wie es Ihnen möglich ist, und dann zur anderen Seite und dem Fuß dort – jeweils für einige tiefe Atemzüge. Während Sie mit den Händen zu den Seiten gehen und dabei

der Oberkörper mit in die Drehung der jeweiligen Seite kommt, achten Sie bitte darauf, dass Sie Ihr Gewicht die ganze Zeit auf beiden Füßen zugleich haben, in den Knien durchlässig bleiben und nicht durchdrücken, die Knie ständig nach vorn gerichtet bleiben und Sie Ihr Gewicht nicht auf das Bein verlagern, zu dessen Fuß die Hände gehen. Schließlich wandern Sie mit Ihren Händen durch die weit aufgestellten Beine hindurch nach hinten, so weit wie möglich, und bleiben auch dort für etwa drei, vier tiefe Aus- und Einatemzüge. Schließlich kommen Sie mit Ihren Händen wieder in die Mitte zurück, stellen, während Sie noch vornüber hängen, Ihre Beine, Füße wieder beckenbreit und parallel zueinander und richten sich dann vom unteren Rücken her Wirbel für Wirbel wieder auf, Nacken und Kopf erst ganz zum Schluss.

(6) Jetzt stellen Sie sich mit Ihrem Rücken an eine Wand, direkt angelehnt, und gehen mit den Füßen und dem Rücken so tief nach unten, als ob Sie sitzen, wie auf einem Stuhl, der natürlich nicht da ist. Dabei stehen Ihre Füße wieder parallel zueinander, beckenbreit und so weit von der Wand entfernt, dass Sie, wenn Sie über Ihre tief gebeugten Knie schauen, mindestens das erste Drittel, besser die Hälfte Ihrer Füße sehen. In dieser Position des tiefen »Sitzens« an der Wand bleiben Sie so lange, bis Sie die 7 auf Ihrer persönlichen Skala der Belastbarkeit von 1 bis 10 erreicht haben. Dann, wenn es Ihnen genug ist, die Beine möglicherweise vibrieren, zittern, begeben Sie sich mit Ihren Füßen, Beinen auf Wanderschaft, gehen in dieser Haltung mit den Füßen einige Zentimeter näher an die Wand und damit höher und schauen, nehmen wahr, wie sich die Beine und der gesamte Körper verhalten, wie es mit dem Zittern weitergeht. Wenn es auch in dieser Position wieder zu anstrengend wird, gehen Sie noch ein Stückchen höher und näher an die Wand, in kleinen Zentimeterschritten – und so fort, bis Sie den Punkt, Ihre Position gefunden haben, in der es ohne jegliche Halteanstrengung in den Beinen möglich ist, weiter zu zittern, wackeln, vibrieren und den Körper so von ganz allein sich durch seinen Selbstheilungsmechanismus des neurogenen Zitterns von tief gehaltenen Anspannungen und Stressoren, besonders in der Psoasmuskulatur, zu lösen, zu befreien, zu heilen. Für diese Übung können Sie sich zehn oder auch zwanzig Minuten Zeit lassen, anschließend wieder gut nachspüren und eigenen Körper- und Bewegungsimpulsen folgen.

4. Übungen im Stehen zu zweit oder allein (15 min.)

Wenn Sie zu zweit üben, stellen Sie sich jetzt beide im bioenergetischen Stand Rücken an Rücken. Dabei ist es wichtig, dass Sie sich gut miteinander abstimmen, sodass jede auf ihren eigenen Füßen und Beinen stehen kann und Sie gleichwohl miteinander im Kontakt sind, sich also nicht anlehnen, vielmehr selbstständig und in Verbindung miteinander stehen. Das ist im Stehen ein permanent abzustimmender Prozess, in Bewegung, sodass Sie miteinander ein gutes Maß finden, wie Sie wirklich auf den eigenen Füßen stehen, mit durchlässigen Gelenken, besonders in den Knien, und zugleich mit Ihrem gesamten Rücken in Kontakt mit dem Rücken Ihres Partners sind.

Nachdem Sie etwa drei, vier Minuten auf diese Weise miteinander gestanden haben, gehen Sie nun beide etwas tiefer in die Knie, stehen besonders im Kontakt von Becken zu Becken und beginnen nun, Ihre Becken gemeinsam zu bewegen: hin und her, kreisen, kippen, die Pos miteinander hüpfen lassen, sich vom Becken und Po her wegschieben, Kraft und Stimme dazugeben und alle möglichen weiteren Bewegungen, die Ihnen miteinander in den Sinn, ins Becken kommen, ausführen. Dabei wird mal die eine mehr den Ton angeben, die Richtung und Bewegungen bestimmen, mal der andere. Es ist ein Dialog, eine Abstimmung ohne Worte: Die Becken und ihre Kraft, Lebendigkeit bringen sich in den Ausdruck, lassen sich vom jeweils anderen inspirieren und motivieren, »unterhalten« sich, haben Spaß und Freude miteinander – mal sanft, spielerisch, gefühlvoll, mal kräftig, wild, leidenschaftlich und alles dazwischen, wie es beiden gefällt. Üben Sie für etwa fünf, sechs Minuten auf diese Weise.

Wenn Sie allein üben, stellen Sie sich im bioenergetischen Stand an eine an der Wand aufgestellte Matratze. Auch hier ist es wichtig, diese Abstimmung zu finden, auf den eigenen Füßen und Beinen zu stehen und zugleich im Kontakt zur Matratze zu sein, mit ihrer Rückenstärkung. Stehen Sie zunächst für fünf Minuten so und nehmen Sie sich wahr – körperlich, emotional und mental.

Dann führen Sie für weitere fünf, sechs Minuten die oben in der Partnerübung beschriebenen Bewegungen mit Ihrem Becken an der Matratze aus, als wäre sie eine Partnerin. Auch wenn sie natürlich einen menschlichen Kontakt und sein Mitgehen nicht ersetzen kann, so wird die Durchblutung, Aktivierung, Aufladung und Energetisierung Ihres unteren Rückens und Beckens auf ganz ähnliche Weise gefördert wie in der Übung zu zweit. Sie werden auch so Ihre Kraft und Lebendigkeit spüren und ausdrücken. Manchmal hilft es und intensiviert noch zusätzlich, wenn Sie innerlich in Ihrem unteren Rücken und Becken in die Vorstellung von einem Partner gehen.

Zum Abschluss im bioenergetischen Stand wieder gut nachspüren, jeweils für sich, ohne Kontakt miteinander bzw. zur Matratze: Wie nehme ich mich und meinen Körper jetzt wahr? In welcher Stimmung bin ich? Wie und wo fühle ich meine Energie, Kraft, Lebendigkeit? Welche Gedanken bewegen mich? Wenn Sie zu zweit geübt haben und möchten, können Sie sich nach dem Nachspüren auch noch einen Moment mit Worten austauschen.

Am Ende stehen Sie noch für zwei, drei Minuten bewusst im bioenergetischen Stand, nehmen sich wahr und fassen die Erfahrungen zusammen: Wie stehe ich jetzt? Drücken Sie dann Folgendes in zwei Sätzen aus: (1) Was ist meine wesentliche Erkenntnis aus der Arbeit heute? (2) Wie/Wo stehe ich mit meinem Thema und wo will ich damit hin: Was nimmt, was gibt mir Kraft? Sprechen Sie die Antworten entweder innerlich oder tatsächlich aus oder schreiben Sie die beiden Antwortsätze auf.

Fallbeispiel 6: Neue Lebensenergie durch Bewegung und Ausdruck für eine depressive Klientin

Frau R., die bereits in Fallbeispiel 5 beschrieben wurde, konnte auch durch die körperpsychotherapeutische Arbeit an Ausdruck und Bewegung viel Unterstützung für ihre depressive Problematik erfahren. Dies gelang bereits durch die implizite Arbeit mit diesen Grundprinzipien allein durch bewusste Wahrnehmung ihrer Bewegungen und ihres Ausdrucks und durch Hinweise darauf, sodass sie sich selber besser spüren konnte und deutlicher wahrnahm, wie und ob sie sich bewegte. Dies war noch zu Beginn ihres Prozesses sehr eingeschränkt gewesen, weil die Depression die körperliche Mobilität erheblich unterdrückt hatte und die depressive Grundstimmung nur wenig körperlichen, psychischen und stimmlichen Ausdruck zugelassen hatte. In der auch körperlichen Gegenübertragung wurde ich selber auf meinem Stuhl immer ruhiger, unbeweglicher, erstarrte fast in meiner Körperhaltung, sagte nur noch wenig und wenn, dann eher leise und gedämpft, fühlte kaum noch Kraft und Lebendigkeit, das, was ich fühlte und wahrnahm, auszudrücken.

Hier hilft es, sich selbst zu bewegen und das Empfundene in den Ausdruck zu bringen, was dann beim Gegenüber, hier bei Frau R., meist sehr viel Gefühl von Sich-verstanden-Wissen auslöst und eine große Nähe zwischen Ratsuchendem und Berater bzw. Beraterin schafft, weil es genau die Gefühle sind, die da in den Ausdruck kommen, die Frau R. selber empfindet, aber aufgrund ihrer allgemeinen körperlichen und seelischen Niedergedrücktheit und Antriebslosigkeit kaum empfinden und nicht selbst in den Ausdruck bringen kann.

Zwar war es nicht leicht, sie immer wieder zu Bewegungs- und Ausdrucksübungen zu motivieren, da ihr anfänglich und für längere Zeit einfach die körperliche Kraft und Energie dazu fehlte. Doch um sie wiederzugewinnen, ist es gerade notwendig, sich zu bewegen und in den Ausdruck zu bringen. Besonders die Arbeit mit dem bioenergetischen Würfel hat Frau R. enorm weitergebracht und wurde mit der Zeit eine ihrer Lieblingsübungen, die sie auch zu Hause regelmäßig mit einer zusammenklappbaren Matratze auf einem Tisch übte, über einen Zeitraum von mehreren Monaten. Das wurde zu einem wahren Antidepressionstraining für sie, sodass sie etwa mit dem Tennisschläger auch immer wieder ein klares Nein zur Depression in den Ausdruck brachte, und ein lautes Ja für ihre eigene Lebensenergie und Lebendigkeit.

Tag 20
Bewegungs- und Ausdrucksübungen

1. Übungen im Stehen (15 min.)

Sie beginnen Ihre Übungen heute wieder im vertrauten bioenergetischen Stand und nehmen sich wahr: Wie stehe ich heute hier? Körperlich? Seelisch? Mit meinem Thema? Mit meinen Kraftnehmern? Und Kraftgebern? Wenn Sie möchten, bringen Sie sich auch mit Worten, hörbar oder innerlich, dazu in den Ausdruck, in einem Satz zu Ihrer Befindlichkeit, zum eigenen Stand heute.

Dann fangen Sie an, mit lockeren Händen oder auch Fäusten Ihren gesamten Brustkorb und damit auch Ihre Thymusdrüse zu klopfen, etwa drei, vier Minuten lang, wobei Sie Ihren Ausatem auch mit Stimme, Tönen kommen lassen.

Anschließend praktizieren Sie den großen Armkreis in Verbindung mit Ihrer Atmung: Sie heben Ihre Arme gestreckt rechts und links an den Seiten Ihres Körpers an und führen sie im Halbkreis hoch über den Kopf und mit dem Ausatem gehen die Arme in diesem Halbkreis wieder nach unten und hängen an den Seiten – etwa drei Minuten auf diese Weise die Arme mit dem Atem heben und senken.

Dann heben Sie Ihre Arme mit Ihrer Einatmung nach vorn gestreckt hoch über den Kopf und senken sie mit der Ausatmung auf demselben Weg wieder ab, ebenso drei Minuten lang.

Schließlich führen Sie für weitere drei Minuten Ihre Arme mit dem Einatem zu den Seiten, etwa in Schulterhöhe, und mit dem Ausatem nach vorn, so als ob Sie einen großen Ball umfassen. Spüren Sie zwischen diesen drei Bewegungsvarianten mit Ihren Armen in Verbindung mit dem Atem jeweils bewusst ein paar Atemzüge nach, bevor Sie die nächste Bewegung ausführen.

Schließlich nutzen Sie Ihre Arme dazu, sich mit Kraft abzugrenzen: Verschaffen Sie sich mit Ihrem einen Ellenbogen und geschlossener Faust zu der Seite mit Schwung und Kraft Raum, kicken Sie ihn nach hinten weg, wobei der Arm im ersten Durchgang angewinkelt, zentriert bleibt und im zweiten Durchgang langgestreckt wird. Nehmen Sie bei diesen kräftigen, sich Platz verschaffenden Bewegungen auch Ihre Stimme, Töne, Worte hinzu. So verfahren Sie auch mit dem anderen Ellenbogen und zum Schluss mit beiden zugleich.

Anschließend gut nachspüren: Besonders bei ausdrucksstarken Bewegungen ist es umso wichtiger, sie auch wieder zu integrieren, dem inneren Eindruck nachzugehen, um sich nicht zu verausgaben, sich vielmehr der eigenen Energie, Lebendigkeit und Ausdrucksstärke zu vergewissern, sich rückzubinden.

Dann gehen Sie mit schlendernden, weit öffnenden und rundenden, raumgreifenden Armbewegungen durch den Raum – für etwa vier, fünf Minuten – und nehmen sich auf diese Weise wahr: Wie ist es, während Sie gehen und mit den Füßen auf dem Boden gut in Kontakt sind und bewusst von den Fersen bis zu den Zehen abrollen, sich zugleich mit den Armen Raum zu nehmen, Platz zu verschaffen, den Raum um sich herum wenigstens in der natürlichen Armeslänge zu beanspruchen? Wie fühlt sich das an im Körper? Welche Emotionen und Gedanken entstehen dabei? Wie ist es, wenn Sie zu zweit oder mehreren sind, in diesen raumgreifenden Bewegungen auch in Blickkontakte zu gehen? Wie nehmen Sie sich wahr? Wie ist es mit Ihrer Energie, Kraft, Lebendigkeit?

2. Übungen im Gehen (15 min.)

Nun gehen Sie in der eigenen, Ihnen jetzt entsprechenden, normalen Gangart und Haltung weiter durch den Raum: Wie gehe ich heute? Wie geht es mir? Während ich gehe? Was nehme ich gerade wahr von mir? Körperlich, emotional, mental?

Dann probieren Sie unterschiedliche Gangarten aus: Wie geht jemand, der, die voller Lebenskraft, Energie, Stärke, Power ist? Stellen Sie sich das innerlich vor und nehmen Sie diesen Gang auch realiter ein, spüren Sie sich in eine solche Stimmung und Haltung ein und bringen Sie sie gehend in den Ausdruck. Zeigen Sie sich so der Welt im außen, den anderen, wenn welche im Raum sind. Wenn Sie etwa drei Minuten so gegangen sind, lösen Sie die Haltung, den Gang wieder auf, gehen einige Schritte in Ihrer normalen Gangart und spüren nach, gehen der Erfahrung bewusst nach.

Gehen Sie nun in die innere Vorstellung: Wie geht jemand, der, die sich kraft- und energielos fühlt? Schwach und deprimiert? Nehmen Sie diese Gangart ein, bringen Sie sie in den Ausdruck, gehen Sie so durch den Raum, wieder etwa drei Minuten. Wie fühlt sich das an? Im Körper? In der eigenen Stimmung? Und wie sind die Gedanken dazu? Auch diese Gangart wieder auflösen und der Erfahrung im eigenen Gang, Rhythmus nachgehen, nachspüren.

Schließlich nehmen Sie eigene, wahrscheinlich unterschiedliche Gangarten ein, in denen Sie in verschiedenen Situationen gehen, für jeweils etwa ein, zwei Minuten. Stellen Sie sich vor, wie Sie unter den folgenden Umständen gehen und dann tun Sie es auch: Wie gehe ich unter Zeitdruck? Wie gehe ich in den Dienst, zur Arbeit? Wie gehe ich, wenn ich frei habe, entspannt bin? Wie gehe ich zu einer unangenehmen Sitzung oder wenn eine unangenehme Aufgabe ansteht? Wie gehe ich, wenn ich frisch verliebt bin? Wie gehe ich, wenn ich ganz besonders viel Energie, Kraft und Lebendigkeit in mit fühle? Wie gehe ich jetzt? Hier in diesem Raum, in dieser Situation und ganz normal?

Spüren Sie diesen verschiedenen Erfahrungen mit dem Gehen in den unterschiedlichen erinnerten Erfahrungen gut nach und gehen Sie dem noch für ein paar bewusste Schritte nach.

3. Den Atem unterstützende Übungen (15 min.)

Wenn Sie zu zweit üben, stehen jetzt beide im bioenergetischen Stand hintereinander: A legt seine Hände im Rücken von B auf dessen Flanken, unter den Achselhöhlen und über den Hüften – für etwa fünf Minuten. Dabei ist A in den Händen anwesend und präsent, spürt sich in den Atemrhythmus von B ein und geht begleitend mit, ähnlich wie bei der Bewegung eines Blasebalgs: Beim Einatem von B gewährt A mit den Händen etwas mehr Raum, geht ganz sachte, zwei, drei Zentimeter nach außen, gleichwohl mit den Händen ganz im Kontakt mit den Flanken von B bleibend. Mit dem Ausatem von B hält A die Flanken von B wieder etwas fester. Anschließend jeder für sich einen Moment nachspüren.

Dann legt A eine Hand auf den oberen Rücken von B, zwischen die Schulterblätter, und die andere Hand gegenüberliegend auf den Brustkorb von B oder auch ohne Berührung etwa zehn Zentimeter davor, je nachdem, wie es für B angenehmer ist. Wieder bleibt A fünf Minuten in seinen Händen anwesend, präsent und kann sich in den Atem von B einspüren und ihn mit den Händen begleitend unterstützen. Nach dem Nachspüren und Wechsel ist auch ein kurzer verbaler Austausch möglich.

Wenn Sie allein üben, legen Sie sich selbst Ihre Hände in der oben beschriebenen Weise zuerst auf Ihre Flanken, dann eine Hand auf Ihren Brustkorb und die andere hinten auf Ihren Rücken, zwischen Ihre Schulterblätter, wenn das bequem für Sie möglich ist; wenn nicht, stellen Sie sich wieder mit dem Rücken an eine Matratze an der Wand – jeweils für fünf Minuten. Dabei können Sie auch Ihren Atemrhythmus mit dieser öffnenden, weitenden und der festeren, engeren Bewegung Ihrer Hände unterstützen.

Anschließend gut nachspüren: Wie nehmen Sie sich und Ihren Atem jetzt wahr? Wie ist Ihr Körpererleben? Ihre Stimmung? Gedanken? Wie steht es mit Ihrer Energie, Lebendigkeit?

4. Übungen im Liegen (15 min.)

Sie liegen auf dem Rücken auf Ihrer Decke auf dem Boden, mit aufgestellten beckenbreiten Füßen, und spüren Ihren Körper jetzt im Liegen: Wie nehmen Sie sich wahr? Körperlich, emotional, mental?

Dann legen Sie Ihre Hände auf Ihren Brustkorb, nehmen mit der Zeit die Wärme Ihrer Hände auf dem Brustkorb wahr, spüren die kleine oder auch größere Bewegung Ihres Atems unter Ihren Händen: wie sich der Brustkorb mit dem Einatem hebt, dehnt, weitet, sich den Händen entgegen streckt, und wie er sich mit dem Ausatem wieder senkt, zurück schwingt. Nehmen Sie Ihren Atem für etwa drei, vier Minuten auf diese Weise wahr, lösen Sie anschließend die Hände und spüren Sie gut nach: sich, Ihren Körper, besonders den Atem, Ihre Stimmung, Gedanken wahrnehmen.

Als Nächstes legen Sie Ihre Hände auf Ihren Unterleib und tun drei, vier Minuten nichts anderes, als die Wärme Ihrer Hände auf Ihrem Unterleib und die kleine oder größere Bewegung Ihres Atems unter Ihren Händen im Unterleib wahrzunehmen: wie sich der Unterleib mit dem Einatem anhebt, ausdehnt, weitet, den Händen entgegen streckt und wie er mit dem Ausatem wieder zurück schwingt, sich absenkt. Am Ende wieder die Hände wegnehmen und gut nachspüren.

Dann legen Sie Ihre Hände noch einmal auf Ihren Unterleib und beginnen, mit Ihrem Ausatem jeweils ein »U« zu tönen: Mit jedem, bewusst verlängerten Ausatem den Vokalton »U« tönen und den Einatem jeweils ganz normal in sich einströmen lassen – wieder etwa drei, vier Minuten lang. Dann beenden und nachspüren, im ganzen Körper nachklingen lassen.

Schließlich legen Sie Ihre Hände wieder auf Ihren Brustkorb und tönen ein »A«, den Vokalton für die Vertiefung der Atmung im Brustraum – mit jedem Ausatem, wieder etwa drei, vier Minuten. Dann nachklingen lassen: Wie fühle ich mich jetzt? Im Liegen? Wie nehme ich meinen Körper, meine Gefühle und Gedanken wahr? Wo im Körper spüre ich Kraft? Und wie fühlt sich meine Kraft an?

Theorie 15: Die bioenergetischen Grundprinzipien Bewegung und Ausdruck

Neben Erdung und Atmung geht es in der bioenergetischen Arbeit im Wesentlichen auch um Ausdruck und Bewegung, die beiden weiteren Grundprinzipien der BA.

> »Bioenergetik zielt, wie andere Therapien, darauf ab, dem Menschen ein besseres Selbstgefühl zu geben, d. h. das Gefühl für die eigene Per-

> sönlichkeit zu stärken. [...] Wenn jemand nicht fähig ist, seine Gefühle auszudrücken, wird er empfindungslos werden und seine Vitalität wird vermindert. In der Therapie müssen wir Wege finden, [...] daß wir fähig werden, unsere Gefühle auszudrücken« (Lowen, 1991a, S. 45).

Besonders durch die bioenergetischen körperlichen Bewegungs- und Ausdrucksübungen werden das Umsetzen von Gefühlen in Bewegungen und der Ausdruck von Gefühlen gefördert.

Die BA unterscheidet sich also dadurch von vielen anderen, verbal orientierten Therapieformen, dass sie den Körper auch explizit in ihre Arbeit einbezieht. Dafür steht der BA eine große Anzahl von körperlichen Übungen zur Verfügung, die ständig von bioenergetischen Therapeutinnen und Therapeuten weiterentwickelt, ergänzt und neu konzipiert werden – so auch von mir in diesem Übungsbuch. Sie können in Integration mit Gespräch und Analyse der Lebenssituation und -geschichte in der therapeutischen Sitzung ausgeführt und auch im Alltag weiter geübt werden.

Sämtliche bioenergetische Übungen dienen der Bewegung, dem Lösen von körperlichen Verspannungen und seelischen Blockaden und damit auch implizit dem körperlichen und seelischen Ausdruck von Gefühlen. Etliche Übungen dienen gezielt und auch explizit dem Gefühlsausdruck. So hilft die Arbeit in der bioenergetischen Therapie und mit den Körperübungen, wieder mit unterdrückten Gefühlen in Berührung zu kommen, sie zum Ausdruck zu bringen und mit ihnen umgehen zu lernen.

Im inneren Erleben des Menschen drückt sich die Lebensenergie durch die Gefühle aus; sie sind Ausdruck der Lebensenergie des Menschen. Das Wahrnehmen und Ausdrücken von Gefühlen durch innere psychische und äußere körperliche Bewegung dient dem eigenen Selbstwertgefühl und dem Umgang mit anderen Menschen durch Anerkennung ihres Wertes, es fördert die Integration von Körper und Seele.

Depressive Menschen etwa zeichnen sich besonders durch eine Unterdrückung von Gefühlen aus. Ihre Bewegungen und ihre Atmung sind eingeschränkt, Verlangen und Gefühle sind ausgeschaltet, wie im vorangegangenen Fallbeispiel bei Frau R. sichtbar. Ihnen fehlt die Energie, die Kraft, Gefühle auszudrücken.

Hätten sie genügend Energie, könnten auch Weinen, Verzweiflung, Ärger und andere Gefühle ausgedrückt werden. Hier wird deutlich, dass in der Therapie nicht nur die verbale psychische Bearbeitung der Depression hilft, um sie zu überwinden, sondern dass auch auf der körperlichen Ebene die Wiederherstellung und Vergrößerung von Energie, Beweglichkeit und Ausdruck nötig ist, um Gefühle zu empfinden und auszudrücken.

> »Das Grundgesetz bioenergetischer Analyse besagt: Gefühl ist immer etwas Körperliches. Die Umwelt spüren wir nur, wenn sie auf unseren Körper einwirkt. [...] Alle Gefühle sind körperliche Empfindungen. Mit einem Körper, der nicht auf die Umwelt reagiert, fühlt man auch nichts. Selbstgewahrheit entsteht durch Fühlen« (ebd., S. 16).

Im Allgemeinen haben die Menschen wegen chronischer Verspannungen in verschiedenen Körperbereichen, besonders im Rücken nur wenig Gefühl:

> »Ursache für den Verlust der Selbstgewahrheit sind chronische Muskelverspannungen [...], unbewußte Muskelverkrampfungen, die mehr oder weniger die Körperstruktur, wenn nicht sogar die Lebensweise prägen. Solche chronischen Verspannungen werden einem deshalb überhaupt erst bewußt, wenn sie anfangen, weh zu tun. Dann spürt man möglicherweise die dahintersteckende Spannung, erkennt jedoch nicht, was sie bedeutet und wie sie entstanden ist, und kann daher ohne Hilfe auch gar nichts zu ihrer Linderung unternehmen« (Lowen, 1980, S. 60).

Körperübungen und die Analyse der Gesamtsituation helfen, mit den Gefühlen auf der körperlichen und psychischen Ebene zugleich umzugehen und die dahinterliegenden verborgenen Bewegungen wieder in den Ausdruck und die Lebendigkeit zu bringen.

»Wer das bioenergetische Kräftespiel von Atmung, Bewegung und Gefühl nicht kennt und begreift, kann seine Lebenslust nicht wiedergewinnen« (ebd., S. 65). Wer die Verbindung dieser drei Größen jedoch erkennt und in Verwurzelung mit dem eigenen Boden, der Realität, mit Erdung lebt, der kann sein bisheriges Leben durch höhere körperliche und seelische Energie in ein freud- und lustvolles Leben verwandeln.

3. Grundprinzip: Bewegung

Durch das Einbeziehen von körperlichen Bewegungen und Übungen aus der BA zur Wahrnehmung, Förderung und Vertiefung von Gefühlen werden also Einsicht, Verständnis und Verarbeitung der Gefühle besonders gefördert. Diese körperlichen Bewegungen stehen in Verbindung mit Gespräch und Analyse der Lebenssituation und -geschichte. Sämtliche Bewegungsangebote dienen der besseren Wahrnehmung von Körper, Gefühl, Bewegung und kognitiven Inhalten. Sie können auch das Lösen von körperlichen Verspannungen und seelischen Blockaden und den Zugang zum eigenen Inneren fördern und sie stellen die Verbindung von Kognition, Emotionen und Motorik her, die wesentlich für ganzheitliche Einsicht und Veränderung ist. Körperbewegungen und die Analyse der Gesamtsituation unterstützen uns dabei, auf der körperlichen und psychischen Ebene mit Gefühlen umzugehen, die eigenen Bewegungen und die dahinter liegende Lebens- und Körpergeschichte wieder wahrzunehmen, bewusst zu machen, zu verstehen, zu verändern und neu zu strukturieren.

4. Grundprinzip: Ausdruck

Die bewusste Wahrnehmung des verbalen und des körperlichen Ausdrucks und die Umsetzung des Wahrgenommenen fördert den eigenen hilfreichen Umgang mit dem Körperausdruck. Wesentliche Instrumentarien des körperlichen Ausdrucks sind Mimik, Gestik und Stimme. Sie können hilfreiche Hinweise geben für das, was im Leben, in Gesprächen inhaltlich zum Ausdruck gebracht wird, und dafür, wie sich Körper und Seele darin ausdrücken. Die Wahrnehmung und bewusste Arbeit mit dem Wie des inhaltlich Gesagten fördert zusätzlich zur kognitiven Wahrnehmung wieder die ganzheitliche, auch körperliche, affektmotorische Wahrnehmung und Einsicht im eigenen Leben und Arbeiten.

Erdung, Atmung, Bewegung und Ausdruck sind zusammenfassend ausgedrückt große Energie- und Kraftgeber, sind Kraft- und Energiequellen. Sie fördern die Lebendigkeit, erneuern unsere Lebensenergie.

Tag 21
Bewegungs- und Ausdrucksübungen als Grundlage für neue Lebensenergie

1. Übungen im Stehen: TRE-Übungen 1, 2, 4 und 6 (15 min.)

Heute beginnen Sie mit einigen TRE-Übungen und wiederholen und vertiefen sie dadurch. Zunächst praktizieren Sie Übung 1, bei der Sie auf den Fußaußenkanten des einen und den Fußinnenkanten des anderen Fußes stehen und mehrmals zu den Seiten hin und her wechseln. Dann gehen Sie über zu Übung 2, bei der Sie auf einem Fuß stehend etliche Male hoch und runter gehen. Diese beiden Übungen wurden ausführlicher an Tag 18 beschrieben,

Als nächstes führen Sie Übung 4 aus, in der Sie in den leichten Bogen gehen, und schließlich Übung 6, bei der Sie an der Wand sitzen und das neurogene Zittern explizit initiieren und erfahren. Diese beiden Übungen wurden an Tag 19 detailliert beschrieben.

Anschließend spüren Sie gut nach: Wie geht es mir heute? Wie nehme ich mich wahr? Körperlich, emotional, mental?

2. Übungen im Stehen zu zweit oder allein (15 min.)

Jetzt stehen Sie im bioenergetischen Stand und ziehen innerlich eine Körperbilanz: Von unten nach oben gehen Sie mit Ihrer Wahrnehmung und Achtsamkeit in alle Körperteile hinein und schicken jeweils drei bis vier Atemzüge dorthin. Dafür stehen Sie wieder gut gegründet und nehmen sich bewusst für etwa fünf Minuten insgesamt in Ihrem ganzen Körper wahr, gehen mit Ihrer Aufmerksamkeit von den Füßen an aufwärts in jeden einzelnen Körperbereich hinein – für jeweils drei, vier Atemzüge. Wie stehen Sie heute hier? Wie fühlen Sie sich? Welche Gedanken bewegen Sie?

Dann beginnen Sie, auf der Stelle zu trappeln, mit den vollen Fußsohlen – erst langsam und bewusst, stampfend, dann das Tempo immer mehr steigernd, die Stimme hinzunehmend, bis Sie so schnell und laut wie möglich trappeln. Nach dieser kräftigen Ausdrucksübung gut nachspüren, sie integrieren und gern noch ein zweites Mal wiederholen.

Wenn Sie zu zweit üben, stehen Sie jetzt hintereinander und A legt seine Hände zunächst für etwa drei Minuten über die Taille seines Partners B, dann für weitere etwa drei Minuten an die Flanken, in der Höhe des Herzens von B und gibt ihm jeweils Atemunterstützung bei dessen betontem Ausatem, indem er beim Ausatem von B mit den Händen etwas fester drückt, im Kontakt der Hände stärker präsent ist und mit dem Einatem den Druck der Hände etwas löst, mit den Händen in die Weite geht. Anschließend wechseln Sie und können sich danach auch noch für einen Moment austauschen.

Wenn Sie allein üben, legen Sie Ihre eigenen Hände für je drei Minuten auf Ihre Taille, dann auf Ihre Flanken und geben sich mit dem Druck Ihrer Hände auf die beschriebene Weise Unterstützung bei Ihrem Aus- und Einatem. Danach gut nachspüren: Wie nehmen Sie sich jetzt wahr? Körperlich, emotional, mental?

3. Übungen im Liegen (15 min.)

Nun legen Sie sich auf dem Boden auf Ihrer Matte oder Decke auf den Rücken, mit aufgestellten Füßen, und spüren im Liegen gut nach: Wie nehmen Sie sich jetzt wahr in Ihrem Körper? In Ihren Gefühlen? Ihren Gedanken? Und welche wesentliche Erkenntnis haben Sie heute aus Ihrer Körperarbeit für sich gewonnen?

Dann legen Sie jeweils für etwa drei Minuten Ihre Hände zuerst auf Ihren Bauch und tönen mit Ihrem Ausatem ein »O«, dann auf Ihren Brustkorb und tönen ausatmend ein »A«. Anschließend jeweils gut nachspüren und die Wirkung dieser ausatmenden Töne auf Ihren gesamten Organismus, auf Ihren Körper, Ihre Stimmung und Gedanken nachklingen lassen.

Zum Abschluss gehen Sie noch für 10 bis 15 Minuten in die TRE-Übung 7 (siehe Tag 18), mit aneinander gelegten Fußsohlen und weit geöffneten Beinen, und überlassen Ihren Körper dem dadurch ausgelösten neurogenen Zittern, Ihrem eigenen Selbsthilfemechanismus, sich von Stress, Anstrengung und Belastung jeglicher Art zu lösen, zu befreien und zu heilen – eine Ihrer stärksten Ressourcen und Kraftquellen für neue Lebensenergie.

Danach wieder gut nachspüren: Wie und wo nehme ich meine Lebensenergie jetzt im Moment wahr? In meinem Körper, meinen Gefühlen, meinen Gedanken?

4. Eigenarbeit (15 min.)

Wählen Sie jetzt ein paar Körperübungen aus den bisherigen, die Ihnen besonders gutgetan haben, aus und führen Sie sie in Eigenarbeit 15 Minuten lang aus. Diese sogenannte Eigenarbeit – Sie erinnern sich – fördert Ihre Eigeninitiative, Selbstständigkeit, Selbstbestimmung und die positive Beziehung zu Ihrem eigenen Körper und dem, was ihm guttut und was Sie brauchen. Denn Sie selbst sind im Grunde die Fachfrau bzw. der Fachmann für Ihren Körper, Ihre Seele, Ihren Geist!

Viel Freude beim selbstbestimmten Auswählen und Durchführen Ihrer Körperübungen, Ihrer Eigenarbeit im Stehen, Gehen, Sitzen oder Liegen oder auch in wechselnden Körperpositionen!

Zum Abschluss nehmen Sie sich einen Moment Zeit zum Nachspüren: Wie geht es mir jetzt? Nach meinen selbst gewählten oder selbst konzipierten Übungen? Wie nehme ich meinen Körper wahr? Meine Gefühle? Meine Gedanken? Am Ende schicken Sie noch sechs, sieben gute, bewusste, tiefe Aus- und Einatemzüge durch den ganzen Körper hindurch und intensivieren so die positiven Auswirkungen der Übungen in Eigenarbeit.

Tag 22
Lebensenergie und Lebendigkeit

1. Trommeltanz (15 min.)

Heute beginnen Sie den Tag mit einer sehr guten und intensiven Übung zur hervorragenden Unterstützung Ihrer eigenen Lebensenergie und Lebendigkeit, nämlich mit dem Trommeltanz, den Sie bereits von den Tagen 7, 9, 11 und 18 gut kennen und der deshalb hier nicht noch einmal explizit beschrieben werden muss.

Durch den Trommeltanz können Sie sich auf unterschiedlichste Weise bewegen und in den Ausdruck bringen, sich so mit Ihrer eigenen Energie und Lebendigkeit verbinden und sie unmittelbar erfahren und genießen. Dabei werden Sie sich zugleich auf einfache und tiefe Weise erden und Ihren Atem fördern, also alle vier bioenergetischen Grundprinzipien darin verbinden. Wie immer viel Spaß dabei!

Zum Abschluss wieder gut nachspüren: Wie nehme ich mich jetzt wahr in meinem Körper? Nach diesem Trommeltanz? In welcher Stimmung befinde ich mich? Und welche Gedanken gehen mir durch Kopf, Herz und Sinne? Wie geht es mir heute? Und wo stehe ich mit meiner Lebenskraft, Lebensenergie?

2. TRE-Übungen 1, 2 und 7 (15 min.)

Jetzt gehen Sie weiter mit einigen der TRE-Übungen. Zur Erinnerung: Es sind Stressentlastungsübungen, die auch der eigenen Psychohygiene, gerade in helfenden und besonders anspruchsvollen, stressigen Berufen, und als Prophylaxe, Stärkung bei der Stressbewältigung dienen und dadurch die eigene Lebenskraft und Energie ganz entscheidend erhöhen, verbessern und aktivieren können. Ausführlich wurden sie bereits beschrieben, daher hier nur einige Stichworte:

(1) Auf den Fußaußen- und -innenkanten je 30 Sekunden fünf Mal pro Seite stehen.

(2) Etwa 15 bis 20 mal mit einem Fuß auf die Zehen gehen, wobei der andere Fuß auf einer Stuhlfläche liegt; dann 60 Sekunden auf den Zehen stehen bleiben und Schütteln zulassen; Wechsel der Füße.

(7) Im Liegen in der Schmetterlingshaltung – mit aneinander gestellten Fußsohlen, die Knie weit zu den Seiten, die Hände unter dem Kopf gefaltet – das Becken für etwa 60 Sekunden anheben und halten, dann das Becken absenken, wobei die Beine, Knie weit auseinander bleiben; Schütteln, neurogenes Zittern zulassen, dann immer fünf Zentimeter mit den Beinen, Knien in Richtung Mitte wandern und jeweils einen Moment in der entsprechenden Position bleiben, Vibrationen zulassen. Anschließend wieder gut nachspüren.

3. Übungen im Liegen (15 min.)

Sie liegen nun auf dem Rücken auf dem Boden auf Ihrer Decke, mit aufgestellten, etwa beckenbreiten Füßen, und spüren in Ihren gesamten Körper hinein: Wie nehmen Sie sich wahr? Und wo im Körper spüren Sie sich, Ihre Lebensenergie jetzt im Moment besonders?

Wenn das anatomisch möglich ist, legen Sie eine oder auch beide Hände auf diesen Bereich Ihres Körpers, wo sie gerade Ihre Lebensenergie und Lebendigkeit ganz besonders deutlich wahrnehmen. Dann bleiben Sie etwa fünf Minuten lang mit Ihrer Achtsamkeit, Zuwendung und Präsenz in diesem Körperbereich. Nehmen Sie diesen lebendigen, energievollen Teil Ihres Körpers wahr: Wie fühlt es sich genau dort an? Ist da Wärme, ein Pochen, Pulsieren, Klopfen oder wie können Sie Ihr Körperempfinden dort beschreiben? Wie ist es – wenn das möglich war –, dort Ihre Hände zu spüren? Geschieht ein angenehmer Kontakt? Ein Austausch? Nehmen Sie dort vielleicht sogar Ihren Atem wahr? Unter Ihren Händen, in diesem Körperbereich? Diese kleine oder auch größere lebendige Bewegung Ihres Atems, dieses Auf mit dem Einatem und Ab mit dem Ausatem. Und dann versuchen Sie für weitere etwa fünf Minuten, Ihren Ausatem ganz bewusst in diesen lebendigen Bereich Ihres Körpers zu schicken und diesen Bereich in der Vorstellung mit Ihrem Einatem ganz besonders mit neuem Sauerstoff, frischem Lebensatem, neuer Lebensenergie durchströmen zu lassen – immer wieder ganz bewusst, auch wenn andere Gedanken dazwischen kommen: Dann kehren Sie wieder zurück zum Ausatem, in diese Körperstelle hinein, an der Gedanken Sie weggelenkt haben, und versorgen Sie diese Körperstelle wieder mit dem Einatem mit neuem Lebensatem, neuer Lebensenergie. Und vielleicht können Sie, während Sie diesen Bereich Ihres Körpers so gut beatmen, auch in einen Dialog mit ihm eintreten, in ein inneres Gespräch, und hören, was Ihnen dieser lebendige Körperbereich jetzt vielleicht sagen, mitteilen möchte – durch Worte, Gefühle, Bilder, Körperempfindungen. Seien Sie offen und interessiert, ihm zuzuhören und mit ihm zu kommunizieren.

Dann legen Sie für weitere ungefähr fünf Minuten, die Füße sind noch immer aufgestellt, Ihre Hände auf Ihren Unterleib und beginnen, Ihr Becken in Verbindung mit Ihrem Atem zu kippen: Einatmend kippen Sie Ihr Becken nach hinten, sodass ein kleines Hohlkreuz entsteht, ausatmend kippen Sie Ihr Becken nach vorn und oben, sodass sich der gesamte untere Rücken flach am Boden anschmiegt.

Anschließend wieder gut nachspüren. Dann recken, strecken, dehnen und räkeln Sie sich und kommen über die Seite auf alle viere, dann auf die Füße, vornüber hängend, und bringen sich aus dieser Position Wirbel für Wirbel in die Aufrichtung und den Stand.

4. Übungen im Stehen (15 min.)

Jetzt stehen Sie wieder im bioenergetischen Stand mit beckenbreiten Beinen und durchlässigen Gelenken, besonders in den Knien und nehmen sich einen Moment in diesem aufrechten Stand wahr. Nun beginnen Sie, mit Ihrem Ausatem noch tiefer in die Knie zu gehen, sich noch mehr zu verwurzeln, zu erden, so weit, wie es Ihnen möglich ist, ohne dass dabei die Fersen vom Boden abheben. Der Oberkörper bleibt dabei weiterhin voll aufgerichtet und mit dem Einatem gehen Sie mit den Beinen wieder in die Aufrichtung, jedoch nur so weit, dass Sie nicht in den Knien durchdrücken, einrasten. Verfahren Sie so für etwa fünf Minuten. Lassen Sie dabei den Ausatem immer wieder auch mit Ton kommen und versuchen Sie, ihn bis hinunter in die Beine, Füße, in den Boden zu schicken.

Dann heben Sie Ihre Arme hoch über den Kopf, bleiben für ein paar gute, tiefe Aus- und Einatemzüge in dieser gedehnten Haltung und lassen sich irgendwann mit Schwung und Ton vornüber hängen: Kopf, Oberkörper, Arme hin zum Boden. Auch in dieser Haltung bleiben Sie für ein paar Atemzüge, bringen sich dann Wirbel für Wirbel in die Aufrichtung zurück und wiederholen diese Übung zwischen oben und unten noch ein-, zweimal.

Jetzt stehen Sie wieder im bioenergetischen Stand, mit beckenbreit aufgestellten Füßen und fangen an, Ihr Becken in Verbindung mit Ihrer Atmung zu kippen: Einatmend kippen Sie Ihr Becken nach hinten, in ein kleines Hohlkreuz im unteren Rücken, ausatmend kippen Sie es nach vorne und oben, sodass der gesamte untere Rücken flach wird – wieder für etwa fünf Minuten. Wenn Sie möchten, können Sie sich dabei durch Ihre eigenen Hände Unterstützung geben, indem Sie sie auf Ihr Becken, Ihre Hüftknochen legen und mit ihnen in der Beckenbewegung mitgehen.

Am Ende wieder gut nachspüren: Wie nehme ich mich jetzt wahr? Körperlich, emotional, mental? Wo und wie stehe ich jetzt? Besonders mit dem Thema meiner Lebensenergie? Und wenn Sie möchten, bringen Sie das innerlich oder auch mit hörbaren Worten in ein, zwei Sätzen in den Ausdruck.

Fallbeispiel 7: Lebendiges Mann-Sein

Simon, Anfang 50, kräftige Gestalt mit schweren, beladenen Schultern, starkem Nacken, freundlich, sanftmütige Art, eher leise, zurückhaltende Stimme, die nicht so recht zu diesem kräftigen, schwergewichtigen Körper zu passen scheint – ein sympathischer Mann, der sich in der Kurswoche auch erholen will und schon einige Entspannung und Entlastung durch die Körperübungen in der Gruppe erlebt hat.

Für die körperorientierte Supervision in der Gruppe hat er am Tag vorher während der Würfel-Arbeit, die er nicht mitgemacht hat, erkannt, warum er das nicht konnte, und möchte nun in der Supervisionsarbeit gleich mit seinem daraus entwickelten Thema weitergehen. Ich frage ihn, in welcher Körperhaltung er damit beginnen möchte: »im Stehen, am besten an dem Platz wie gestern, in der Nähe des Klotzes und die ganze Gruppe steht auch wieder«, was alle bereitwillig mitmachen. Ich stelle mich bewusst neben ihn, zur Begleitung.

Als Thema entfaltet sich die Situation, als er als 16/17-Jähriger seinen »Vater, der gewalttätig ausgeflippt war und auf eine Gefriertruhe eingedroschen hat«, ganz fest packt und aus dem Streit mit der Mutter wegträgt, während der noch zappelt und sich dann irgendwann beruhigt. Er schämt sich für seine Stärke, dafür, kräftiger zu sein als sein Vater; dabei müsste der sich schämen für sein Verhalten. Seitdem ist er den Weg gegangen, sich von jeder Gewalt und auch von seinem Vater zu distanzieren.

Ich versuche, ihm seine positive Kraft und Stärke widerzuspiegeln, und dass er in der Situation das einzig Richtige getan hat, Halt und Struktur zu geben. Doch das kommt im Gefühl gar nicht bei ihm an. Ich schlage ihm vor, sich von dieser inneren Überzeugung Kraft = Gewalt zu distanzieren zu versuchen, stelle mich dafür vor ihn, was er als gut empfindet, und biete an, dafür diesen »gefährlich erscheinenden Klotz« zu nutzen. Ich stelle diesen probehalber zwischen uns und wir stimmen uns verbal ab: »Was könnte Dich unterstützen, die eigene Kraft im Schlagen positiv zu erleben? Vielleicht jemand im Rücken?« – »Nein, nimmt den Fluchtweg«. »Jemand zur Unterstützung, Halt an den Fußgelenken, was Du gestern als so angenehm erlebt hast?« – »Nein, wird zu Fußfesseln«. »Ein Mann gegenüber? Vielleicht der Kursleiter?« – »Ja, das ist gut!« Wir platzieren es so, ich bleibe an seiner Seite, der Klotz zwischen ihm und dem männlichen Kursleiter. »Was kann, willst Du nun mit diesem Klotz machen? Als Symbol für diese traumatisierende Erfahrung, die Dich nicht kräftig, stark sein lassen darf?« Er »könnte den Klotz einfach aus dem Weg räumen«, geht dann recht schnell auf ihn zu und schiebt ihn weg aus dem Zimmer, in den Nebenraum: »Das ist gut, erst mal weg!«, doch »noch nicht unter der Erde«, sagt er. Er kommt mit im Nacken verschränkten Händen zurück, den Kopf gebeugt, wirkt fast »schuldbeladen«. Ich biete ihm an, meine Hände dort an seinen Nacken und Kopf zu legen, wo er seine hatte, damit er sich leichter aufrichten kann, Unterstützung für den Kopf bekommt. Er wird sicht- und spürbar größer. Ich beschreibe ihm das, was ich sehe, auch, »dass er jetzt der Große ist, nicht mehr der Jugendliche, mit all seiner männlichen Kraft, der Herr im eigenen Hause!«, was sofort wieder eine negative Assoziation bei ihm weckt. Er sagt spontan: »So wollte ich nie sein!« – »Wie denn?« – »Ein verständnisvoller, sanfter Vater, der da ist, präsent«. Das ist seine Stärke, die bringt er jetzt männlich und selbstbewusst in den Ausdruck.

Dann empfehle ich ihm als Bewusstseinsübung, sich vorzustellen, wenn »der Klotz«, sein Thema Kraft = Gewalt wiederkehrt, ihn immer wieder in einen anderen Raum zu schieben. Das »will ich gern tun. Auch vielleicht realiter, etwas Großes, Schweres aus dem Raum schleppen, um mir meiner positiven Stärke bewusst zu bleiben«. Er wünscht sich von der Gruppe, gemeinsam zum Abschlusss *Donna nobis pacem* zu singen, was sich ein wenig wie »ein Ritual zur Beerdigung des Klotzes« anhört.

Am späten Nachmittag, nach einer weiteren Einzelsupervision, kollegialem Austausch in Dreier-Gruppen und anschließenden Übungen zur Ich-Stärkung in der Großgruppe geht er bei der Würfel-Arbeit tatsächlich an den Würfel und gibt mehrere laute, kräftige Schläge mit »Ich« und »Ja« darauf, sichtbar mit viel männlicher Kraft und Freude an seiner eigenen Stärke und Lebendigkeit. Danach weint er kurz, wird von meinem Kollegen im Rücken gehalten. Ich frage ihn, ob er noch einen Wunsch an die Gruppe hat, bevor wir mit der Gesamtgruppe weitergehen. Er verneint zögerlich und ich teile ihm meine Freude über seinen großen Schritt am Würfel mit. Er lächelt verhalten. Am Abschluss des Tages sagt er, wie erleichtert er jetzt sei und dass er sich freue, seine Hemmung überwunden zu haben, dass er auch wieder stark sein dürfe, ungehemmt. Der Körper wird sich diese positive Erfahrung mit Kraft und Lebendigkeit, mit Aggression, die nicht Gewalt ist, merken – sie spurt ein neues, positives Muster neuronal ein.

Tag 23
Sich im Körper lebendig erleben

1. TRE-Übungen 4, 5 und 6 (15 min.)

Zunächst stehen Sie im bioenergetischen Stand: Wie stehe ich heute hier? Wie steht's mit mir? Wie geht's? Wo und wie stehe ich mit meinem Thema? Mit meinen kraftraubenden und kraftspendenden Erfahrungen? Wo in meinem Körper spüre ich heute fehlende, wo sich entfaltende Kraft und Energie?

Und dann gehen Sie weiter mit den TRE-Übungen 4, 5 und 6, die an Tag 19 bereits ausführlicher beschrieben wurden:

(4) Im leichten Bogen stehen, wobei der Kopf nach hinten gedreht über die Schulter schaut – für etwa eine Minute, dann Wechsel zur anderen Seite, wiederholen.

(5) Mit breit gestellten Beinen vornüber hängen und mit den Händen zum einen Fuß wandern, dann zum anderen, anschließend durch die Beine hindurch nach hinten und nach vorn wandern – dort jeweils für drei, vier tiefe Atemzüge verharren.

(6) An der Wand angelehnt tief sitzen, wie auf einem Stuhl und diese Position halten bis zum Schütteln, Vibrieren, neurogenen Zittern. Wenn der Anspannungsstress zu stark wird, in dieser Haltung nach und nach jeweils einige Zentimeter nach oben wandern – für insgesamt fünf bis zehn Minuten, anschließend, wie immer, gut nachspüren.

2. Übung im Liegen: Positives Körper-Fokussieren (15 min.)

Legen Sie sich ganz entspannt mit dem Rücken auf den Boden auf Ihre Decke und stellen Sie für die weitere gute Erdung Ihre Füße wieder beckenbreit auf. Die folgende Übung kennen Sie in einer Variation schon von Tag 2. Mit ihr wenden Sie sich Ihrem Körper positiv zu und versorgen ihn so mit mehr Sauerstoff, Glückshormonen, positiven Botenstoffen und Lebensenergie. Viel Freude dabei!

Reiben, streichen, massieren Sie mit ein, zwei Fingerspitzen den Bereich zwischen Ihren Augen, auf der Stirn, über der Nasenwurzel, da, wo bekanntermaßen die Sorgenfalten sitzen. Während Sie das tun, atmen Sie gut weiter ein und aus, gern zwischendurch auch mit betontem Ausatem. Dann stellen Sie sich vor, wie auf diese Stelle zwischen Ihren Augen ein Sonnenstrahl scheint, der Sie im ganzen Gesicht wärmt. Sie freuen sich, genießen diesen Sonnenstrahl und beginnen, ihm entgegenzulächeln. Ihre Mundwinkel heben sich leicht an, Ihre Lippen lächeln und dieses Lächeln breitet sich im ganzen Gesicht aus. Dabei atmen Sie gut und tief weiter ein und aus. Nun gehen Sie mit Ihrer Aufmerksamkeit, Ihrer Atmung und Ihrem Lächeln weiter: von oben nach unten durch Ihren ganzen Körper, in jeden einzelnen Körperbereich. Sie wenden sich jeweils für drei, vier bewusste, tiefe Atemzüge Ihrem Hals und Nacken zu und lächeln dorthin, Sie atmen und lächeln je drei, vier Atemzüge in den oberen Rücken und die Schultern, in den mittleren Rücken, den unteren Rücken, den Po und das Becken, in den Brustkorb, das Zwerchfell, den Bauch und Unterleib, in die Oberarme, Ellenbogen, Unterarme, Hände. Abschließend noch drei-, viermal in den gesamten Oberkörper hinein atmen und lächeln. Dann wandern Sie mit Ihrem Atem und Ihrem Lächeln in die Oberschenkel, für je drei, vier Atemzüge, in die Knie, die Unterschenkel und die Füße. Abschließend atmen Sie noch einmal für sieben tiefe Atemzüge bewusst in den ganzen Körper hinein.

Und dann können Sie sich auch noch einmal den Bereichen Ihres Körpers zuwenden, die jetzt Ihre besondere Zuwendung, Aufmerksamkeit wünschen und die Sie für ein paar Atemzüge ganz besonders mit Sauerstoff und der Energie des Lächelns versorgen wollen – dort ganz bewusst sein mit Ihrem positiven Fokus, achtsam, zugewandt, atmen, lächeln.

Natürlich werden in den 10 bis 15 Minuten, während Sie achtsam durch die Bereiche Ihres Körpers hindurchgehen, atmen und lächeln, Ihre Gedanken zwischendurch wandern, weggehen – das ist völlig normal. Nehmen Sie es wahr und kehren Sie dann einfach zu Ihrem Körper, dem positiven Fokussieren, Ihrem Atem und Lächeln zurück. Atmen Sie wieder bewusst und tief drei-, viermal in den Körperbereich ein und aus, bei dem Sie gerade waren, als Sie sich in Gedanken verloren haben, und ziehen Sie auch ganz bewusst wieder die Mundwinkel hoch, wenn Sie es vergessen haben sollten, sodass Sie sicht- und spürbar lächeln und Ihr Körper weiterhin Glückshormone ausschütten kann.

Wenn Sie auf diese Weise durch Ihren ganzen Körper bis hinunter zu den Füßen gegangen sind, schicken Sie zum Abschluss noch sieben bewusste, tiefe Aus- und Einatemzüge durch Ihren ganzen Körper hindurch, von oben nach unten, begleitet von Ihrem Lächeln, Ihrem positiven Fokus, Ihrer Zuwendung und Achtsamkeit. Anschließend spüren Sie einen Moment nach und recken, strecken, räkeln sich genüsslich am Boden: Wie nehmen Sie sich jetzt wahr? Ihren Körper? Ihre Gefühle? Und Gedanken?

3. Übungen im Liegen: Lebendiges Frau- bzw. Mann-Sein (15 min.)

Nun liegen Sie auf dem Rücken auf dem Boden auf Ihrer Decke und umfassen Ihre Knie mit Ihren Händen, ziehen dabei die Beine an den Oberkörper heran, wobei sie weit zu den Seiten geöffnet sind, damit keinerlei Druck durch Ihre Oberschenkel auf Ihren Bauch ausgeübt wird. Nun schaukeln Sie sich, Ihr Becken, Ihren gesamten Körper hin und her, von einer Seite zur anderen, in kleineren oder auch größeren Schaukelbewegungen und lassen dabei den Atem gut weiter fließen – etwa drei, vier Minuten lang. Dabei nehmen Sie Ihr Körperempfinden, Ihre Gefühle und Gedanken wahr, während Sie sich so schaukeln.

Dann legen Sie sich wieder auf den Rücken, die Füße stehen auf dem Boden auf, die Beine wieder etwa beckenbreit. Sie beginnen nun, Ihr Becken in Verbindung mit Ihrer Atmung zu kippen: Mit dem Einatem kippen Sie es nach hinten, sodass ein kleines Hohlkreuz am Boden entsteht, mit dem Ausatem kippen Sie es nach vorne und oben, sodass der gesamte untere Rücken flach am Boden liegt. Auf diese Weise verfahren Sie für etwa drei, vier Minuten spürsam und sanft mit Ihrer Atmung, wobei gleichwohl immer wieder zwischendurch Ihr Ausatem mit Ton kommen kann. Und dann führen Sie dieselbe Bewegung in Verbindung mit Ihrem Atem kraftvoll und mit Schwung aus: Das Becken kippt mit dem Einatem nach hinten, in das kleine Hohlkreuz, und stößt dann schwungvoll, dynamisch, mit Kraft mit dem betonten, tönenden Ausatem nach vorn und oben, für weitere drei, vier Minuten. Anschließend wieder einen Moment in der Stille nachspüren.

Nun legen Sie Ihre Hände auf Ihren Unterleib: Zunächst tun Sie ein, zwei Minuten nichts anderes, als Ihren Unterleib und Ihre Hände darauf wahrzunehmen, vielleicht die Wärme durch Ihre Hände und mit der Zeit auch die kleine Bewegung Ihres Atems unter Ihren Händen, dieses lebendige Auf und Ab, wie sich der Unterleib mit dem Einatem hebt, ausdehnt, weitet, sich den Händen entgegen streckt, und wie er sich mit dem Ausatem wieder senkt, zurück schwingt.

Dann fangen Sie an, mit Ihrem verlängerten Ausatem ein »U« zu tönen, den Vokalton »U« zur Vertiefung der Atmung im Unterleib und Bauch – vier, fünf Minuten lang. Anschließend gut nachschwingen und nachklingen lassen.

Nun spüren und atmen Sie im Unterleib, Becken ganz bewusst eine Zeit lang, nehmen Ihre eigene Kraft, Energie und Lebendigkeit, Ihre Geschlechtlichkeit als Frau bzw. als Mann wahr und lassen in sich den inneren Satz entstehen: »Ich bin eine Frau« bzw. »Ich bin ein Mann«. Diesen Satz wiederholen, memorieren Sie etwa drei Minuten lang, sprechen ihn sich selbst immer wieder zu und achten darauf, wie Ihr Körper und Ihre Gefühle auf diesen mental ausgesprochenen Satz reagieren. Und dann lassen Sie zu diesem Satz noch ein sich selbst beschreibendes Adjektiv hinzukommen, etwa »kraftvoll«, »energiegeladen«, »stark«, »lebendig« oder ein anderes, zum Beispiel so: »Ich bin eine begeisterte Frau« oder »Ich bin ein energievoller Mann«. Öffnen Sie sich dafür, welches für Sie jetzt stimmige, Sie selbst gut beschreibende Adjektiv Ihnen in den Sinn kommt: »Ich bin eine ... Frau«, »Ich bin ein ... Mann«.

Und so nehmen Sie sich für weitere etwa drei Minuten in diesem Bewusstsein Ihres eigenen Frau-Seins bzw. Mann-Seins wahr, repetieren, memorieren immer wieder im Geist Ihren Satz mit dem für Sie passenden Adjektiv und spüren, wie Körper und Gefühle damit in Resonanz gehen.

Dann kommen Sie – mit diesem inneren Satz ganz bewusst in Verbindung – über die Seite auf alle viere, dann vornüber hängend auf die Füße und richten sich schließlich Wirbel für Wirbel nach oben zum Stehen auf. Wenn Sie auf dem körperlichen Weg nach oben in die Aufrichtung zwischendurch die gedankliche Verbindung zu Ihrem Satz verlieren, andere Gedanken, Gefühle, Körperbewegungen Sie davon ablenken, halten Sie in der Bewegung einen Moment inne, an der Stelle, wo Sie sich gerade befinden, um zum Stehen zu kommen. Verbinden Sie sich nun bewusst wieder mit Ihrem Satz, sprechen Sie ihn mehrmals aus, innerlich oder auch hörbar, und gehen Sie dann weiter, bis Sie irgendwann stehen, auch wenn Sie das mehrmals unterbrechen und den Satz bewusst wiederholen und sich mit ihm verbinden.

4. Übungen im Stehen: Der eigene Stand als Frau bzw. Mann (15 min.)

Nun stehen Sie im bioenergetischen Stand mit durchlässigen Gelenken, besonders in den Knien, und sagen sich innerlich Ihren Satz: »Ich bin eine Frau« bzw. »Ich bin ein Mann« mit dem dazugehörigen, für Sie jetzt stimmigen Adjektiv – immer wieder, repetieren, memorieren und wahrnehmen, wie sich der Satz im Stehen für Sie anfühlt, welche körperliche, emotionale und mentale Resonanz Sie im Stehen dazu bekommen.

Und dann gehen Sie innerlich und in äußerlichen körperlichen Bewegungen mit diesem Satz weiter, indem Sie (1) Ihre Hände auf Ihre Hüftknochen, Taille oder auf Ihren Unterleib legen und beginnen, Ihr Becken zu bewegen: in alle Richtungen, zu den Seiten, vor- und rückwärts, kreisen, schwingen, sanft und spürsam, stark und ausdrucksvoll, immer innerlich verbunden mit Ihrem »Ich bin«-Satz, ihn mitbewegen in den für Sie jetzt stimmigen Bewegungen Ihres Beckens, dem Sitz Ihrer Geschlechtlichkeit und Sexualität, Ihrer Körpermitte als die Frau, die Sie sind, bzw. der Mann, der Sie sind.

(2) Nun unterstützen Sie Ihre Beckenbewegungen mit Musik – zum Beispiel mit *Island in the Sun* von Harry Belafonte –, die besonders rhythmisch und förderlich für beckenschwingende Bewegungen ist, bewegen sich dazu im Stehen, Tanzen, Sich-Fortbewegen mit Ihrem Becken und im Bewusstsein Ihres Satzes.

(3) Dann nehmen Sie sich zur weiteren Unterstützung Ihrer Beckenbewegungen in Verbindung mit Ihrem Satz Ihr Lieblingslied, Ihre Lieblingsmusik, ein Liebeslied, mit dem Sie sich beckenschwingend, tanzend durch den Raum bewegen, gut innerlich verbunden mit Ihrem Satz, ganz im Bewusstsein der Frau, die Sie sind bzw. des Mannes, der Sie sind.

Wenn Sie zu zweit oder mehreren üben, können Sie sich noch mit griechischer oder anderer Musik, die Sie mögen, einander zeigen, sich mit Ihren Becken- und Tanzbewegungen in den Ausdruck bringen: Einer tritt nach vorn, kommt in die Mitte, schwingt das Becken zur Musik und der oder die anderen »feuern an«, unterstützen, verstärken die Beckenbewegungen des »Vortanzenden«, indem sie sie aufgreifen, spiegeln, herauslocken, bekräftigen – eben »anfeuern«. Nach zwei, drei Minuten wechseln sie die Rollen.

Anschließend im bioenergetischen Stand gut nachspüren: Wie nehme ich mich jetzt wahr? In meinem Körper? Meinen Gefühlen? Gedanken? Und wie erlebe ich mich gerade als Frau bzw. als Mann? Dann nehmen Sie noch sieben bewusste Atemzüge, in denen Sie sich wieder mit Ihrem Satz verbinden: »Ich bin eine ... und ... Frau« bzw. »Ich bin ein ... und ... Mann«, mit dem dazugehörigen Adjektiv von vorher und vielleicht einem weiteren, das nach den Erfahrungen jetzt hinzukommen möchte. Dann lassen Sie diesen Satz mit dem Einatem in sich einströmen und mit dem Ausatem sich durch den ganzen Körper ausbreiten – für sieben bewusste, tiefe Ein- und Ausatemzüge Ihren Satz inhalieren, neuronal einprogrammieren.

Theorie 16: Körperliche Wahrnehmungsfokussierung und Körperarbeit

Sie erinnern sich: Die eigene Körperwahrnehmung und den Fokus auf den eigenen Körper zu verbessern und dadurch die kognitive, emotionale und körperliche affektmotorische Einsicht in das eigene Leben und Arbeiten zu fördern, dafür sind die vier bioenergetischen Grundprinzipien von Erdung, Atmung, Bewegung und Ausdruck als Wahrnehmungskriterien und als Unterstützungshilfen für einen besseren Umgang mit dem eigenen Körper und sich selbst wichtig und besonders hilfreich.

Die körperlichen Übungen, die Sie hier praktizieren, basieren also besonders auf diesen bioenergetischen Grundprinzipien und – nach den Tagen 16 bis 19 speziell zur Erdung und Atmung – an den Tagen 20 bis 24 nun vor allem auf dem der Bewegung und des Ausdrucks. Warum der Fokus auf den eigenen Körper, auf Bewegung und Ausdruck so wichtig ist und wie ein hilfreicher Umgang damit aussehen kann, können Sie nun im Folgenden noch kurz erfahren und dadurch hoffentlich gute Anregungen für Ihren Alltag, Ihr Leben und Arbeiten bekommen.

Bewegter Umgang mit dem Körper

Durch das Einbeziehen von körperlichen Bewegungen und Übungen aus der BA zur Wahrnehmung, Förderung und Vertiefung von Gefühlen werden Einsicht, Verständnis und Verarbeitung der eigenen Gefühle besonders gefördert. Bewegungsübungen verhelfen zur besseren Wahrnehmung von Körper,

Gefühl, Bewegung und kognitiven Inhalten. Sie können auch körperliche Verspannungen und seelische Blockaden auflösen helfen und den Zugang zum eigenen Inneren fördern, sodass die Verbindung von Kognitionen, Emotionen und Motorik hergestellt wird, die wesentlich ist für ein ganzheitliches Verstehen von sich selbst, für größere Einsicht in das eigene Wesen und Gewordensein und für Veränderungen in wichtigen Lebensbereichen. Körperbewegungen und die Analyse der Gesamtsituation des eigenen Lebens und Arbeitens unterstützen uns, auf der körperlichen und psychischen Ebene mit den eigenen Gefühlen umzugehen, die eigenen Bewegungen und die dahinter liegende Lebens- und Körpergeschichte wieder wahrzunehmen, bewusst zu machen, zu verstehen, zu verändern, neu zu strukturieren und positiv zu programmieren.

Ausdrucksvoller Umgang mit dem Körper
Die bewusste Wahrnehmung unseres verbalen und körperlichen Ausdrucks in unserem Leben und die Umsetzung des Wahrgenommenen in lebensförderliche, vielleicht andere, neue, adäquate, energievolle Verhaltensweisen fördert die eigene Arbeit mit dem Körperausdruck, die körperliche, affektmotorische Wahrnehmung und das tiefe Verstehen, die Einsicht im eigenen Leben und Arbeiten.

Zusammenfassend kann über die bioenergetischen Grundprinzipien, besonders im Bezug auf unser Thema »neue Lebensenergie«, betont werden, dass auch Bewegung und Ausdruck – so wie bereits Erdung und Atmung –, die Arbeit mit ihnen und die Übungen dafür die wesentliche Basis und Grundlage für neue Lebensenergie sind.

Das bewusste Wahrnehmen und Annehmen des eigenen Körpers und der Seele erweitert unser eigenes, tiefenpsychologisches Selbstverständnis und fördert körperseelisch Einsicht, Verstehen und Weitergehen. Die körperliche Wahrnehmung der bioenergetischen Grundprinzipien von Erdung, Atmung, Bewegung und Ausdruck unterstützt die eigene Lebendigkeit, erhöht die Lebensenergie und vertieft die eigenen Kraftquellen. So sind Erdung,

Atmung, Bewegung und Ausdruck im eigenen Leben und Arbeiten, im Körper und in der Seele wesentliche Basis, Grundlage und -voraussetzung, das A und O für mehr Lebensenergie.

Schließlich nehmen Sie sich wieder bewusst einen Moment Zeit zum Nachspüren und gehen innerlich – wieder auf den drei Wahrnehmungsebenen von Kognition, Emotion und Körper – den folgenden Fragen nach: Wie geerdet bin ich jetzt? Wo und wie nehme ich meinen Atem wahr? Welche Bewegung, Bewegungsimpulse spüre ich in mir? Und wie drücke ich mich, meinen Körper jetzt gerade aus? Danach nehmen sieben bewusste, tiefe Aus- und Einatemzüge durch den ganzen Körper und recken, strecken, dehnen, räkeln sich dann, seufzen, stöhnen und tönen.

Tag 24
Neue Lebensenergie entfalten

1. Trommeltanz (15 min.)

Heute beginnen Sie den Tag mit einer der besten Übungen zur Unterstützung Ihrer eigenen Lebensenergie und Lebendigkeit, die Sie bereits gut kennen: der Trommeltanz, begleitet durch gute, stark rhythmische Musik.

Der Trommeltanz verbindet die bioenergetischen Grundprinzipien von Erdung (durch das rhythmische Stampfen), Bewegungen (auf unterschiedlichste Weise und in alle Richtungen), Atmung (die dadurch angeregt wird) und Ausdruck (gefördert durch das Stampfen und Bewegen). Sie können sich so mit Ihrer eigenen Energie und Lebendigkeit verbinden und sie unmittelbar erfahren und genießen. Sie können zur Erinnerung die ausführliche Beschreibung dazu an Tag 7, die Kurzfassung an Tag 9 oder die Stichworte an Tag 11 lesen. Ihr Körper erinnert sich und kann einfach loslegen! Stampfen und die entsprechenden Bewegungen dazu ausführen!

Zum Abschluss wieder gut nachspüren: Wie nehme ich mich jetzt wahr? In meinem Körper? In welcher Stimmung? In welchen Gedanken? Wie steht es mit meiner Lebenskraft, Lebensenergie?

2. Übungen im Stehen (15 min.)

Sie stehen jetzt wieder im bioenergetischen Stand, lassen sich mit Ihrem Ausatem noch tiefer nieder in den Knien und gehen mit dem Einatem wieder in die Aufrichtung in den Beinen, ohne dass Sie die Knie durchdrücken, vielmehr bleiben sie durchlässig, flexibel. Auf diese Weise beugen und heben Sie sich für drei, vier Minuten in den Knien und verwurzeln sich damit noch mehr und tiefer, lassen sich vom Boden tragen und in der Aufrichtung unterstützen.

Dann strecken Sie mit Ihrem Einatem Ihre Arme hoch über den Kopf und bleiben dort gedehnt – für einige Atemzüge – und irgendwann bringen Sie sich mit Ihrem Ausatem mit Schwung und Ton in die vornüber baumelnde Haltung. Dort für einige Atemzüge bleiben, gut aushängen, alle Spannungen lösen, Kopf, Arme hängen lassen. Schließlich kommen Sie Wirbel für Wirbel aufrollend in die Aufrichtung zurück. Wenn Sie wollen, können Sie diese Übung zwischen ganz oben und unten noch einmal wiederholen. Abschließend wieder gut nachspüren. Vielleicht gehen Sie dabei auch noch für zwei, drei Minuten in die Imagination Ihres Kraft- bzw. Lieblingsbaums, den Sie an Tag 16 im Stehen, an Tag 17 im Sitzen und an Tag 18 im Liegen gesehen und imaginiert haben oder lassen Sie einen anderen Baum vor dem inneren Auge erscheinen, der heute für Sie Kraft, Stärke, Lebendigkeit, Energie verkörpert: Welcher Baum ist das? Was für ein Bild, was für einen Baum sehen Sie? Sein Stamm, seine Äste, Blätter, Wurzeln?

Und dann stellen Sie sich vor, Sie seien dieser Baum: Sie spüren seine Kraft und Stärke in sich, seine tiefe Verwurzelung unten im Boden, seine Aufrichtung bis hoch in den Himmel, seine Ausdehnung zu den Seiten und in die Breite, wie er in der Erde verwurzelt und getragen ist, standhaft und fest, wie er vom Wind bewegt wird, flexibel und durchlässig, von der Sonne, dem Licht genährt. Wenn Sie möchten, können Sie sich damit innerlich verbinden, verwurzeln und zum Himmel strecken, die Arme heben, zu den Seiten bewegen – so wie ein Baum, als ob Sie einen Baum verkörpern. Dabei lassen Sie Ihren Atem mitfließen, atmen die Energie, Kraft und Lebendigkeit des Baumes ein und lassen sie mit dem Ausatem durch den ganzen Körper hindurch strömen – etwa drei Minuten lang. Abschließend wieder gut nachspüren, sich wahrnehmen: körperlich, emotional, mental.

Dann beginnen Sie, Ihr Becken in Verbindung mit Ihrem Atem zu kippen: Mit dem Einatem kippen Sie es nach hinten, sodass ein kleines Hohlkreuz im unteren Rücken entsteht, mit dem Ausatem kippen Sie es nach vorn und oben. Auf diese Weise etwa fünf Minuten ganz bewusst das Becken bewegen und atmen.

Dabei verbinden Sie sich innerlich mit dem Satz, der Ihnen bereits vertraut ist: »Ich bin eine ... Frau« bzw. »Ich bin ein ... Mann« – mit dem von Ihnen gewählten Adjektiv dazu bzw. mit dem, das sich heute für Sie und die Beschreibung Ihres Frau- bzw. Mann-Seins stimmig anfühlt.

Diesen inneren Satz spüren und bewegen Sie in sich, während Sie bewusst ein- und ausatmen und dazu Ihr Becken kippen: Wie nehmen Sie sich wahr, während Sie innerlich sich immer wieder Ihren Satz sagen, ihn repetieren, memorieren, neuronal im Gehirn einspuren? Kognitiv, emotional, körperlich?

Und dann versuchen Sie nach den fünf Minuten, die Sie so geübt haben, eine eigene Körperbewegung, Geste, Haltung zur Unterstützung Ihres Satzes zu finden: sie ausprobieren, praktizieren, den ganzen Körper einbeziehen – im Stehen, in einer Körperhaltung, die Ihren Satz und Ihr Frau- bzw. Mann-Sein in den Ausdruck bringt.

3. Übungen im Liegen (15 min.)

Nun legen Sie sich auf den Boden auf Ihre Matte oder Decke, mit aufgestellten Füßen, und spüren den vorangegangenen Übungen einen Moment nach. Beginnen Sie dann, zuerst Ihr Becken auf dem Boden zu klopfen, wie einen Flummi hüpfen zu lassen oder wie einen Teppich auszuklopfen – oder welche Bilder Ihnen kommen und dabei helfen, Ihr Becken am Boden hüpfen, klopfen zu lassen – zunächst sanft und spürsam, dann auch kräftiger, stärker, schneller, mit der Vorstellung, Anspannungen, »Staub« aus sich heraus zu klopfen. Dabei unbedingt auch mit Tönen ausatmen, nach einer ersten Runde einen Moment nachspüren und dann noch einmal das Klopfen des Beckens wiederholen.

Dasselbe nun auch mit Ihren Schultern: Heben Sie sie vom Boden an, wobei Kopf und restlicher Körper am Boden liegen bleiben, und lassen Sie sie wieder fallen – die Schultern am Boden hoch und runter bewegen, klopfen, in sanften, langsamen und schneller werdenden, kräftigen Klopfbewegungen. Dabei lassen Sie ausatmend wieder gut Töne kommen, auch wieder in zwei Durchgängen.

Dann legen Sie Ihre Hände auf Ihren Bauch und Brustkorb, nehmen sich einen Moment Zeit, in diese Haltung hineinzuspüren, die Wärme Ihrer Hände auf Ihrem Bauch und Brustkorb wahrzunehmen, die Bewegung Ihres Atems unter Ihren Händen, dieses lebendige Auf und Ab. Und nun sagen Sie sich wieder innerlich den Satz, vom Stehen, mit dem für Sie passenden, stimmigen Adjektiv: »Ich bin eine ... Frau« bzw. »Ich bin ein ... Mann«.

Dann kippen Sie Ihr Becken auch im Liegen in Verbindung mit Ihrem Atem: Während Sie einatmen, kippen Sie es nach hinten, sodass ein kleines Hohlkreuz am Boden entsteht, und während Sie ausatmen – gern zwischendurch immer wieder auch mit Ton –, kippen Sie es nach vorn und oben, sodass der gesamte untere Rücken flach am Boden liegt. Während Sie so für etwa fünf Minuten fortfahren, lassen Sie ein zweites Adjektiv zu Ihrem sich selbst beschreibenden Satz hinzukommen, das sich jetzt auch gut und stimmig für Sie anfühlt. Seien Sie offen, welches weitere Adjektiv Sie finden bzw. welches Sie findet, Ihnen in den Sinn kommt: »Ich bin eine ... und ... Frau« bzw. »Ich bin ein ... und ... Mann«. Abschließend wieder gut nachspüren: Wie nehmen Sie sich wahr? In Ihrem Körper? Ihren Gefühlen? Und Gedanken?

Nun noch eine weitere Übung in Verbindung von Atmung und Imagination: Mit Ihrem bewussten, betonten Ausatem stellen Sie sich vor, alle Krafträuber, Kraftzehrendes, Probleme, die Sie beschweren, auszuatmen, aus sich heraus zu bringen, dem Boden, der Erde zu übergeben, zu überlassen. Und wenn Sie dies etwa zwei Minuten lang bewusst getan haben, nehmen Sie nun noch die Vorstellung hinzu, mit Ihrem Einatem neue Kraft, Energie, Lebendigkeit aufzunehmen, in sich hinein zu atmen, während Sie weiterhin mit dem Ausatem Schweres, Belastendes, Kraftraubendes aus sich hinaus atmen. In der kleinen Atempause, zwischen Ihrem Aus- und Einatem, diesem Ruhepunkt, bevor der Einatem von ganz allein in Sie hineinströmt, können Sie bewusst darauf warten, dass Energie, Kraft, neuer Sauerstoff gleich mit dem Einatem wieder in Sie hineinfließen und sich im ganzen Körper entfalten.

Praktizieren Sie diese Kraft-und Atemübung für etwa fünf Minuten. Anschließend wieder einen Moment in der Ruhe nachspüren, nichts tun, sich wahrnehmen.

Und dann, Sie können liegen, in welcher Haltung Sie möchten, nehmen Sie noch einen kurzen Rückblick auf Ihr bisheriges Übungsprogramm von Teil 2 dieses Buchs mit den Fragen: Was hat mir Kraft, Energie, Lebendigkeit gegeben in dieser Zeit: für mein persönliches Leben? Für meine Arbeit? Körperlich und seelisch? Welche Anregungen, Eindrücke, Impulse, Ideen habe ich bekommen? Was war für mich kraftfördernd? Energiespendend? Verlebendigend? Aus den Körperübungen, Theorie-Inputs, Fallbeispielen, Reflexionen, inneren Auseinandersetzungen?

Gehen Sie innerlich in der Erinnerung die einzelnen Tage mit Ihren Themen und Schwerpunkten durch und schauen Sie, was Ihnen in den Sinn, ins Körpergedächtnis kommt: der Einstieg ins Thema »Neue Lebensenergie entfalten. Mit Leib und Seele leben und arbeiten«, die bioenergetischen Grundprinzipien Erdung und Atmung, Bewegung und Ausdruck als Energiegeber, Lebensenergie, mein Frau- bzw. Mann-Sein, die vielen Übungen, der Praxis- und Lebensbezug. Was hat mir Kraft gegeben? Wo konnte ich neue Lebensenergie entwickeln, entfalten?

Wenn Sie möchten, können Sie das aufschreiben: Was hat mir Kraft und Energie gegeben? In den Körperübungen? Körperlich und seelisch? Für mein Leben? In Alltag und Beruf? Was möchte ich davon bewahren, für die Zukunft nutzen und weiterentwickeln:

Was mir Kraft, Energie gegeben hat:

1. ______________________________

2. ______________________________

3. ______________________________

4. ______________________________

5. ______________________________

6. ______________________________

7. ________________________________

8. ________________________________

9. ________________________________

10. ________________________________

11. ________________________________

12. ________________________________

Mit diesen Ihren Kraft- und Energiegebern werden Sie sich morgen noch weiter beschäftigen – und auch mit der Frage: Was bin ich bereit für mich zu tun, um auch weiterhin neue Lebensenergie, Lebenskraft, Lebendigkeit zu entwickeln, zu fördern und zu entfalten? Um die gewonnenen Kraftquellen zu halten, zu bewahren und weiter umzusetzen, in meinem Leben und Arbeiten? Doch jetzt verbinden Sie sich innerlich erst einmal ganz bewusst mit den aufgeschriebenen Punkten, die Ihnen Energie und Kraft geben, bleiben eine Zeit lang in Gedanken, Gefühlen und Körperempfinden dabei, genießen es und freuen sich daran, dass Sie so viele Kraftquellen und Ressourcen haben.

4. Inneres Lächeln (15 min.)

Dann beginnen Sie, im Sitzen oder Liegen, mit aufgestellten, beckenbreiten Füßen, Beinen, zu lächeln. Heben Sie Ihre Mundwinkel an, lassen Sie das Lächeln sich in Ihrem ganzen Gesicht ausbreiten und freuen Sie sich daran, dass Sie so viele Energie- und Kraftquellen besitzen, die Ihnen in Ihrem Leben zu seinem Gelingen zur Verfügung stehen, dass Sie diese ganzen Punkte aufschreiben konnten und jederzeit auf sie zurückgreifen können. Und während Sie sich in dieser Übung bewusst darüber freuen und lächeln, schicken Sie Ihren Ausatem bis hinunter in Ihre Füße, bleiben für drei bis vier Atemzüge mit Ihrer Achtsamkeit und Präsenz ganz bewusst in Ihren Füßen, lächeln, denken an Ihre Energie- und Kraftgeber, freuen sich daran. Auf diese Weise gehen Sie weiter durch den ganzen Körper von unten nach oben, wobei Sie für je drei, vier Atemzüge bei den einzelnen Körperteilen bleiben: hin zu Ihren Unterschenkeln, Knien, Oberschenkeln, Po, Becken, unterem, mittlerem und oberem Rücken, zu Unterleib, Bauch, Zwerchfell, Brustkorb, Schultern, Oberarmen, Ellenbogen, Unterarmen, Händen, Nacken, Hals und Kopf. Bei allen Bereichen Ihres Körpers, in die Sie bewusst drei, vier Atemzüge hinein atmen, lächeln Sie zugleich, heben Ihre Mundwinkel an und denken an Ihre Energie- und Kraftquellen, erfreuen sich an ihnen.

Am Ende räkeln, recken, strecken Sie sich und erholen sich noch einen Moment – nichts tun, Pause.

Theorie 17: Die bioenergetischen Grundprinzipien als Ressourcen und Energiequellen

Die bioenergetischen Grundprinzipien haben also einen großen und wichtigen Bezug zu unserem Thema »Neue Lebensenergie«, sind im Grunde dem Körper eigene Ressourcen, Kraft- und Energiequellen, die unser Leben, Körper und Seele ständig mit neuer Lebensenergie erfüllen können, wenn wir sie nur genügend beachten, achtsam mit ihnen sind, sie wahrnehmen, im Alltag vorkommen lassen, gezielte Körperübungen dafür in unserem täglichen Leben praktizieren und auf diese Weise geerdet, beatmet, bewegt und ausdrucksvoll leben und uns ständig bewusst mit neuer Lebensenergie versorgen.

Die Erdung vertieft den eigenen Kontakt zum Körper, zum Boden, zur Realität, verwurzelt im eigenen Leben und Arbeiten. Das ist das A und O, die Basis, um in der Realität des Lebens gegründet zu sein, auf dem Boden der Tatsachen stehen zu können, das, was ist, zu sehen, verstehen und akzeptieren, auch das eigene Wesen, Naturell, die eigene Vergangenheit und Biografie, das Leben, das Sie jetzt führen, genau so, wie es ist. Erst wenn Sie wirklich geerdet sind, auf der Erde, dem Boden verwurzelt, und alles akzeptieren können, wird es möglich, auf dieser Basis, aus dieser guten Erdung heraus auch Veränderungen vorzunehmen, neue Schritte in Ihrem Leben zu gehen, die Sie in eine noch bessere, gesündere, energievollere Zukunft und Lebensart führen. Wenn Sie mehr geerdet sind, haben Sie mehr Lebensenergie, um Ihr persönliches und berufliches Leben zu bewältigen, um mit Leib und Seele, aus vollem Herzen, Ihrem eigenen Wesen und Selbst entsprechend leben und arbeiten zu können.

Die Atmung ist das existenziell Wesentlichste überhaupt: Eine tiefere, vollere Atmung schafft mehr, höhere, vollere Energie, alle Stoffwechselvorgänge sind aktiver, lebendiger, der gesamte Organismus bekommt mehr Sauerstoff, Energie, die Seele lebt auf, wird lebendiger.

Wenn Sie tiefer, voller atmen, können Sie leichter im Fluss des Lebens mitfließen, haben einen langen Atem, können gelassen atmen, aufnehmen und abgeben, können in Ihrem privaten Leben frei durchatmen, sich in Ihrer Arbeit Atem nehmen, sich Atempausen gönnen, nach getaner Arbeit ausatmen, was zu viel ist, loslassen und sich dem Lebensatem und Lebensprozess anvertrauen.

Die Bewegung und Beweglichkeit des Körpers schafft unmittelbar mehr körperliche Energie und auch seelische Beweglichkeit. Sie regt die gesamten Stoffwechselvorgänge und die Körperfunktionen an, bringt Bewegung, Schwung, Energie in die persönlichen und beruflichen Bezüge, Themen und Probleme. Wenn sich nichts mehr bewegt, beruflich wie privat, dann haben wir wirklich Probleme, fixieren uns in dem, was ist, erstarren, gehen und entwickeln uns nicht mehr weiter, sterben ein Stück weit ab. Bewegung ist Leben, braucht bewusste Arbeit an unserer Beweglichkeit und Lebendigkeit. Wenn Sie mehr in Bewegung sind, innerlich und äußerlich, körperlich und seelisch, dann entfalten Sie sich und Ihre Lebensenergie mehr und können mit Leib und Seele leben und arbeiten.

Der Ausdruck ist gleichermaßen wesentlich für unsere Energie und Lebendigkeit. Zur natürlichen Lebensbewegung gehört es, so wie das Ein- und Ausatmen, nach innen und außen zu gehen, Eindrücke in sich aufzunehmen und sich selber auch nach außen auszudrücken. Wer nicht fähig ist, sich selber und seine Gefühle in den Ausdruck zu bringen, wird empfindungs- und beziehungslos und seine Vitalität und Lebendigkeit wird vermindert. Ausdruck, »E-motion« ist Bewegung aus sich heraus. Die Einschränkung von Gefühlsausdruck führt unweigerlich zum Verlust von Gefühlen und damit zum Schwinden von Lebendigkeit und Motion, Bewegung. Unterdrückte Gefühle dämpfen und reduzieren die Bewegungen und die Lebendigkeit des Körpers; ausgedrückte Gefühle erhöhen sie, verstärken die Vitalität und Lebensenergie. Körper und Persönlichkeit wollen sich natürlicherweise und wesensgemäß ausdrücken. Wenn Sie sich und Ihre Gefühle mehr ausdrücken, sind Sie mehr in körperlicher und seelischer Bewegung, »e-motional«. Dann können Sie mehr Ihrer Ihnen zur Verfügung stehenden Lebendigkeit zeigen und in den Ausdruck bringen und diese Lebendigkeit und Lebensenergie dadurch achten und auch erhöhen, vertiefen, statt sie in sich verborgen zu halten, zu stauen, nicht in Fluss, Bewegung, Ausdruck zu bringen. Wenn Sie sich mehr ausdrücken, Ihrem eigenen Wesen, Ihren charakterstrukturellen Persönlichkeitsanteilen entsprechend, in Ihren persönlichen Bereichen und Beziehungen und in Ihren beruflichen Kontexten und Kontakten, hat das deutliche Konsequenzen. Sie werden mehr gehört, gesehen, wahrgenommen, be- und geachtet. Sie zeigen sich und Ihre Persönlichkeit als einen lebendigen Ausdruck Ihres Geschaffenseins.

Und nun nehmen Sie sich wieder einen Moment bewusst Zeit zum Nachspüren, im Sitzen, Stehen, Gehen oder Liegen und bewegen innerlich in sich – in Ihren Gedanken, Gefühlen und Körperempfindungen – die Fragen: (1) Was habe ich von den bioenergetischen vier Grundprinzipien als Unterstützer, Kraftgeber für meine Lebendigkeit verstanden? (2) Wo in meinem Leben, in meiner Arbeit spüre ich viel, wo wenig Lebendigkeit? Energie, Kraft? (3) Wie kann ich die bioenergetischen Grundprinzipien für meine Arbeit, meine berufliche Existenz nutzen?

Wenn Sie dieses Übungsprogramm zu zweit oder mehreren praktizieren, können Sie sich jetzt auch über Ihre Gedanken, Gefühle und Körperresonanz zu den drei Fragen austauschen oder Sie können, wenn Sie allein üben und das mögen, Ihre Antworten auch aufschreiben.

Tag 25
Der Körper als Ressource und Energiequelle

1. Eigenarbeit (15 min.)

Heute beginnen Sie Ihre Körperübungsarbeit wieder mit Eigenarbeit. Sie wählen sich eigene Körperübungen und praktizieren sie für fünfzehn Minuten.

Diese sogenannte Eigenarbeit – Sie wissen es – dient der Förderung Ihrer Eigeninitiative, Selbstständigkeit, Selbstbestimmung und der positiven Beziehung zu Ihrem eigenen Körper. Sie tun damit, was Ihnen und Ihrem Körper guttut und was er und Sie brauchen. Sie selber wissen, fühlen, empfinden am besten, was für Sie und Ihren Körper eine gute, stimmige, wohltuende, unterstützende, die eigene Weiterentwicklung fördernde Übung ist. Sie selbst sind im Grunde die Spezialistin bzw. der Spezialist für Ihren Körper, Ihre Seele, Ihren Geist!

Viel Freude beim Auswählen und Durchführen Ihrer selbst bestimmten Übungen für Ihren Körper jetzt im Stehen, Gehen, Sitzen oder Liegen! Genießen Sie es! Seien Sie selbst für sich und Ihr Wohlergehen die kompetenteste Fachfrau, der hervorragendste Spezialist des eigenen Körpers und der eigenen Seele!

Zum Abschluss nehmen Sie sich wieder einen Moment Zeit zum Nachspüren: Wie geht es mir jetzt? Wie nehme ich mich wahr in meinem Körper? Wie ist meine Stimmung jetzt? Und welche Gedanken bewegen mich?

2. Übungen im Stehen: Körperbilanz und Flummi-Arbeit (15 min.)

Jetzt stehen Sie wieder im bioenergetischen Stand und gehen mit Ihrem Atem und Ihrer Achtsamkeit in den nächsten etwa drei, vier Minuten durch Ihren ganzen Körper hindurch, von Ihren Füßen bis zum Kopf, in jeden einzelnen Körperbereich hinein. Mit jeweils einem bewussten, tiefen Aus- und Einatemzug bilanzieren Sie quasi den Körper von unten nach oben, scannen ihn ab: Was nehmen Sie in den einzelnen Körperbereichen von Ihren Füßen an aufwärts wahr, während Sie überall ganz bewusst einen tiefen Aus- und Einatemzug mit Ihrer Achtsamkeit verweilen? Am Ende nachspüren und einen Moment den eigenen Körper- und Bewegungsimpulsen folgen.

Nun fahren Sie mit einem Flummi oder Tennisball in der Körperarbeit fort – je nachdem, was Ihnen angenehmer ist, oder vielleicht auch abwechselnd mit einem Flummi oder Tennisball. Legen Sie diesen unter einen Fuß und rollen, massieren Sie Ihre ganze Fußsohle damit, jeden Bereich. Dann geben Sie mit Ihrem Ausatem Gewicht, Druck auf den Flummi oder Tennisball, an einer Stelle Ihrer Fußsohle, wandern mit Ihrem Einatem mit der Fußsohle einige Zentimeter weiter, geben ausatmend wieder alles Gewicht auf den Flummi oder Tennisball und so weiter. Dabei ist es gut, mit dem Ausatem kräftig Ihre Stimme hinzuzunehmen, Töne, Laute kommen zu lassen. Wenn Sie möchten, nehmen Sie auch die Vorstellung hinzu, wie Sie mit Ihrem Ausatem das, was an diesem Tag für Sie anstrengend war, mit Ton nach draußen zu geben, auszuatmen, alle Anstrengungen, Probleme, Stressoren, Verspannungen aus dem Körper und dem gesamten Seele-Körper-Geist-System hinauszuatmen. Auf diese Weise gehen Sie etwa fünf Minuten mit dem einen Fuß vor.

Anschließend verfahren Sie genauso mit dem anderen Fuß, für weitere etwa fünf Minuten. Erst die Fußsohle kräftig rollen, dann ausatmend mit Gewicht, Druck und Ton jeweils in verschiedene Bereiche des Fußes hinein gehen, mit der inneren Vorstellung, alles Belastende auszuatmen, und mit dem Einatem zu einer anderen Stelle gehen. Abschließend wieder gut nachspüren: Wie nehme ich mich jetzt wahr? In meinem Körper? Meinen Gefühlen? Und Gedanken?

3. Energie-Übungen im Liegen (15 min.)

Sie liegen bequem auf dem Boden, in welcher Haltung Sie mögen, und schauen auf Ihre Liste von gestern, also Tag 24, und auf das, was Sie aufgeschrieben haben, was Ihnen jetzt im zweiten Teil dieses Übungsbuches Energie, Kraft und Lebendigkeit gegeben hat oder auch schlicht, was Ihnen gutgetan hat zum Thema: »Neue Lebensenergie entfalten – mit Leib und Seele leben und arbeiten«.

Lesen Sie zunächst noch einmal alles durch, was Sie aufgeschrieben haben, und achten Sie dabei darauf, bei welchen Punkten Sie jetzt im Moment die stärkste Resonanz spüren, auf welche der notierten Energiequellen Sie gerade am deutlichsten reagieren, ob körperlich, emotional oder mental. Dann gehen Sie Ihre Liste noch ein zweites Mal durch und nehmen dabei eine Rangfolge vor: Mit 1 nummerieren Sie die Kraft- und Energiequelle, die Sie derzeit am meisten anspricht, auf die Sie die deutlichste körperliche, gefühlsmäßige oder kognitive Reaktion wahrnehmen, mit 2 die, die etwas weniger Resonanz gibt, und so fort.

Und dann fragen Sie sich: Was will ich konkret für mich tun? Als kleine tägliche Körperübung? Zur Unterstützung dieser mir jetzt wichtigsten, mit 1 nummerierten Energiequelle? Was bin ich bereit zu tun für die Entfaltung und Weiterentwicklung meiner Energie, Lebendigkeit und Lebenskraft? Ganz konkret, jeden Tag für fünf bis zehn Minuten? In den nächsten sieben Wochen. Und schließlich schreiben Sie es sich auf, schließen wieder, wie schon an Tag 2, einen Vertrag mit sich selbst und setzen die aktuellen Daten dazu ein:

Positiver Vertrag mit sich selbst zur Unterstützung der wesentlichen eigenen Energiequelle:

Ich, ______________________________ [Name], praktiziere folgende

Übung sieben Wochen lang: ______________________________

______________________________ für täglich fünf bis zehn Minuten

ab __________ [Datum des nächsten Tages] bis zum __________ [Datum

des Tages in sieben Wochen].

____

Ort, Datum Unterschrift

Ihre kleine tägliche Übung, diese ganz konkrete Übungsaufgabe können Sie auch auf eine kleine Karteikarte schreiben, zur »handgreiflichen«, spür- und sichtbaren Unterstützung, und in Ihrer Jacken- oder Hosentasche ständig bei sich tragen – zur Erinnerung, quasi wie ein Spickzettel, auf dem Sie nachlesen können, was da konzentriert steht und was Sie für sich und Ihre eigene Energie Gutes tun wollen.

Wenn Sie alles aufgeschrieben haben, nehmen Sie sich wieder einen Moment Zeit zum Nachspüren: Wie fühlen Sie sich mit Ihrem Vertrag und der täglichen kleinen Übungspraxis? Wie reagiert Ihr Körper auf Ihr Vorhaben? Und welche Gedanken gehen Ihnen gerade durch Kopf, Herz und Sinne?

Wenn sie zu zweit oder mehreren üben, können Sie sich über das, was Sie vorhaben, auch austauschen und sich anschließend verabreden, sich in den nächsten sieben Wochen bei Ihrem kleinen Übungsprojekt zu unterstützen, indem Sie einmal wöchentlich per E-Mail oder Telefon oder bei einem persönlichen Treffen kurz miteinander Kontakt haben und sich wechselseitig erkundigen, wie es mit der im Selbstvertrag formulierten Übungspraxis läuft.

Theorie 18: Unterstützungsaufgaben für den Körper als Energiequelle

Diese kleinen Unterstützungsaufgaben für den Alltag sind deshalb so wichtig und hilfreich, weil sie Sie darin unterstützen dranzubleiben – an den Themen, neuen Impulsen, Kraftspendern, Energiequellen – und so dem Transfer in das tägliche Leben dienen. Hirnphysiologisch werden dadurch neue Verknüpfungen und neuronale Neuprogrammierungen angelegt zu Kraft, Energie und neuer Lebendigkeit. Das geht nur durch Tun, durch Üben und ganz konkrete Beschäftigung damit, in der optimalen Trias von Lernen: kognitiv, affektiv und motorisch, also gedanklich, gefühlsmäßig und körperlich. So werden im Gehirn neue neuronale Verbindungen angelegt und weiterentwickelt.

Das erleichtert den Transfer in den Alltag, für zu Hause und im Beruf. Und Sie wissen schon, dass der Alltag mächtig ist, mit all seinen beruflichen und privaten Verpflichtungen, den alten, bekannten Strukturen und Aufgaben, die einen schnell wieder von diesem neuen Lernen für Körper, Seele und Geist abbringen, weil sie so fordernd, verpflichtend, mächtig, wirksam sind. Deshalb ist es um so wichtiger, diese selbst gesetzten »Hausaufgaben«, unterstützenden Übungen, Aufgaben für zu Hause zu tun. Wenn Sie sich selbst wichtig sind, wenn Sie Ihre Lebendigkeit, Energie, Kraft unterstützen, fördern und weiterentwickeln wollen, als regelmäßiges Unterstützungsprogramm für sich selbst, dann gehen Sie diesen positiven Vertrag mit sich ein und erfüllen ihn! Unabhängig davon, ob Sie Zeit dafür haben oder nicht, jeden Tag, nur fünf bis zehn Minuten, ganz egal, ob sie Lust dazu verspüren oder nicht, ob Anderes sicher viel wichtiger wäre, Ihre Familie Sie gerade braucht, der Beruf Sie übermäßig beansprucht, die Nachbarn Sie um Hilfe bitten – was auch immer es für eine Fülle an gut verständlichen Hinderungsgründen gäbe. Sie werden auf diese Weise hundertprozentig mehr Energie und Lebendigkeit entwickeln – in Ihrem persönlichen und privaten Leben! Und die wird Ihnen und Ihrer Gesundheit, Ihrem Körper, Ihrer Seele, Ihrem Geist zugutekommen! Und sicher auch den anderen.

Die eigentliche Arbeit ist im Grunde nicht das, was Sie in diesem Übungsprogramm und seinen einzelnen Tagen praktizieren und an die Hand bekommen haben – dies kann nur neue wichtige Impulse setzten, im Gehirn, im Körper –, sondern das Wichtigste ist die weitere eigenständige Arbeit für sich selbst, im Alltag, im Beruf, die weitere Umsetzung des neu Erworbenen im eigenen Leben und Arbeiten.

Es empfiehlt sich also, sich nicht innerlich in die klassische Schülermentalität zu begeben, nach der es immer viele Gründe gibt, warum die »Hausaufgaben« nicht gemacht werden können, der verabredete Termin mit der Unterstützungspartnerin nicht eingehalten werden kann, nach der dieses Übungsprogramm mit seinen Empfehlungen und unterstützenden Aufgaben für zu Hause wie ein Oberlehrer wahrgenommen wird, der Kontrolle ausübt, Hausaufgaben verteilt, Noten gibt und gegen den man in den Widerstand gehen muss. Nein, die gute Nachricht ist: Sie sind erwachsen und damit selbstverantwortlich! Sie bestimmen selbst, wie Sie Ihr Leben weiter führen wollen und mit wie viel Lebensenergie Sie in Zukunft durch Ihr Leben gehen möchten – oder auch mit wie wenig. Sie entscheiden also, ob Sie Ihre selbst gewählte, unterstützende Aufgabe für mehr Energie und Lebendigkeit täglich praktizieren, Ihren mit sich geschlossenen Vertrag erfüllen – und Sie entscheiden das jeden Tag wieder neu, für sich selbst! Für mehr, für neue Lebensenergie!

Ja, diese vielen Gründe, warum Sie das, was Sie sich vorgenommen haben, nicht tun, die wird es hinlänglich und zur Genüge geben, bei uns allen. Das ist normal, auch der Widerstand. Schön wäre es, ihn freundlich anzusehen und dann selbstbestimmt die Frage der Prioritäten zu klären und sich erneut und ganz bewusst für sich selber zu entscheiden, für die eigene Kraft, für die neue Energie und eigene Lebendigkeit.

Die Frage ist also immer wieder die der Prioritäten und der bewussten Entscheidung für sich: Bin ich bereit, bin ich mir selber so viel wert, dass ich die selbst bestimmten und gewählten Aufgaben »verbindlich« praktiziere und in meinem Alltag umsetze? Den mit mir selbst geschlossenen positiven Vertrag zur Unterstützung meiner Lebensenergie erfülle? Wider alle natürlichen und ganz normalen Gründe, warum es nicht geht, ich keine Zeit dafür, für mich, meinen Körper, für meine Gefühle, meine weitere Gehirnentwicklung habe! Ein tägliches und neues Ja zu sich selbst, zum eigenen Körper und seinem Wohlergehen, zur persönlichen, seelischen Weiterentwicklung, zur mentalen Neuprogrammierung! In Richtung neue Lebensenergie!

Ich wünsche Ihnen sehr, dass Sie sich für sich selbst diese wenige Zeit in Zukunft nehmen, nur fünf bis zehn Minuten pro Tag – doch das ständig, täglich, ohne Unterbrechung, damit sich Ihre neue Lebendigkeit, Energie und Lebenskraft weiterentwickelt, weiter entfaltet, gefördert und unterstützt wird und sich so kognitiv, emotional und motorisch neuronal einspurt, neu einprogrammiert.

4. Körperdialog im Liegen (15 min.)

Nun liegen Sie auf dem Rücken auf Ihrer Decke oder Matte auf dem Boden, mit aufgestellten, beckenbreiten Füßen, und nehmen sich erst einmal bewusst einen Moment Zeit zum Nachspüren, zum Erholen von dem, was Sie eben getan und sich als Sieben-Wochen-Projekt vorgenommen haben. Gute, tiefe Ausatemzüge durch den ganzen Körper hindurch bis in die Füße schicken – zwei, drei Minuten lang, immer wieder auch mit Ton, ganz bewusst den Ausatem verlängern, betonen, durch den ganzen Körper hindurch fließen lassen bis in die Beine und Füße. Und wenn Sie so eine Zeit lang Ihren Ausatem fokussiert haben, lassen Sie jetzt für weitere zwei, drei Minuten Ihren Einatem in Ihren ganzen Körper hineinströmen, wieder von oben nach unten, in jeden einzelnen Körperbereich hinein, mit der inneren Vorstellung, dass mit jedem Einatem neuer Sauerstoff, frische Lebensenergie, neuer Lebensatem Ihren ganzen Körper erfüllt, bis in jede einzelne Zelle hinein.

Dann legen Sie eine oder beide Hände auf einen Bereich Ihres Körpers, von dem Sie das Gefühl, den Eindruck haben, er könnte jetzt Ihre besondere Aufmerksamkeit und Zuwendung gebrauchen. Und wenn Ihre Hand oder beide Hände dort liegen, tun Sie zunächst nichts anderes, als den Kontakt, die Wärme Ihrer Hände auf dieser Körperstelle wahrzunehmen und mit der Zeit vielleicht auch die kleine oder größere Bewegung Ihres Atems unter Ihren Händen, in diesem Körperbereich zu spüren, dieses lebendige, bewegte Auf und Ab Ihres Atems, der Sie, Ihren Körper, diesen Körperbereich mit Sauerstoff und neuer Energie versorgt.

Und dann versuchen Sie wieder, wie Sie es auch schon getan haben, mit dieser Stelle Ihres Körpers innerlich in einen Dialog zu treten, ein Gespräch zu führen, zu hören, was Ihnen dieser Körperbereich vielleicht jetzt mitteilen möchte, was er Ihnen sagen will, über sich, Ihren Körper, Ihr Leben. Oder auch: was Sie ihn fragen, ihm sagen, mitteilen wollen. Schauen Sie, welches Gespräch sich entwickelt, welche Kommunikationsform Sie mit diesem Körperbereich finden. Dabei können Sie vielleicht Worte hören und Gedanken äußern oder sich auch mit Gefühlen, Körperempfindungen, inneren Bildern und Assoziationen oder wie auch immer ausdrücken und einander mitteilen. Wenn Sie etwa fünf Minuten so miteinander im Dialog waren, beenden Sie Ihr Gespräch allmählich, verabschieden sich voneinander. Vielleicht möchten Sie sich auch noch sagen, dass Sie sich mal wieder treffen und miteinander austauschen wollen. Dann nehmen Sie auch wieder ihre Hand oder beide Hände von diesem Körperbereich, mit dem Sie kommuniziert haben, und legen sie neben sich auf den Boden. Spüren Sie nun gut nach, lassen Sie alles, was Sie gerade erlebt haben, in sich nachklingen. Und wenn Sie so weit sind, beginnen Sie, sich zu recken und zu strecken, zu räkeln und zu dehnen und bereiten sich darauf vor, wieder zum Stehen, in die Aufrichtung zu kommen und Ihrem weiteren Tagesgeschäft nachzugehen.

Tag 26
Energieübungen im Stehen

1. TRE-Übungen 1, 2 und 3 (15 min.)

Den heutigen Tag beginnen Sie mit drei der TRE-Übungen, die Sie ja bereits kennen, die ausführlich an Tag 18 und 19 beschrieben wurden und die Sie hier zur Erinnerung noch einmal in Kurzfassung lesen können:

(1) Im bioenergetischen Stand stellen Sie sich jeweils auf die Fußaußenkante des einen und die Fußinnenkante des anderen Fußes und wechseln auf diese Weise mehrmals zu den Seiten hin und her, entweder in einem fließenden Rhythmus oder mit längerem Halten, Stehen, Dehnen in den Fußgelenken auf jeder Seite. Anschließend gut nachspüren.

(2) Sie stehen mit Ihrem ganzen Gewicht auf einem Bein, Fuß und gehen solange auf die Zehen hoch und runter, bis Sie auf einer Skala von 1 bis 10 Ihre persönliche 7 erreicht haben, halten dort noch einen Moment und spüren möglicherweise schon ein Zittern, Vibrieren, Schütteln. Dann wechseln Sie auf das andere Bein und wiederholen die Übung mit diesem Bein.

(3) Sie beugen sich und Ihren gesamten Oberkörper vornüber, sodass alles aushängt, und stellen sich mit Ihrem ganzen Gewicht auf einen Fuß. Dann beugen und strecken Sie das Bein, auf dem Sie stehen – mehrmals beugen und strecken, als wollten Sie sich setzen. Verfahren Sie so wieder so lange, bis Sie Ihre persönliche 7 erreicht haben. Dann halten Sie das Bein noch eine halbe bis ganze Minute in der Dehnung, lassen das Zittern zu. Anschließend wechseln Sie auf den anderen Fuß und machen mit diesem

Bein dasselbe. Am Ende kommen Sie wieder Wirbel für Wirbel aus der vornüber hängenden Haltung in die Aufrichtung zurück.

2. TRE-Übungen 4, 5 und 6 (15 min.)

Nun gehen Sie weiter mit den TRE-Übungen 4, 5 und 6, die Sie ebenfalls an Tag 18 bzw. 19 kennengelernt haben:

(4) Im leichten Bogen stehen, wobei der Kopf nach hinten gedreht über die Schulter schaut – für etwa eine Minute, dann Wechsel zur anderen Seite, wiederholen.

(5) Mit breit gestellten Beinen vornüber hängen und mit den Händen zum einen Fuß wandern, dann zum anderen, anschließend durch die Beine hindurch nach hinten und nach vorn wandern – dort jeweils für drei, vier tiefe Atemzüge verharren.

(6) An der Wand angelehnt tief sitzen, wie auf einem Stuhl, und diese Position halten bis zum Schütteln, Vibrieren, neurogenen Zittern. Wenn der Anspannungsstress zu stark wird, in dieser Haltung nach und nach jeweils einige Zentimeter nach oben wandern – für insgesamt fünf bis zehn Minuten und anschließend, wie immer, gut nachspüren.

3. Übungen zum bewussten Stand als Frau bzw. Mann (15 min.)

Wieder stehen Sie, wie mittlerweile längst vertraut und vielleicht schon zur Gewohnheit geworden, im bioenergetischen Stand. Dabei gehen Sie mit Ihrem Ausatem noch etwas tiefer in die Knie, so weit, wie es Ihnen möglich ist, ohne dass sich die Fersen vom Boden lösen. Mit Ihrem Einatem kommen Sie wieder in die Aufrichtung zurück, jedoch nur so weit, dass sich die Knie nicht durchdrücken, starr werden, vielmehr durchlässig, flexibel bleiben. Auf diese Weise können Sie sich gut erden, tiefer verwurzeln, dem Boden, auf dem Sie stehen, anvertrauen – eine gute Übung auch für zwischendurch, in Wartezeiten, zum Beispiel an der Bushaltestelle oder beim Einkaufen an der Kasse.

Nun nehmen Sie für fünf Minuten mit Ihrem Einatem in der inneren Vorstellung ganz bewusst Lebensenergie, Lebensatem in sich auf und lassen den neuen Atemzug, die neue Lebensenergie sich im ganzen Körper verteilen, während Sie mit dem Ausatem ganz bewusst Altes, Verbrauchtes, Kohlendioxid, Anspannung, Belastungen, Probleme abgeben, loslassen, der Erde anvertrauen, aus sich heraus atmen, immer wieder auch mit Ton.

Und dann verbinden Sie sich innerlich mit Ihrem Satz »Ich bin eine … Frau« bzw. »Ich bin ein … Mann« mit dem für Sie nun stimmigen Adjektiv, sagen ihn sich immer wieder, memorieren, murmeln, sprechen ihn, hörbar oder innerlich. Dabei nehmen Sie sich wahr, spüren sich auf allen Ebenen Ihres Seins, körperlich, emotional und mental.

Jetzt finden Sie eine Körperhaltung, eine Geste zu Ihrem Satz, die zu ihm passt, die ihn ausdrückt, unterstützt und nehmen sie ein: Probieren Sie noch etwas aus, experimentieren Sie, so lange, bis Sie die genau stimmige, passende Körperhaltung gefunden und eingenommen haben, die Ihren »Ich bin«-Satz ausdrückt. Und dann halten Sie sie für einige gute, tiefe Aus- und Einatemzüge und nehmen Sie dabei wieder wahr, wie Sie körperlich, emotional und mental auf Ihre jetzige Körperhaltung in Verbindung mit Ihrem Satz reagieren, in Resonanz gehen. Dabei sprechen Sie Ihren Satz jetzt auch hörbar, laut und deutlich aus, drei Mal.

Wenn Sie zu zweit oder mehreren üben, treten Sie jetzt mit Ihrer Körperhaltung in die Mitte, zeigen sich und sagen den eigenen Satz in dieser Haltung drei Mal, sodass auch die anderen ihn hören und Sie sehen können, Zeuginnen werden für Ihren Selbstausdruck als die Frau, die Sie sind, bzw. als der Mann, der Sie sind. Ihr Partner oder die Gruppe geht mit Ihnen in Resonanz, nimmt Ihre Körperhaltung ein, spiegelt sie und wiederholt Ihren Satz mit: »Ja, Du bist eine … Frau« bzw. »Ja, Du bist ein … Mann«, zwei Mal, sodass Sie dadurch eine wohltuende Resonanz, Bestätigung für sich und Ihr Sein als Frau bzw. als Mann bekommen. Abschließend spüren Sie wieder gut nach.

4. Körperwahrnehmung und Verankerung des Selbstausdrucks (15 min.)

Zur Unterstützung, Bestätigung und Erinnerung für diesen Ihren Satz und die zugehörige Köperhaltung tragen Sie bitte in der ganzen nächsten Woche einen kleinen Flummi bei sich am Körper, in Ihrer Hosen- oder Jackentasche und nutzen sie ihn als Erinnerung und Vertiefung Ihres Satzes, indem Sie ihn dreimal täglich in die Hand nehmen, dazu Ihre Körperhaltung einnehmen und Ihren Satz »Ich bin eine ... Frau« bzw. »Ich bin ein ... Mann« mit dem für Sie stimmigen Adjektiv dazu dreimal aussprechen – eine sehr kleine Übung, die Sie jeweils nicht einmal eine Minute an Zeit kostet, die aber sehr effektiv ist, Ihren »Ich bin«-Satz und Selbstausdruck vertiefen, neuronal einspuren und im Gehirn neu verknüpfen wird, sodass Sie mit der Zeit die tiefe innere Überzeugung nicht nur gewinnen, sondern auch halten und verstärken – auf allen Ebenen: kognitiv, emotional und körperlich –, dass Sie tatsächlich, realiter diese wunderbare Frau bzw. der großartige Mann sind, als die bzw. als der Sie sich jetzt bezeichnet, definiert und erlebt haben.

Den Flummi können Sie natürlich auch als Unterstützung und Übungsinstrument für Ihre verbesserte Erdung nutzen, als Fußmassage, Stressentlastung, für Ihre Eigenübung, für den Transfer in Ihren Alltag. Der Flummi ist ein kleines hochwirksames Gerät, das Sie überall dabei haben und zwischendurch jederzeit für Ihre bessere Erdung, Atmung, Bewegung, Ausdruck, für mehr Energie und Lebendigkeit einsetzen können. Er ist quasi wie eine »Energiepille«, eine kleine bioenergetische Wunderwaffe, mit großartigen Auswirkungen auf Ihre Lebendigkeit und Energie.

Nun stehen Sie noch ein letztes Mal von mir angeleitet im bioenergetischen Stand und nehmen Ihren Körper von den Füßen bis zum Kopf wahr: Dafür schicken Sie Ihren Ausatem bis hinunter in Ihre Füße, bleiben für drei bis vier Atemzüge mit Ihrer Achtsamkeit und Präsenz ganz bewusst dort und gehen auf diese Weise mit Ihrem Atem und bewusster Wahrnehmung weiter durch den ganzen Körper – von unten nach oben: je drei, vier Atemzüge hin zu Ihren Unterschenkeln, Knien, Oberschenkeln, Po, Becken, zu unterem, mittlerem und oberem Rücken, Unterleib, Bauch, Zwerchfell, Brustkorb, Schultern, Oberarmen, Ellenbogen, Unterarmen, Händen, Nacken, Hals und Kopf. Bei allen Bereichen Ihres Körpers, in die Sie bewusst drei, vier Atemzüge hinein atmen, können Sie zugleich die Vorstellung hinzunehmen, dass Sie dankbar sind und sich freuen, dass alle Teile Ihres Körpers da sind und ihre tägliche Arbeit für Sie tun, sodass Sie leben können, als die, die sie sind bzw. als der, der Sie sind: dankbar für Ihre Füße, Beine usw. Wie gut, dass sie da sind! Wie gut, dass sie lebendig sind! Viele, einzelne Teile und ein gesamter Körper – Ihr Körper! Als Frau, als Mann geschaffen, sodass Sie leben! Lebendig sein können und voller Lebensenergie!

Wenn Sie oben beim Kopf angekommen sind, mit Ihren drei, vier tiefen, bewussten Aus- und Einatemzügen und Ihrer Dankbarkeit, können Sie zum Abschluss noch einmal bewusst sieben tiefe Aus- und Einatemzüge nehmen und durch den ganzen Körper hindurch schicken: von oben nach unten, gut und achtsam atmen und dankbar sein. Und Sie können, wenn Sie wollen, auch noch die Vorstellung hinzunehmen, bewusst mit Ihren sieben Ausatemzügen loszulassen, abzugeben, sich der Erde zu überlassen, das Körperübungsprogramm, das mittlerweile fast abgeschlossen ist, hinter sich zu lassen. Mit Ihrem Einatem lassen Sie wieder ganz bewusst Kraft, Energie, neuen Lebensatem und Lebendigkeit in sich hinein strömen, durch Ihren ganzen Körper hindurch. Für die sieben Einatemzüge nehmen Sie Energie und Lebendigkeit bewusst auf, aus der Luft um uns herum, öffnen sich für Neues, Kommendes, das, was vor Ihnen liegt. Dann spüren Sie wieder gut nach, recken, strecken, dehnen, räkeln sich.

Wenn Sie möchten, können Sie sich noch ein, zwei Minuten in dieser Abschiedsstimmung mit Musik hin und her schaukeln, bewegen und sich darauf vorbereiten, von diesem Ihrem Übungsprogramm, das Sie jetzt so lange unter meiner Anleitung mit diesem Körperübungsbuch absolviert haben, Abschied zu nehmen.

Ich wünsche Ihnen von ganzem Herzen Glück und Segen auf Ihrem weiteren Weg, bei den nächsten Schritten, die Sie gehen, nun wieder ganz in die Eigenständigkeit, ohne angeleitetes Übungsprogramm, wo Sie wieder ganz selbst bestimmen, wie Sie weiterhin mit sich, Ihrem Körper, Ihrer Seele, Ihrem Geist umgehen, wie und ob Sie sich dafür entscheiden, auch in Zukunft gut auf sich und Ihren Körper zu achten, ihn durch eine kontinuierliche Übungspraxis in Ihr Leben, Ihren Alltag, Ihren Beruf bewusst, achtsam, fokussiert einzubeziehen. Sicher ist auf jeden Fall: Der Grundstein, die Basis dafür ist gelegt, die haben Sie sich durch das Praktizieren dieses Übungsprogramms angeeignet. Ihre Erdung, der Boden, die Grundlage ist da, Ihr Atem sowieso! So lange Sie leben, atmen Sie. Und auch Ihre Beweglichkeit und Ausdrucksfähigkeit sind da und jederzeit verfügbar. Sie können, wenn Sie es wollen und es sich auch weiterhin wert sind, sich bewusst gut erden in Ihrem Leben, bewusst gut und tief atmen, sich bewusst bewegen und in den Ausdruck bringen. Ihre Lebensenergie wird sich darüber freuen und weiter wachsen und gedeihen. Mögen Sie auch in Zukunft von guten und segensreichen Erfahrungen für Körper, Seele und Geist begleitet werden!

Fallbeispiel 8: Neue Lebensenergie, Lebendigkeit als Frau

Silke, Mitte 50, spürt kein wirkliches Anrecht auf ihr Leben, ihr Dasein, durch die stark christlich-pietistische Erziehung, demütig sein zu müssen, sich zu unterwerfen, geschlagen zu werden; ausgeprägte depressive Züge und das Gefühl, die eigenen Aggressionen nicht wirklich leben zu dürfen; empfindet kein Recht, nach vorn, auf das Leben zuzugehen und sich zu nehmen, zu erlauben, was sie möchte und braucht, sich als die, die sie ist, als Leiterin einer großen Einrichtung, zu vertreten.

In dieser Sitzung beginnt sie explizit mit ihrem Mann, während es sonst in der Supervision immer in erster Linie um Berufliches ging, die Grundproblematik mit ihrem Mann dabei immer durchschimmerte, aber kaum zeitlichen Raum fand. Sie beschreibt, wie eine schöne gemeinsame Unternehmung, ein Museumsbesuch, auf der Rückfahrt im Auto in einem eskalierenden Streit über ihre Beziehungsprobleme endete. Dabei springt sie auf und zeigt mir im weiteren Gespräch über ihren Mann und die Schwierigkeiten in ihrer Ehebeziehung körperlich und gestisch, wie sich ihr Mann in seiner Schwergewichtigkeit und Körperbehinderung nur noch langsam, fast schlurfend fortbewegen kann, wie ihr eigener Gehrhythmus dadurch beherrscht wird, wie es wichtig ist, dass sie sich nicht von ihm und seinen Einschränkungen so sehr bestimmen lässt, dass sie sich selbst verliert und entweder völlig depressiv wegsackt oder sich in Wut, Ärger, Aggressionen und in sinnlosen Beziehungsdiskussionen verausgabt, statt die noch verbleibende, eher wenige Zeit, die sie noch miteinander haben, so weit wie möglich zu genießen. Wir arbeiten heraus, dass es für sie wesentlich ist, bei sich zu bleiben, sich nicht weiter in die alten Muster zu verstricken und in die körperlichen, energetischen Strukturen, die ihr Mann ihr aufgrund seiner mangelnden körperlichen Gesundheit und seiner Gebrechen vorgibt, dabei vielmehr selber gesund zu bleiben und nur das zu tun, was sie schaffen kann, statt viel zu viel zu übernehmen, was ihr Mann nicht mehr schafft.

In der nächsten Stunde beginnt sie sofort mit dem Stress mit ihrem Mann am Wochenende, redet ohne Punkt und Komma, atemlos, im Brustkorb zusammengesunken, die Beine und Füße eng gestellt, ohne wirklichen Bodenkontakt. Alle Energie ist nur oben, im Kopf, im Reden. Mit der Zeit wird es anstrengend und mühselig für mich, den ständig sprunghaften Themen zu folgen, hinterherzuhecheln, im Versuch, wenigstens innerlich empathisch mitzugehen, wenn schon äußerlich meine Funktion auf das pure Zuhören reduziert wird, ich von einem Schwall an Worten vollkommen eingehüllt werde und die vielen, den Themen angemessenen Emotionen mit der Zeit immer weniger spüre, weil sie einfach in der Fülle der Worte und Gedanken der Klientin untergehen. Da sind Erschrecken, Mitgefühl, Angst, ein Wust von Gefühlen, der keinerlei Ausdruck findet, während sie weiter im Nachrichtenstil ihre vielen Details und Informationen über mir ausbreitet Danach sagt sie: »Das hat mir gutgetan, jetzt fühle ich mich besser, auch erschöpft, doch das musste alles mal raus!« Einerseits ja, bioenergetisch gesehen als Entladung durch Reden, doch andererseits war es auch eine Wiederholung ihres Grundmusters, ohne wirkliche Gefühlsanteile zu sprechen und sich dabei immer mehr zu isolieren, sich quasi um sich selber kreisend in ihrer Einsamkeit einzurichten, zwar wissend, dass ich zur Begleitung da bin, doch es sicher nicht mehr wirklich spürend.

Ich frage sie, was ihr jetzt guttun könnte, auch in der Zusammenarbeit mit mir. Sie möchte sich am liebsten hinlegen. Das kommt meinem Impuls entgegen, dass ihre Schultern von hinten Unterstützung bekommen sollten, um sich absenken zu können. Im Liegen wird deutlich, wie völlig reduziert ihr Atem ist, ganz besonders im Brustraum, wo keinerlei sichtbare Atembewegung ist. Ich frage sie, ob ich ihr eine zusammengerollte Decke unter die Schultern, den oberen Rücken legen kann, um den Brustkorb so zu öffnen, den Atem zu vertiefen. Sie will es versuchen und atmet sofort mehr und sichtbarer, ohne dass sie etwas dafür tun muss. Jetzt fühlt sie, dass sie »ziemlich alle ist«, »sich erholen muss, von all dem Erlebten in den vergangenen zwei Wochen« und wohl auch von dem vielen Reden eine Stunde lang. Längere Zeit liegt sie so, atmet, erholt sich – wenige Worte. Ich sitze begleitend, »unter-stützend« an ihrer Seite.

Ihr zweites mitgebrachtes Thema: eine anstehende, berufliche Entscheidung, bei der sie sich als unprofessionell abwertet, entfaltet sie kurz und klar im Sitzen auf dem Boden, mir direkt gegenüber, und wir können es in nur 15 Minuten so gut und schnell bearbeiten, dass sie zu einer ganz klaren Entscheidung kommt, wie sie sich in Zukunft weiter professionell verhalten will, nämlich die angebotene Tagungsleitung übernehmen, am liebsten mit einer Kollegin, und wenn die nicht will, dann auch allein. Ganz souverän und kompetent weiß und fühlt sie nun ihre sichere berufliche Position und ihre Kraft. Sehr gestärkt und dankbar geht sie.

In der neuen Geschäftsführungsaufgabe, zu der sie später einstimmig gewählt wurde, wächst sie innerlich, fühlt sich größer, wichtig, aufgerichtet, gut im Kontakt, übernimmt eine klare, auch direktive Leitung und bekommt viel Wertschätzung. Während sie sich anfangs in der Leitung in ihrer Einrichtung »so klein mit Hut« fühlte, ist das jetzt ganz anders. Sie spürt beim Reden in ihrem ganzen Körper eine »warme Welle von Kopf bis Fuß«.

Mit dieser neuen Lebendigkeit kann sie jetzt auch Probleme mit der Kollegin in gutem, leicht aggressivem, eher unkontrolliertem Wortwechsel lösen, sich selber behaupten und vertreten.

Dazu kommt ihr ein Bild der Lebendigkeit aus der Kindheit in die Erinnerung, als sie mit 9 Jahren zu Hause in Anorak und Röckchen unter Bäumen mit roten Blüten steht und ganz lebendig aussieht. Sie kletterte auf Bäume, sprang über glühendes Feuer, konnte richtig wild sein. Mit diesem Bild will sie sich in Zukunft innerlich verbinden, wenn sie in den ewigen Beziehungsproblemen mit ihrem Mann wieder ganz frustriert, traurig oder wütend, ärgerlich wird, dass sie, gleichwohl er so krank ist, dieses wilde, lebendige Mädchen in sich trägt und die gestandene, energievolle, sich selbst behauptende Frau, die sie in ihrem beruflichen Umfeld ist und immer mehr wird, auch in ihrem familiären Alltag mit den Beziehungsbelastungen sein kann und bleiben darf.

Tag 27
Eigenarbeit

Heute wählen Sie wieder eigene Körperübungen aus den bisherigen aus oder auch andere gute Übungen, die Sie kennen oder jetzt selber für sich entwickeln und die sie für eine Stunde praktizieren bzw. in zwei Tagen eine halbe Stunde oder die Sie, wenn Sie sich entschieden hatten, pro Tag 15 Minuten zu üben, in den nächsten vier Tagen absolvieren.

Sie kennen das schon gut, so selbstbestimmt mit Körperübungen zu arbeiten – aus den vergangenen Tagen mit den 15-minütigen Sequenzen der Eigenarbeit und von Tag 13, den Sie auch ganz selbstbestimmt für sich mit Körperübungen gestaltet haben. Und Sie erinnern sich noch, wie wichtig und wertvoll diese Eigenarbeit für Sie ist: Sie fördert ganz immens Ihre Selbstständigkeit und Selbstbestimmung, Ihre Eigenkompetenz und Ihre körperliche, seelische und geistige Weiterentwicklung. Und sie lässt Ihre gute Beziehung zu Ihrem Körper weiter anwachsen. Genau heute bzw. in den nächsten zwei oder vier Tagen ist sie auch die ideale Vorbereitung für Sie zum Abschluss dieses Übungsprogramms, Ihre ganz eigene Übungspraxis für die Zukunft aufzubauen. Sie werden sich selbst dadurch als die Fachfrau bzw. der Fachmann für den eigenen Körper erleben und für all das, was ihm guttut. Und schlussendlich werden Sie durch diese neuronale Neuprogrammierung Ihren Körper, Ihre Seele und Ihren Geist neu ausrichten auf mehr Energie und Lebendigkeit. Sie werden neue Lebenskraft entfalten, für Ihren Beruf und Ihren Alltag.

Genießen Sie darum Ihre selbst bestimmten Körperübungen und spüren Sie am Ende auch wieder gut nach: Wie geht es mir jetzt? Wie nehme ich mich wahr? Körperlich, emotional, mental?

Tag 28
Sich frei nehmen und feiern

Heute ist es wieder so weit, wie schon am Tag 14: Sie nehmen sich frei, eine ganze Stunde lang! Nichts tun, keine Übungen praktizieren, eine Stunde an diesem Tag ganz bewusst frei haben, für etwas, das Ihnen guttut, was angenehm für Sie ist, was Sie gern möchten, worauf Sie immer schon Lust hatten, wofür aber keine Zeit blieb! Oder, wenn Sie dieses Übungsprogramm in einem Rhythmus mit täglich einer halben oder Viertelstunde absolvieren, nehmen Sie sich an zwei Tagen für je eine halbe Stunde bzw. an vier Tagen für je eine Viertelstunde einfach nur Zeit für sich, für etwas, was gut ist für Sie, was Sie erfreut, was Ihnen Kraft, Energie gibt – eine reine Ressourcen- und Erholungszeit, wie ein Sonntag, ein Feier- und Festtag bzw. gleich zwei oder vier hintereinander. Genießen Sie diesen »freien Arbeitstag«, frei von Ihrer Übungsarbeit, ein Sonnentag für Ihren Körper, Ihre Seele und Ihren Geist, um sie bewusst zu feiern! Ein Geschenk für sich selbst!

Und wenn Sie sich frei genommen haben, Zeit genommen haben fürs Nichtstun, um das Leben zu feiern, dann können Sie erholt und mit neuer Lebensenergie weiter gehen und dieses Übungsprogramm weiter in Ihren Alltag integrieren, indem Sie Ihrem Selbstvertrag folgen und die tägliche Übung für fünf bis zehn Minuten über sieben Wochen hin praktizieren, als gute Transfermöglichkeit in Ihr Leben und Arbeiten. Sie werden selber wissen und fühlen, welche Eigenarbeit für Ihren Körper, Ihre Seele, Ihren Geist Sie auch in Zukunft weiter ausüben wollen, denn Sie sind die Spezialistin bzw. der Spezialist in Ihrem eigenen Leben! Haben Sie weiterhin viel Freude daran! Lassen Sie Ihre Lebensenergie sich weiter entfalten, um mit Körper und Seele leben und arbeiten zu können! Ganz bewusst und achtsam im Einklang mit sich selbst sein, auf körperlicher, seelischer und mentaler Ebene! Eine lebendige, energievolle Frau sein! Ein lebendiger, energievoller Mann! Sie sind es wert!

Literatur

Berceli, D. (2007). *Körperübungen für die Traumaheilung*. Hrsg.: Norddeutsches Institut für Bioenergetische Analyse e.V. (NIBA), Elsfleth.

Clauer, J. (2009). Zum Grounding-Konzept der Bioenergetischen Analyse. Neurobiologische und entwicklungspsychologische Grundlagen. *Psychoanalyse und Körper*, 15, 8. Jg, Heft II, 78–92.

Dietrich, R. (1990). *Analytische Bioenergetik. Bilder, Strukturen und Geschichten*. Neumark am Wallersee: Reinhold Dietrich Eigenverlag.

Großerüschkamp, R. (2014). Selbsterfahrung in der Bioenergetischen Übungsgruppe. In I. Liebau (Hrsg.), *Forum Bioenergetische Analyse 2014* (S. 58–77). Gießen: Psychosozial-Verlag.

Heinrich-Clauer, V. (1997). Körperliche Phänomene der Gegenübertragung – Therapeuten als Resonanzkörper. *Forum der Bioenergetischen Analyse 1/97*, 32–41.

Heinrich-Clauer, V. (2008a). (Hrsg.). *Handbuch Bioenergetische Analyse*. Gießen: Psychosozial-Verlag.

Heinrich-Clauer, V. (2008b). Therapeuten als Resonanzkörper: Welche Saiten geraten in Schwingung? In V. Heinrich-Clauer (Hrsg.), Handbuch Bioenergetische Analyse (S. 161–178). Gießen: Psychosozial-Verlag.

Heinrich-Clauer, V. (2009). Die Rolle der Therapeutin in der Bioenergetischen Analyse. Resonanz, Kooperation und Begreifen. *Psychoanalyse und Körper, 15*, 8. Jg., Heft II, S. 31–56.

Henderson, J. (2007). *Das Buch vom Summen*. Bielefeld: AJZ Druck und Verlag GmbH.

Klopstech, A. (1997). Anmut, Gnade und bioenergetische Therapie. In M. Klessmann & I. Liebau (Hrsg.), *Leiblichkeit ist das Ende der Werke Gottes. Körper – Leib – Praktische Theologie* (S. 136–150). Göttingen: Vandenhoeck & Ruprecht.

Klopstech, A. (2002a). Psychoanalyse und körperorientierte Psychotherapie im Dialog. In M. Koemeda-Lutz (Hrsg.), *Körperpsychotherapie – Bioenergetische Konzepte im Wandel* (S. 49–60). Basel: Schwabe Verlag.

Klopstech, A. (2002b). Modelle therapeutischen Handelns: Der psychoanalytische und der bio-energetische Weg. In M. Koemeda-Lutz (Hrsg.), *Körperpsychotherapie – Bioenergetische Konzepte im Wandel* [Sonderband zur Reihe »Körper und Seele« der SGBAT] (S. 61–72). Basel: Schwabe Verlag.

Klopstech, A. (2005). Stellen die Neurowissenschaften die Psychotherapie vom Kopf auf die Füße? *Psychoanalyse und Körper, 7*, 4. Jg., Heft II, 69–108.

Klopstech, A. (2008). Im Kontext autonomer und interaktiver Selbstregulation: Katharsis im neuen Kleid. In: V. Heinrich-Clauer (Hrsg.), *Handbuch Bioenergetische Analyse* (S. 463–488). Gießen: Psychosozial-Verlag.

Klopstech, A. (2009). Um welchen Körper geht es denn? Körperkonzepte in der Psychotherapie. *Psychoanalyse und Körper, 15*, 8. Jg., Heft II, 7–30.

Koemeda-Lutz, M. (1996). Emotionen als Beweggrund: Bausteine zu einer bioenergetischen Affekttheorie. In T. P. Ehrensperger (Hrsg.), *Zwischen Himmel und Erde. Beiträge zum Grounding-Konzept* [Körper und Seele (SGBAT), Band 5] (S. 143–164.). Basel: Schwabe Verlag.

Koemeda-Lutz, M. (2002a). (Hrsg.). *Körperpsychotherapie – Bioenergetische Konzepte im Wandel* [Sonderband zur Reihe »Körper und Seele« der SGBAT]. Basel: Schwabe Verlag.

Koemeda-Lutz, M. (2002b). Ein psychosomatisches Persönlichkeitsmodell: Charakterstrukturen. In M. Koemeda-Lutz M (Hrsg.), *Körperpsychotherapie – Bioenergetische Konzepte im Wandel* (S. 117–138). Basel: Schwabe Verlag.

Koemeda-Lutz, M. (2002c). Zur therapeutischen Arbeit mit Emotionen. In M. Koemeda-Lutz (Hrsg.), *Körperpsychotherapie – Bioenergetische Konzepte im Wandel* (S. 183–196). Basel: Schwabe Verlag.

Koemeda-Lutz, M. (2008). Die regulative Bedeutung von Kognition, Affekt und Motorik im psychotherapeutischen Prozess. In V. Heinrich-Clauer (Hrsg.), *Handbuch Bioenergetische Analyse* (S. 489–512). Gießen: Psychosozial-Verlag.

Liebau, I. (1997). Zwischen Himmel und Erde. Leiblichkeit und Geschlecht – aus bioenergetischer und theologischer Sicht. In M. Klessmann & I. Liebau (Hrsg.), *Leiblichkeit ist das Ende der Werke Gottes. Körper – Leib – Praktische Theologie* (S. 164–177). Göttingen: Vandenhoeck & Ruprecht.

Liebau, I. (2003a). Körperpsychotherapeutische Elemente als Ausdrucksformen ganzheitlicher Seelsorge. In *Wege zum Menschen, 55*(7/2003), 444–462.

Liebau, I. (2003b). Bioenergetische Analyse und Seelsorge. *Forum der Bioenergetischen Analyse, 2/2003*, 3–16.

Liebau, I. (2013). Körper-Seelsorge. Die Einbeziehung des Körpers in die Pastoralpsychologisch-seelsorgliche, supervisorische und Weiterbildungs-Arbeit in Seelsorge. *Transformationen. Pastoralpsychologische Werkstattberichte, Heft 19*, 63–136.

Liebau, I. (2014a). Liebe und Mitgefühl für Dich selbst! – eine Erweiterung meiner bioenergetischen Sicht und Interventionen. In I. Liebau (Hrsg.), *Forum Bioenergetische Analyse 2014* (S. 76–94). Gießen: Psychosozial-Verlag.

Liebau, I. (2014b). Körperorientierte Seelsorge. *Zeitschrift für Meditation, Dezember 2014*, Themenheft: Fleischwerdung.

Lowen, A. (1972a). *Der Verrat am Körper. Der bioenergetische Weg, die verlorene Harmonie von Körper und Psyche wiederzugewinnen.* Reinbek: Rowohlt.

Lowen, A. (1972b). *Depression. Unsere Zeitkrankheit. Ursachen und Wege der Heilung.* München: Kösel Verlag.

Lowen, A. (1979). *Bioenergetik. Therapie der Seele durch Arbeit mit dem Körper.* Reinbek: Rowohlt.

Lowen, A. (1980). *Lust. Der Weg zum kreativen Leben.* München: Kösel Verlag.

Lowen, A. (1986). *Narzissmus. Die Verleugnung des wahren Selbst.* München: Goldmann.

Lowen, A. (1991a). *Bioenergetik für Jeden. Das vollständige Übungshandbuch.* München: Goldmann.

Lowen, A. (1991b). *Die Spiritualität des Körpers. Innere Harmonie durch Bioenergetik.* München: Heyne Verlag.

Lowen, A. (1992). *Körperausdruck und Persönlichkeit. Grundlagen und Praxis der Bioenergetik.* München: Goldmann, München. [Dt. Erstveröffentlichung 1981 im Kösel Verlag]

Lowen, A. (1993a). *Liebe, Sex und dein Herz.* Reinbek: Rowohlt.

Lowen, A (1993b). *Freude. Die Hingabe an den Körper und das Leben.* München: Kösel Verlag.

Lowen, A. (1996). Erdung. In T.P. Ehrensperger (Hrsg.), *Zwischen Himmel und Erde. Beiträge zum Grounding-Konzept* (S. 11–18). Basel: Schwabe Verlag.

Lowen, A. (1997). Die Spiritualität des Körpers. In M. Klessmann & I. Liebau (Hrsg.), *Leiblichkeit ist das Ende der Werke Gottes. Körper – Leib – Praktische Theologie* (S. 151–163). Göttingen: Vandenhoeck & Ruprecht.

Lowen, A. (2007). Die neurotische Charakterstruktur und das bewusste Ich. In G. Marlock & H. Weiss (Hrsg.), *Handbuch der Körperpsychotherapie* (S. 216–220). Stuttgart, New York: Schattauer Verlag.

Marx, S. (2012). *Herzintelligenz kompakt. Gesund und gelassen, klar und kreativ. Die wissenschaftlich belegte Methode.* Kirchzarten: VAK Verlags GmbH.

Pönitz, K.-E. (2009). Bioenergetik in der Pastoralen Supervision. *Forum Bioenergetische Analyse, 1/2009,* 24–48.